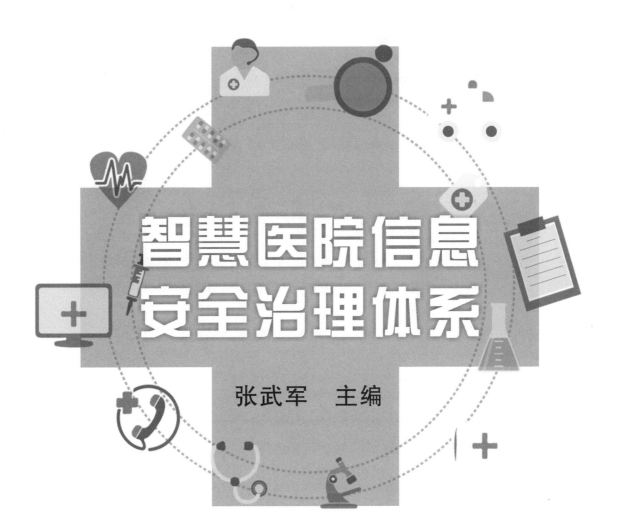

智慧医院信息安全治理体系

张武军　主编

中山大学出版社
SUN YAT-SEN UNIVERSITY PRESS

·广州·

版权所有　翻印必究

图书在版编目（CIP）数据

智慧医院信息安全治理体系/张武军主编. —广州：中山大学出版社，2022.9
ISBN 978 - 7 - 306 - 07507 - 9

Ⅰ. ①智… Ⅱ. 张①… Ⅲ. ①医院—信息安全—安全管理—研究—中国 Ⅳ. ①R197. 323. 1

中国版本图书馆 CIP 数据核字（2022）第 157835 号

出 版 人：	王天琪
策划编辑：	曾育林
责任编辑：	曾育林
封面设计：	曾　斌
责任校对：	刘　丽
责任技编：	靳晓虹
出版发行：	中山大学出版社
电　　话：	编辑部 020 - 84113349，84110776，84111997，84110779，84110283
	发行部 020 - 84111998，84111981，84111160
地　　址：	广州市新港西路 135 号
邮　　编：	510275　　传　真：020 - 84036565
网　　址：	http://www.zsup.com.cn　E-mail：zdcbs@mail.sysu.edu.cn
印 刷 者：	广州市友盛彩印有限公司
规　　格：	787mm×1092mm　1/16　20.5 印张　500 千字
版次印次：	2022 年 9 月第 1 版　2022 年 9 月第 1 次印刷
定　　价：	78.00 元

如发现本书因印装质量影响阅读，请与出版社发行部联系调换

编 委 会

主　　编：张武军　饶　坚
副 主 编：余俊蓉　刘翰腾　王　毅　陈宗耿　李媛婷
　　　　　孔令海
编　　委：（排名不分先后）
　　　　　张武军　余俊蓉　饶　坚　刘翰腾　王　毅
　　　　　陈宗耿　李媛婷　孔令海　饶　堡　刘永杰
　　　　　王景保　宋　宁　宁德锋　董国杰　程力军
　　　　　林　冬　许永坚　黄锦成　夏逸舜　卢翠玲
　　　　　黄　朝

场景编写：（按场景顺序排名）
　　　　　路　林　胡文涛　刘　雄　王景保　宋　宁
　　　　　裴　兰　任明旺　吕文财　吕　涛　王文辉
　　　　　黄志豪　翁怡泽　高燕祥　李永亮

序

自20世纪80年代微型计算机进入中国以来，随着信息技术的不断发展，我国医疗卫生行业的信息化建设也历经了30多年的四次迭代过程，从最初的以人事管理系统、财务管理系统等为代表的医院信息化1.0，到以支持门诊住院服务的医院信息系统（hospital information system，HIS）、医疗影像系统（picture archiving and communication，PACS）为代表的医院信息化2.0，再到以医院管理信息系统（hospital mangement information system，HMIS）全面铺开、区域卫生信息平台与电子健康档案建设为标志的医院信息化3.0阶段，最后从2011年移动互联网开始的新一代信息技术与医疗服务融合发展的医院信息化4.0阶段，每一次的迭代发展，都给我国医疗体制改革和健康医疗行业服务群众带来了新的变化与成效。

经过近10年智慧城市发展理念的推动，医院信息化进程也进入向智慧医院发展的节奏，智慧医疗、智慧服务、智慧管理成为很多医院倾力打造的运营模式，各级各类医院领导层都深刻认识到，如果不进行向智慧医院发展的医院数字化转型，医院将失去竞争优势。

云计算、5G通信、移动互联、物联网、互联网+、大数据、人工智能、区块链等新一代信息技术越来越多地与医院的医疗、服务、管理、科研业务实现融合创新发展，为医院的智慧运营提供了强有力的科技支撑。例如，5G通信+物联网+AI技术的融合，为医疗急救尤其是院前急救业务带来了新的模式，可为抢救人的生命尽可能多地缩短时间；云计算+移动互联为患者就医和健康咨询提供了极大的便利，为临床与科研工作创造了良好的信息共享条件，也拉近了人与人、人与设备之间的距离；互联网+医院为远程医疗服务和医联体、医共体的建设提供了网络基础设施，能够大大提高基层医疗卫生机构服务患者的水平和能力；大数据+医疗诊断为及时发现流行病、传染病提供了准确快速的手段，在应对大型公共卫生事件（如新冠肺炎疫情）的管控工作中发挥出大数据的威力；人工智能+医疗诊治能够帮助医生精准分析疾病病理、做精准手术以及远程支持边远地区医院进行手术，成为医生的虚拟助手，在智能导诊、语音电子病历、疾病风险管理、医保智能监管、药物挖掘与临床试验等方面推出应用场景；区块链技术与医院运营管理相结合可以有效保护医院数据资产、防止患者隐私数据泄露，当数字人民币全面推广的时候，智慧医院也将会利用区块链技术支撑数字人民币来实现医疗费用结算等"无纸币""无人服务"的应用场景。

智慧医院需要建立在科学合理的系统框架上，参照智慧城市的六层总体框架，智慧医院也由基础设施层、网络传输层、数据资源层、支撑平台层、应用层和门户层组成，每一层都建设、开发、部署了各种IT资产，包括各种软硬件产品（系统）和健康医疗大数据，也包括各种智能控制系统、现代医疗设备和器械、检测试验仪器设备。所有这些IT资产已成为医院最重要的资产，价值可能接近甚至超过医院内可见的所有建筑物和固定资产。

智慧医院的所有IT资产基本上都通过网络通信技术连接在一起，形成了医院特有的物联网系统。一个令人感到恐惧的事实是，这个物联网系统不怕来自现实世界的人为破坏，但它深受来自一个虚拟世界——国际互联网的安全威胁，黑客攻击、病毒侵袭、勒索软件等安全风险威胁无时不在。

因为使用了大量的新一代信息技术与医院各种业务进行融合，意味着智慧医院还面临着更多的安全威胁，其中既有传统的网络安全风险与威胁，又有那些新技术自身的不完善带来的安全漏洞所引致的安全风险。因此，把医院的信息化进程通过数字化转型做进一步的升级，就要面对由此产生的更大的安全风险。近几年来，业界曝出安防摄像头存在的安全漏洞可导致通过视频网络非法访问一个机构内部网络的事件，证明物联网设备的漏洞将是一个重大的网络安全隐患；身份认证与权限管理的安全性不足，或者用户甚至管理员弱口令的漏洞导致的网络攻击事件层出不穷；还有不少医疗机构因为一些系统漏洞而被黑色产业用勒索软件盯上以致造成重大经济损失的案例。

即使到了2021年，全世界都知道勒索病毒可能造成的安全威胁是什么，但黑客勒索事件仍不断发生。5月7日，美国最大成品油运输管道运营商Colonial Pipeline公司因遭受黑客的勒索软件攻击，关闭了长达5500英里[①]的输油管道，导致5月9日美国宣布进入"国家紧急状态"。事件的

---

① 1英里=1.6093千米。

结果是由该公司以加密货币的方式向黑客支付了近500万美元的巨额赎金。无独有偶，5月31日，全球最大的肉类供应商JBS也遭到了黑客的攻击，公司服务器遭到黑客有组织的攻击，受影响的系统包括美国分部和澳大利亚分部，部分工厂暂停作业，据称黑客也是为了勒索钱财。

在新冠肺炎疫情肆虐全球致使各国经济遭受重创的2021年，在美国及西方国家政治操弄"病毒源头"的今天，我们必须高度警惕国际黑色产业和西方反华势力勾连在一起，对中国的关键信息基础设施发起勒索病毒攻击，强化网络安全建设，保卫我国来之不易的40多年改革开放成果。

早在2014年4月，习近平同志就提出了"总体国家安全观"的国家安全战略，总体国家安全观覆盖了政治安全、国土安全、军事安全、经济安全、文化安全、社会安全、科技安全、网络安全、生态安全、资源安全、核安全、金融安全、粮食安全、能源安全、生物安全15个方面，每个方面都高度依赖信息技术的支撑，因此，网络安全被认为是每个领域都无法避开的基础性安全问题。这也正是习近平同志提出"没有网络安全就没有国家安全"著名论断的主要原因。

医疗卫生机构已被国家列为与公共通信和信息服务、能源、交通、水利、金融、公共服务、电子政务等重要行业和领域具有同等地位的关键信息基础设施之一，它的安全运行与总体国家安全观所列的国土安全、军事安全、经济安全、社会安全、生态安全、核安全、生物安全等密切相关，因为这些领域发生的任何安全事件都可能需要医疗卫生和疾病控制领域调动资源参与救死扶伤。因此，实施包括网络安全保障在内的安全防护措施以确保医疗卫生机构的安全运行是至关重要的！

本书的编著者长期工作在大型三甲医院，在信息管理部门也工作了多年，亲身参加了医院信息化的建设发展历程，并作为医院向智慧医院转型的组织管理团队的主要成员，对医院建设运行网络与信息安全保障体系有着深刻的理解，对智慧医院面临的来自外部的安全风险威胁以及内部的安全隐患也有清醒的认识，一直希望通过系统的研究和资料的整理，编写一本全面阐述智慧医院信息安全治理体系建设思路和方法的书籍，作为各级各类医院建立网络与信息安全保障体系的指南。

编著者通过研究医院数字化转型之路，详细分析智慧医院面临的安全风险威胁，深入研究国家近年发布的网络安全法规和标准，依据智慧医院总体框架六层架构对安全防护的需求，结合网络安全等级保护（2.0）要求和业界对安全治理体系架构的共识，提出了智慧医院信息安全治理体系中技术体系、管理体系、运营体系和应急体系的建设内容，也提出了相应的建设思路与方法。

本书编写思路清晰、逻辑性强、覆盖面广，是各级各类医院信息化工作者建设智慧医院及其信息安全治理体系的一本价值很高的指南型书籍，对参与智慧医院信息安全治理体系建设、运行、维护和运营的网络安全厂商和服务公司的技术人员来说，也不失为一本可供参考的技术管理案头书籍。

有理由相信，在习近平同志总体国家安全观的指导下，建设一个符合网络安全系列法规、具有医疗卫生行业数据安全特点、能主动防御来自国际国内黑客攻击的智慧医院信息安全治理体系，将成为二级及以上医院领导层的高度共识，其建设水平也将成为关键信息基础设施安全保护"后来居上"的典型。

饶　坚

退休前单位：广州市工业和信息化局

2022年4月于广州

前　言

在2016年举行的杭州G20峰会上，通过了《二十国集团数字经济发展与合作倡议》，将"数字经济"列为G20国家创新增长蓝图中的一项重要议题，这也标志着中国经济社会开始深入实施数字经济发展战略，新一代信息技术（也称新一代数字技术）加速与经济社会各行各业、各领域深度融合。专家指出，数字经济依赖三个基础要素，一是数据资源，二是信息网络技术，三是信息通信技术。

数字经济的两个方面分别是数字产业化和产业数字化，其中产业数字化是指应用数字技术和数据资源为传统产业带来产出增加和效率提升，是数字技术与实体经济的融合，对应数字化应用场景。智慧医院就是医疗行业数字化转型的目标，是数字技术与医院的医疗、服务、管理融合发展形成的医疗行业高级形态。

从2015年开始，国家卫生健康管理部门陆续出台文件和标准规范，引导二级及以上医院从信息化建设逐步向智慧医院高阶发展。如：2015年编制印发《智慧医院综合评价指标（2015版）》，2016年出台《医院信息平台应用功能指引》，2017年发布《医院信息化建设应用技术指引》和《医院信息互联互通标准化成熟度测评》文件，2018年发布《全国医院信息化建设标准与规范（试行）》和《电子病历系统应用水平分级评价标准（试行）》，2019年发布《医院智慧服务分级评估标准体系（试行）》，2020年发布《医院信息互联互通标准化成熟度测评方案》，2021年发布《全国公共卫生信息化建设标准与规范（试行）》和《医院智慧管理分级评估标准体系（试行）》。在相关文件中，国家卫健委对智慧医院要建设的网络与信息安全保障体系也做了明确的规定和要求。

本书编著者根据上述文件精神并参照智慧城市的相关模型，对智慧医院部署在基础设施层、网络传输层、数据资源层、支撑平台层、应用层和门户层的数字资产进行了仔细地梳理和分类，编制出智慧医院的总体框架。同时，结合某大型三甲医院规划建设智慧医院及其信息安全保障体系的实践，通过每年参加各种健康医疗信息化论坛和网络安全研讨会，不断与同行进行研究探讨，丰富和完善智慧医院的总体框架及其技术架构。通过分析智慧医院的技术架构及其可能遭受的安全风险威胁，解读那些遭受网络黑客攻击、勒索的安全事件典型案例所引出的经验教训，编著者深刻认识到网络安全技术对于保障智慧医院正常运行的极端重要性，也体会到"没有网络安全就没有国家安全"这句话的分量。

在规划建设智慧医院的过程中，主要编著人员依据"三同步"原则对医院的信息安全保障体系实施了同步规划、同步建设和同步使用的措施。在贯彻落实网络安全等级保护（2.0）要求的整改测评实践中，不断分析和发现医院面临的安全风险威胁，特别是在同城医院被曝发生了勒索软件病毒事件后，他们对医院现有的网络拓扑结构进行了更严密的设计与优化，开展了基于"分区划域"安全策略的网络安全技术体系的重构，尽快解决了技术层面的问题，强化了各种"堵漏洞"和"补短板"的安全措施。同时，针对智慧医院六层框架下的网络与信息安全保障体系开展了比较深入的研究，在基础设施层，对医院各类智能控制系统（智能立体停车场）及医疗监测、检测仪器设备的网络接入状况进行调研，结合安全等级保护标准提出相应的安全防护手段，防止来自物联网基础设施层的安全威胁；在网络传输层，通过不断优化安全策略和设备联动机制，强化对区域边界和通信网络的安全保障技术措施；在数据资源层，对从采集到销毁的健康医疗数据全生命周期的安全风险进行分析评估，强化数据库审计，堵住数据泄露的漏洞和窃密的后门；在支撑平台层，通过不断加强系统漏洞扫描和及时打补丁来加固系统平台的安全；在应用及门户层，深入评估来自门户网站和移动App应用的安全风险，并对软件开发过程实施安全控制措施，有效地减少来自应用软件的安全隐患。此外，对医院各类使用计算机和网络的用户的操作习惯与行为进行研究分析，全力消除有意或无意操作带来的安全漏洞，查找存在的安全隐患并提出对应的解决办法。

总结安全体系建设的实践经验并加以归纳整理，同时根据网络安全等级保护（2.0）的"三重防护体系"的建设要求，编著者对智慧医院六层框架的信息安全技术体系进行了较为详细的设计，强调在每层各类安全产品/系统之间建立安全策略统一配置、协调联动的运行机制，意在摒弃"堆砌式"的安全产品/系统的配置方案。

基于对网络与信息安全管理和治理理念的深刻认识和理解，编著者针对技术体系之外的建设管理体系和运行管理体系、运营体系、应急体系也提出了可落地操作的信息安全治理方法，把网络与信息安全主体责任意识及管控理念贯穿于项目建设与运行管理过程之中，把网络安全等级保护（2.0）制度的"安全管理中心"需求在安全运营中心及其态势感知、统一监控、日志分析等公共技术支撑平台建设项目上落地，把"平战结合""主动防御"的思想落实在安全应急体系及其攻防演练计划活动中。

本书的编写逻辑是：从计算机发展史讲到医院信息化建设历程和网络安全产业发展形势，从智慧城市到医疗卫生行业的数字化转型再到实现智慧医院建设目标，通过解读总体国家安全观以及与智慧医院相关的网络安全系列法规标准，全面分析智慧医院面临的网络与信息安全风险威胁以及自身存在的短板，提出了智慧医院信息安全治理体系的总体框架，并对安全治理体系中的技术体系、管理体系、运营体系和应急体系进行了较为详细的设计。

本书的另一个特点是在智慧医院六层框架中，融入了10多个针对具体IT资产安全防护的场景设计文稿，这些安全设计场景体现了医院信息管理部门的安全治理理念，针对安全防护需求以及合规性要求，给出可供参考的安全防护措施。

参与本书编写的人员，都是从事网络与信息安全管理和技术服务的专业人士，有些还参加了2019年11月由广东省网络空间安全协会、医疗行业信息安全标准委员会组织的《基于GB/T 22239—2019的医院网络与信息安全保障体系建设指南 第1部分：技术措施》的团体标准编制工作，具有丰富的医院信息化与智慧医院规划设计、建设运行的经验，拥有实施网络与信息安全项目建设与管理的成功案例，还有丰富的网络安全攻防演练、应急演练和安全事件应急处置的实战经验。

本书的文稿编写工作从2021年10月开始，到提交出版社，历时5个月，可以说本书的编写脱稿凝聚了各位编委会成员的大量心血，在此深表谢意！

当然，由于本书编写人员理论水平有限，编写内容可能无法全面覆盖智慧医院的信息安全治理工作，加上时间仓促，难免在理论上、文字上出现错漏，望同行们批评指正。

张武军
2022年4月于广州

目 录

第1章 医院信息化发展历程 ·········· 1
  1.1 医院信息化1.0 ·········· 1
  1.2 医院信息化2.0 ·········· 3
  1.3 医院信息化3.0 ·········· 5
  1.4 医院信息化4.0 ·········· 7
  1.5 信息化迭代将是一个常态过程 ·········· 10

第2章 医院数字化转型的目标 ·········· 12
  2.1 智慧医院的基本定义 ·········· 12
  2.2 信息技术与医疗健康产业融合创新发展 ·········· 14
    2.2.1 互联网与移动互联 ·········· 14
    2.2.2 5G通信技术 ·········· 15
    2.2.3 云计算 ·········· 15
    2.2.4 大数据 ·········· 16
    2.2.5 人工智能 ·········· 16
    2.2.6 物联网 ·········· 16
    2.2.7 区块链 ·········· 16
    2.2.8 增强现实 ·········· 17
  2.3 智慧医疗对信息技术的需求 ·········· 17
    2.3.1 医疗急救 ·········· 17
    2.3.2 精细诊断 ·········· 18
    2.3.3 院中救治 ·········· 18
    2.3.4 重症监护 ·········· 19
    2.3.5 远程医疗 ·········· 19
  2.4 智慧服务对信息技术的要求 ·········· 19
    2.4.1 远程咨询 ·········· 19
    2.4.2 分诊导医 ·········· 20
    2.4.3 辅助护理 ·········· 20
    2.4.4 康复指引 ·········· 20
    2.4.5 院内服务 ·········· 20
  2.5 智慧管理对信息技术的依赖 ·········· 20
    2.5.1 物资管理 ·········· 21

  2.5.2 资源管理 …… 21
  2.5.3 综合管控 …… 21
  2.5.4 绿色运行 …… 22
  2.5.5 运营管理 …… 22
  2.5.6 人员管理 …… 22
2.6 智慧医院的评价标准 …… 22
  2.6.1 已出台的相关文件 …… 22
  2.6.2 智慧医疗方面——电子病历应用 …… 24
  2.6.3 智慧服务方面——服务分级评估 …… 24
  2.6.4 智慧管理方面——分级评估标准 …… 24
2.7 智慧医院总体框架 …… 25
  2.7.1 基础设施层 …… 25
  2.7.2 网络传输层 …… 26
  2.7.3 数据资源层 …… 26
  2.7.4 支撑平台层 …… 26
  2.7.5 应用层 …… 26
  2.7.6 门户层 …… 27
2.8 智慧医院技术架构 …… 27
  2.8.1 IaaS 层 …… 28
  2.8.2 DaaS 层 …… 28
  2.8.3 PaaS 层 …… 28
  2.8.4 SaaS 层 …… 28
2.9 医院实现"智慧"的基本条件 …… 28
  2.9.1 必要的医院信息化系统 …… 28
  2.9.2 采集必需数据的能力 …… 29
  2.9.3 经历过业务流程再造 …… 29
  2.9.4 融合的信息技术平台 …… 29
  2.9.5 完整的信息安全保障 …… 29
  2.9.6 有效的运行管理机制 …… 30
2.10 迈向智慧医院的升级方向 …… 30
  2.10.1 核心医疗业务系统 …… 30
  2.10.2 医疗支持系统 …… 30
  2.10.3 便民服务系统 …… 30
  2.10.4 医疗管理系统 …… 31
  2.10.5 医疗协同系统 …… 31
  2.10.6 科教管理系统 …… 31
  2.10.7 运营管理系统 …… 31

2.10.8　后勤管理系统 ……………………………………………… 32
　　2.10.9　物联网应用系统 …………………………………………… 32
　　2.10.10　门户层应用系统 …………………………………………… 32
　　2.10.11　运营管理监控指挥中心 …………………………………… 32
2.11　智慧医院的发展趋势 ……………………………………………………… 33
　　2.11.1　发展需求预测 ………………………………………………… 33
　　2.11.2　国家中心城市医疗卫生事业发展要求 ……………………… 34
　　2.11.3　未来发展趋势 ………………………………………………… 35

第3章　网络安全相关法规与标准 …………………………………………… 37

3.1　总体国家安全观 ……………………………………………………………… 37
3.2　相关法规标准综述 …………………………………………………………… 39
3.3　关于安全保护职责与任务 …………………………………………………… 40
　　3.3.1　《网络安全法》 ………………………………………………… 40
　　3.3.2　《关保条例》 …………………………………………………… 41
　　3.3.3　《密码法》 ……………………………………………………… 41
　　3.3.4　《个人信息保护法》 …………………………………………… 42
　　3.3.5　《数据安全法》 ………………………………………………… 42
3.4　关于分级分类保护 …………………………………………………………… 43
　　3.4.1　信息系统安全保护等级 ………………………………………… 43
　　3.4.2　等保2.0的安全分类设计 ……………………………………… 43
　　3.4.3　《数据安全法》的分级分类保护 ……………………………… 44
3.5　等级保护实施的五个阶段 …………………………………………………… 44
　　3.5.1　定级备案 ………………………………………………………… 44
　　3.5.2　方案设计 ………………………………………………………… 45
　　3.5.3　建设整改 ………………………………………………………… 45
　　3.5.4　等级测评 ………………………………………………………… 46
　　3.5.5　监督检查 ………………………………………………………… 46
3.6　关于采购安全产品及服务 …………………………………………………… 46
　　3.6.1　《网络安全法》 ………………………………………………… 47
　　3.6.2　《关保条例》 …………………………………………………… 47
　　3.6.3　《密码法》 ……………………………………………………… 47
　　3.6.4　《数据安全法》 ………………………………………………… 47
3.7　关于信息与数据资产保护 …………………………………………………… 48
　　3.7.1　《网络安全法》 ………………………………………………… 48
　　3.7.2　《个人信息保护法》 …………………………………………… 48
　　3.7.3　《数据安全法》 ………………………………………………… 49

3.8 关于安全风险检测评估 ·······50
3.8.1 《网络安全法》·······50
3.8.2 《数据安全法》·······50
3.9 国家卫健委相关文件精神·······50
3.10 医疗行业的贯标文件·······52

第4章 信息安全面临巨大挑战·······53
4.1 医院网络拓扑及安全现状·······53
4.1.1 医院网络拓扑图·······53
4.1.2 医院网络安全现状·······54
4.1.3 近年来医院遭受的网络安全事件·······55
4.2 医院信息安全的基本特性·······58
4.2.1 医院网络运行可用性·······59
4.2.2 医院运营数据安全·······60
4.2.3 患者隐私信息安全·······61
4.3 智慧医院面临的安全风险·······61
4.4 融合创新带来的安全风险·······63
4.4.1 云计算·······63
4.4.2 物联网融合·······63
4.4.3 移动互联融合·······64
4.4.4 互联网医院·······65
4.4.5 大数据融合·······65
4.4.6 人工智能融合·······66
4.5 从"三重防护,一个中心"体系看安全·······67
4.5.1 安全通信网络·······67
4.5.2 安全区域边界·······68
4.5.3 安全计算环境·······68
4.5.4 安全管理中心·······69
4.6 存在的安全隐患及问题·······69
4.6.1 网络安全行业的不规范管理·······70
4.6.2 认识不足且重视不够·······70
4.6.3 安全管控层面的隐患·······71
4.6.4 安全技术保障能力问题·······71
4.7 安全治理短板及连锁反应·······72
4.7.1 安全保障措施缺乏统一规划设计与部署·······72
4.7.2 未能建立起有效的安全治理体系协同运行机制·······73
4.7.3 安全管理与外包服务的关系不顺、责任不清·······73

    4.7.4 全员安全意识不强 ··· 74

第5章　信息安全治理体系总体设计 ····································· 75
  5.1 建设目标与原则 ··· 75
    5.1.1 建设目标 ·· 75
    5.1.2 建设原则 ·· 75
  5.2 总体安全需求 ·· 77
    5.2.1 业务第一，灾备支撑 ··· 77
    5.2.2 保障远程，支持移动 ··· 77
    5.2.3 保护隐私，保守商密 ··· 77
    5.2.4 安全定级，测评达标 ··· 77
    5.2.5 自主可控，安全可信 ··· 78
    5.2.6 应急管理，平战结合 ··· 78
  5.3 智慧医院网络安全管理5级评估要求 ································· 78
  5.4 安全分层管控要求 ··· 79
    5.4.1 基础设施层安全 ··· 80
    5.4.2 网络传输层安全 ··· 80
    5.4.3 数据资源层安全 ··· 81
    5.4.4 支撑平台层安全 ··· 81
    5.4.5 应用层安全 ··· 82
    5.4.6 门户层安全 ··· 82
  5.5 安全划域管控要求 ··· 83
    5.5.1 医院安全域划分 ··· 83
    5.5.2 医院内部网 ··· 83
    5.5.3 医院外部网 ··· 85
    5.5.4 安全数据交换区 ··· 86
  5.6 数据资产保护要求 ··· 86
    5.6.1 数据资产定义 ··· 87
    5.6.2 医院数据资产 ··· 87
    5.6.3 数据资产保护要点 ··· 88
  5.7 业务连续性保障要求 ··· 88
    5.7.1 业务连续性定义 ··· 88
    5.7.2 业务连续性评估指标 ··· 89
    5.7.3 容灾备份与"双活"系统 ······································· 89
    5.7.4 云平台的"双活"架构 ··· 90
    5.7.5 业务连续性管理 ··· 90
  5.8 信息安全治理体系框架 ··· 91

第6章 信息安全技术体系 ·················· 93
6.1 技术体系框架 ·················· 93
6.2 基础设施层安全 ·················· 94
6.2.1 中心机房网络安全 ·················· 94
6.2.2 医疗云安全 ·················· 96
6.2.3 物联网安全 ·················· 101
6.2.4 主机设备安全 ·················· 103
6.2.5 网络安全集中管控 ·················· 106
场景1 医疗云平台安全保障要点 ·················· 107
场景2 物联网系统实施安全监管流程 ·················· 112
场景3 医疗设备入网安全管理思路 ·················· 116
场景4 医院工控系统安全隐患及安全防护要点 ·················· 122
6.3 网络传输层安全 ·················· 126
6.3.1 风险分析 ·················· 126
6.3.2 等保及关保要求 ·················· 127
6.3.3 网络传输层安全技术要点 ·················· 128
场景5 基于零信任体系的智慧医院安全管理 ·················· 132
场景6 医院跨区网络安全体系 ·················· 137
场景7 互联网边界安全管控要点 ·················· 142
6.4 数据资源层安全 ·················· 146
6.4.1 风险分析 ·················· 146
6.4.2 等保及关保要求 ·················· 147
6.4.3 数据资源层安全技术要点 ·················· 148
场景8 数据库审计系统的功能需求 ·················· 154
场景9 医疗数据分类分级安全管理思路 ·················· 157
场景10 医疗数据安全与隐私保护 ·················· 168
6.5 支撑平台层 ·················· 173
6.5.1 风险分析 ·················· 173
6.5.2 等保相关要求 ·················· 173
6.5.3 支撑平台层安全技术要点 ·················· 174
6.6 应用层 ·················· 178
6.6.1 风险分析 ·················· 178
6.6.2 等保相关要求 ·················· 180
6.6.3 应用层安全技术要点 ·················· 180
场景11 医院 API 接口安全管控思路 ·················· 184
场景12 移动 App 安全合规性评测要点 ·················· 188

6.7 门户层 ········ 194
6.7.1 风险与需求分析 ········ 194
6.7.2 等保相关要求 ········ 195
6.7.3 门户层安全技术要点 ········ 195
场景 13 AI + Web 应用安全防护 ········ 197
场景 14 区块链 + 智能终端数据安全管控 ········ 201

第 7 章 信息安全管理体系 ········ 208
7.1 管理机构与人员 ········ 209
7.1.1 网络安全等级保护要求 ········ 209
7.1.2 关键信息基础设施保护条例 ········ 210
7.2 管理制度与策略 ········ 211
7.2.1 网络安全等级保护要求 ········ 211
7.2.2 关键信息基础设施保护条例 ········ 211
7.2.3 商用密码管理办法要求 ········ 212
7.2.4 等保 2.0 列出的常用制度 ········ 212
7.2.5 如何制定规章制度 ········ 213
7.3 安全应用管理 ········ 214
7.3.1 网络安全等级保护要求 ········ 214
7.3.2 关键信息基础设施保护条例 ········ 214
7.3.3 安全应用的密码技术 ········ 215
7.3.4 安全应用管理方法 ········ 215
7.4 安全建设管理 ········ 215
7.4.1 网络安全等级保护要求 ········ 216
7.4.2 关键信息基础设施保护条例 ········ 217
7.4.3 安全建设管理体系的构成 ········ 217
7.5 安全运行（运维）管理 ········ 219
7.5.1 网络安全等级保护要求 ········ 219
7.5.2 关键信息基础设施保护条例 ········ 221
7.5.3 体系构成与管理措施 ········ 221
7.6 第三方安全服务管理 ········ 223

第在 8 章 信息安全运营体系 ········ 224
8.1 安全运营的合规性建设 ········ 224
8.1.1 必须达到等保 2.0 要求 ········ 224
8.1.2 必须符合关保要求 ········ 226
8.2 信息资产智能管理 ········ 227

8.3　脆弱性闭环管控 229
　　8.4　安全态势感知 229
　　　　8.4.1　安全态势感知平台框架 230
　　　　8.4.2　安全态势感知平台功能架构 230
　　8.5　安全事件分析 233
　　　　8.5.1　支持各种设备类型及日志类型 234
　　　　8.5.2　多协议采集能力 235
　　　　8.5.3　分布式采集模式 235
　　8.6　安全事件应急 235
　　8.7　安全知识管理 236
　　　　8.7.1　知识检索 236
　　　　8.7.2　知识管理 236
　　场景15　医疗卫生行业安全运营中心构思 237

第9章　信息安全应急体系 242
　　9.1　合规性要求 242
　　　　9.1.1　网络安全等级保护要求 242
　　　　9.1.2　关键信息基础设施安全保护条例 242
　　9.2　医院应急事件分级分类 242
　　9.3　通用应急处置流程 243
　　　　9.3.1　准备阶段 244
　　　　9.3.2　监测预警 244
　　　　9.3.3　应急响应 245
　　　　9.3.4　善后处置 247
　　9.4　其他应急管理要务 248
　　　　9.4.1　应急预案的数字化 248
　　　　9.4.2　统筹管理应急资源 248
　　　　9.4.3　管理传承应急知识 249
　　　　9.4.4　制订攻防演练计划 249
　　　　9.4.5　现场取证分析研判 250

第10章　信息安全公共管控平台 251
　　10.1　统一IT资源监控系统 251
　　　　10.1.1　概述 251
　　　　10.1.2　系统技术要求 252
　　　　10.1.3　系统架构设计 253
　　　　10.1.4　系统应具备的功能 253

10.2 统一日志采集与分析系统 ………………………………………… 257
    10.2.1 概述 ………………………………………………………… 257
    10.2.2 系统技术要求 ……………………………………………… 257
    10.2.3 系统架构设计 ……………………………………………… 258
    10.2.4 系统应具备的功能 ………………………………………… 259
10.3 基于大数据的安全态势分析系统 …………………………………… 268
    10.3.1 概述 ………………………………………………………… 268
    10.3.2 系统技术要求 ……………………………………………… 268
    10.3.3 系统架构设计 ……………………………………………… 269
    10.3.4 系统应具备的功能 ………………………………………… 270
10.4 基于知识的统一运维管理平台 ……………………………………… 274
    10.4.1 概述 ………………………………………………………… 274
    10.4.2 系统技术要求 ……………………………………………… 274
    10.4.3 系统架构设计 ……………………………………………… 276
    10.4.4 系统应具备的功能 ………………………………………… 276

第11章 信息安全治理理念及方法 …………………………………………… 283
11.1 管理与治理的"一字之差" ………………………………………… 283
11.2 信息安全治理理念 …………………………………………………… 284
    11.2.1 治理体系的行为主体多元化 ……………………………… 284
    11.2.2 治理体系强调平等合作关系 ……………………………… 284
    11.2.3 治理体系依赖坚实保障能力 ……………………………… 285
11.3 信息安全治理方法 …………………………………………………… 287
    11.3.1 建立制度化的运行机制 …………………………………… 287
    11.3.2 营造法治化市场化环境 …………………………………… 288
    11.3.3 提高信息安全驾驭能力 …………………………………… 288

第12章 信息安全项目实施保障 ……………………………………………… 290
12.1 项目招标前的保障工作 ……………………………………………… 290
    12.1.1 基于安全总体框架 ………………………………………… 290
    12.1.2 优化架构调整策略 ………………………………………… 291
    12.1.3 确认安全技术需求 ………………………………………… 291
    12.1.4 加强相关文件审核 ………………………………………… 292
12.2 建设实施过程保障 …………………………………………………… 292
    12.2.1 协调测试机构 ……………………………………………… 292
    12.2.2 搭建测试环境 ……………………………………………… 293
    12.2.3 会议组织管理 ……………………………………………… 293

12.2.4　联调演练计划 ……………………………………………… 294
12.3　确保依法合规建设 ………………………………………………… 294
　　　12.3.1　坚持"三同步"原则 ………………………………………… 294
　　　12.3.2　列出等保要求清单 ………………………………………… 295
　　　12.3.3　应用软件安全测试 ………………………………………… 295
　　　12.3.4　测评引导安全建设 ………………………………………… 296
12.4　加强项目管理保障 ………………………………………………… 296
　　　12.4.1　提高变更管控能力 ………………………………………… 296
　　　12.4.2　规范项目监理工作 ………………………………………… 297
　　　12.4.3　加强资金管理工作 ………………………………………… 297
　　　12.4.4　提高项目风控能力 ………………………………………… 298

缩略语 …………………………………………………………………… 299

后记 ……………………………………………………………………… 305

第 1 章　医院信息化发展历程

本章简单回顾一下医院信息化的发展历程，这有利于读者加深理解信息化的阶段性发展规律，理解信息化过程无法逾越的一些"规律"，从而更好地理解当前各级各类医院加大力度建设智慧医院的战略部署，理解在错综复杂的国际政治、军事、经济、文化发展形势下强化智慧医院信息安全治理体系建设的必要性。

图 1-1 给出的是医院信息化与网络安全行业发展历程示意图。

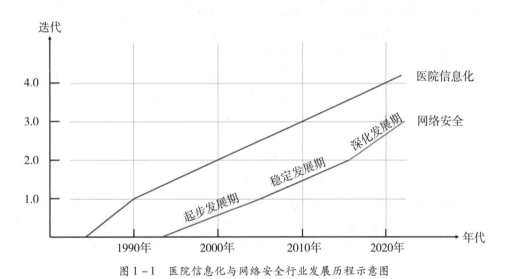

图 1-1　医院信息化与网络安全行业发展历程示意图

1.1　医院信息化 1.0

20 世纪 70 年代末、80 年代初，国内少数几家大型综合医院开始进口小型计算机开展计算机在医疗卫生行业的应用试验。因为小型计算机价格昂贵、能力不足以及欠缺配套的软件系统，这时期的计算机应用试验基本上属于摸索阶段。

到 80 年代初期，因为苹果 PC 机的出现，少数勇于尝试的医院开始用 BASIC 语言开发一些简单的管理软件，如工资管理软件、行政人事管理、门诊收费、住院患者费用管理、药库管理等，处于单机运行状态，而且是英文版操作系统。因为 BASIC 语言简单易学但缺乏数据管理能力的特点，这个阶段的软件开发工作非常困难，当时能开发出一个内部工资管理软件，每月打印出员工的工资条来，就已是很多单位羡慕的计算机应用示范了。

到了 80 年代中期，随着 IBM PC XT（8086 芯片）及 80286 芯片的微型计算机面世，加上后来的汉字显示卡的研制成功（早期的计算机使用中，因为计算机的操作系统是英文版，而且计算机处理能力有限，为了提高计算机的效率，减少在汉字输入过程中对存储器的频繁访问，联想公司于1986年推出了联想汉卡，有效地提高了计算机的运行速度，减少了对计算机内存空间的占用），微型计算机开始逐步实现国产化，一些大型医院都逐步加快了计算机应用的步伐，但主要应用仍然是围绕着医院的内部管理工作。

到了80年代后期，随着DOS版的数据库管理系统（DBASE Ⅲ）传入我国，UNIX网络操作系统也进入中国市场，一些先进的医院开始建立小型的局域网络，并开发出部门级的小型网络管理系统，如住院管理、药房管理、门诊计价及收费发药系统等。虽然一些医院有了部门级局域网，但由于当时软硬件技术及管理水平的限制，很难实现全院的整体信息化，而大多数医院依然处于单机版及管理业务应用软件的初级阶段。

关系型数据库（如DBASE、FOXBASE等）的使用，在一定程度上有助于医疗服务及医院管理数据的存储、管理和查询，提高了医院一些部门的工作效率，但尚未发挥出计算机的最大能力，那个阶段也谈不上信息共享。

严格意义上说，这个时期还不能算作信息化起步阶段，开发少数几个单机版或者初始的局域网计算机应用软件，只能称为"探索"阶段。从医疗行业整体发展情况看，将20世纪1985年左右定义为医院信息化1.0的起步时间是比较中肯的。

这个时期具有代表性的信息技术产品配置为：

（1）计算机终端：以IBM PC兼容机为主，CPU为Intel 80386芯片，首次在x86处理器中实现了32位系统，主频最高达33 MHz。到1989年，80486芯片问世，主频从25 MHz到33 MHz、40 MHz、50 MHz、100 MHz，80486则是英特尔首款内置数字协处理器的产品。英特尔公司所生产处理器一直使用并兼容x86指令集，且由于x86系列及其兼容处理器（如AMD处理器）都使用x86指令集，所以形成了庞大的x86系列及兼容处理器阵容。

（2）服务器：以大型机、中型机和小型机为主，占据了90%的服务器市场份额，而剩下的10%则是巨型机系统。这个时期，绝大多数医院都没有使用这些小型机及以上的服务器系统。直至1989年，Compaq（康柏）公司推出全球第一款IA架构服务器System Pro，而到1990年改用486处理器之后，System Pro借486提升的性能终于满足了服务器级别运算的需要。

（3）网络：主要是Novell网，Netware操作系统以Netware 3.11及Netware 4.1为主。

（4）外围设备：以Epson 24针打印机为主流应用产品，直到1991年，惠普展出世界上第一台局域网打印机LaserJet Ⅲ Si，施乐公司发布了世界上首台可以提供双面打印功能的激光打印机Xerox 4213。

（5）操作系统：以中文CCDOS操作系统为主，直到1990年5月推出Windows 3.0版并逐渐占据了个人电脑系统为止。

（6）数据库：DBASE Ⅲ关系型数据库管理系统，作为个人计算机的数据库产品。同时期的大型数据库为Oracle、Sybase和IBM DB2。

（7）编程语言：Basic语言、C语言、DBASE管理软件。

1.2 医院信息化2.0

到了20世纪90年代，随着Novell网、3+网以及后来的快速以太网迅速发展，不少医院和其他机构一样，开始建立院级内部局域网。

1990年5月，Windows 3.0正式发布，由于在界面/人性化/内存管理多方面的巨大改进，获得了广大用户的认同。1991年10月，微软公司发布了Windows 3.0的多语版本，为Windows在非英语母语国家的推广起到了重大作用。到1994年，DBASE 5的DOS版与Windows版发布；但是，随着微软并购Fox Software公司并取得FoxPro版权，DBASE的原有市场逐渐被FoxPro所取代。

Oracle、Sybase等大型关系型数据库的日益盛行，为开发建立医院的网络管理系统奠定了基础。进入90年代，为了提高医院的现代化管理水平和工作效率，各级医疗机构对医院信息系统（HIS）的建设给予了极大的关注，一些拥有计算机技术人员的医院，开始组织力量着手开发医院信息系统。而一些计算机专业公司也看到了医院信息化发展的大趋势，主动和医院开展合作，借鉴国外医院信息系统的成功经验，设计开发符合国内医院管理规程的HIS系统。这个阶段的HIS系统在设计理念上注重以患者为中心，在实施上将医疗、经济和物资三条线贯穿整个系统，在应用上坚持管理系统和临床系统并重。

如果不算试验期，从1996年国际互联网正式进入中国百姓视野开始，基于TCP/IP协议的互联网技术开始进入医疗卫生行业，随后几年，利用互联网技术推进医院信息化建设成为各级医疗卫生主管部门和医院领导的共识。

从全国整体看，1985—2000年15年间，我国各地医院信息化进程有很大的进展，为数不少的医院开发并运行了实现全院信息共享的门诊、住院、药品、卫生经济、物资、固定资产、LIS、PACS等信息系统，为随后的医院信息化打下了坚实的基础。

据搜狗百科对"医院管理信息系统"的描述，到2000年，我国基本形成具有自主知识产权且能与世界先进国家媲美的医院信息系统，其中，上海金仕达卫宁、北京天健、上海复高、浙江联众、杭州创业、广州安易、沈阳东软、湖南湘财金卫、重庆中联、北京方正众邦等IT企业是主要服务供应商。

90年代末期，是国内医院实验室信息系统（laboratory information system，LIS）发展的高速时期，这个时期的LIS基本上可实现检验、实验仪器的数据采集、标本的条形码管理等功能。

从20世纪90年代中后期开始，PACS系统即医学影像存储和传输系统（picture archiving & communication system，PACS，也被简称为"医疗影像系统"）在我国很多医院进入发展与成熟应用阶段。据搜狗百科对医疗影像系统的描述，它是放射学、影像医学、数字化图像技术、计算机技术及通信技术的结合，它将医学图像资料转化为计算机数字形式，通过高速计算设备及通信网络，完成对图像信息的采集、存储、管理、处理及传输等功能，使图像资料得以有效管理和充分利用。PACS系统的作用是：

从多种影像设备或数字化设备中采集图像,对医学影像资料进行管理、处理、变换、存储等。选择与共享拍照/打印等输出设备,在医院内各科室之间快速传输图像数据,提供远程图像传输及诊断报告等服务。

另据 2001 年国家卫生部统计显示,到 20 世纪末,省部属医院中的绝大部分已经建成全院级医院管理信息系统(HMIS),全国县级及其以上医院中的 38% 也有不同程度的医院信息化应用。

这个时期具有代表性的信息技术产品配置为:

(1)计算机终端:1994 年,全面超越 486 的新一代 586 处理器问世,Intel 公司将其命名为 Pentium(奔腾);1997 年 5 月 7 日推出奔腾二代微处理器,奔腾 II(Pentium II);1999 年 2 月 Pentium III 问世,奔腾 III 有 450 MHz、500 MHz、550 MHz 和 600 MHz 等版本。

(2)服务器:1990 年推出的 System Pro 被认为是 x86 服务器的开山之作,因为它是第一台真正意义上的 x86 架构的 PC 服务器。System Pro 是采用多处理器系统,拥有硬件 RAID 保护、基于总线的网络接口卡的系统,它支持当时所有的主流服务器操作系统,从 SCO Unix、OS/2,到 Novell NetWare 和 Windows NT 3.1。到了 1995 年,联想公司推出了中国第一台 PC 服务器。1995 年秋季,英特尔发布了 Pentium Pro 处理器(第六代 x86 系列处理器 P6),使得 x86 架构服务器的性能达到了前所未有的高度。1998 年英特尔又发布了 Pentium II Xeon(至强)处理器,时隔一年,Pentium III Xeon(至强)处理器面世,增强了在电子商务应用与高阶商务计算方面的能力。

(3)网络设备:20 世纪 90 年代前期,以太网技术进入中国,在很多机构建立局域网中起了非常重要的作用。最初的网络结构是用以太网卡作为计算机设备中使用的网卡,以集线器(Hub)为互联设备将计算机设备连接在一起,局域网以 10 Mbps 的速率运行在多种类型的电缆上。1990 年初诞生的第一代以太网交换机仅仅提供个位数的 10 Mbps 速率的以太网端口。到了 90 年代后期,随着交换型以太网技术的发展,尤其是国际互联网(internet)进入商用阶段,业界先后推出了 100 M 快速以太网、千兆以太网和万兆位以太网等更高速的以太网技术。以太网交换机产品的数据通路以数据总线和 CPU 软转发方式为主,出现了支持灵活扩容的机框式交换机,转发架构采用集中式(即接口板数据都通过主控板总线转发),典型代表如 CISCO Catalyst 6500 系列交换机,采用 32G 共享数据总线,可以提供 15 Mpps 的包处理能力。

(4)外围设备:仍以针式打印机为主,激光打印机也开始进入一些机构的办公环境。

(5)操作系统:这个时期 PC 版操作系统更为流行,Windows 3.0 之后推出了 Windows 95、Windows 98 和 Windows 2000。服务器操作系统 Windows NT 于 1993 年推出,发行多个版本至 NT 4.0。

(6)数据库:该时期医院信息化所使用的数据库仍以 DBASE、FOXBASE 等为主,但大型数据库管理系统也开始进入管理信息系统(MIS)涉及的业务领域。1992 年 6 月,Oracle 第 7 版发布,增加了一些新特性:分布式事务处理功能、增强的管理功能、用于应用程序开发的新工具等。1997 年 6 月,Oracle 第 8 版发布,支持面向对象的开发及新的多媒体应用，为支持 Internet 应用和网络计算等奠定了基础。1998 年 9 月，Oracle 8i 成为第一个完全整合了本地 Java 运行时环境的数据库。同一时期，SYBASE 数据库是 Oracle 的主要竞争对手，它的三个版本，分别运行在 UNIX 操作系统、Novell Netware 环境和 Windows NT 环境下。

（7）中间件：20 世纪 90 年代末期，为了屏蔽分布计算环境中异构操作系统和网络协议，提供分布计算环境下的通信服务，满足远程过程调用、提供高效可靠的消息传递、对象请求代理服务等需求，中间件（middleware）应运而生，其中有代表性的是 BEA WebLogic 和 IBM MQSeries 等。但这一时期，真正使用中间件系统开发医院信息系统的案例极少，仅仅在一些开发公司的研发平台上作为应用探索。

根据我国网络安全行业的总结，以国际互联网（internet）进入中国的 1994 年开始到 2004 年的 11 年，是我国网络安全行业的建设起步和发展期。1994 年，国务院发布 147 号令，出台了《中华人民共和国计算机信息系统安全保护条例》，这是国内第一部与网络安全相关的政策及法规。网络安全技术与产品以天融信 1996 年推出的填补国内空白的自主知识产权防火墙产品为代表，这期间国内涌现出一批新兴的网络安全设备研发、生产企业，推动了国内自主的网络安全产品及系统的研发及产业化。这一时期主要的安全产品包括终端杀病毒、防火墙、VPN 和入侵检测及防御系统等产品。2002 年 8 月 13 日，启明星辰公司发布了国内第一套自主研发的千兆入侵检测系统——天阗千兆入侵检测与预警系统，标志着以入侵检测为核心的网络安全积极防御体系进入"千兆时代"。UTM（unified threat management）即统一威胁管理系统也于 2004 年出现。其中，查杀病毒软件分单机版和网络版，具有查杀病毒能力强、检测识别率高、误报误杀率低等特点；防火墙主要具有包过滤、访问控制、地址转换、流量统计和安全审计等功能；VPN 产品则提供 IPSEC VPN 和 SSL VPN 两种方式，具有加密安全隧道、用户管理、认证授权和审计等功能；入侵检测和防御系统（IDS、IPS）具有网络协议审计、攻击行为审计、流量监控、应用识别和攻击阻断等功能，提供邮件、声音、SNMP 等告警方式。

1.3　医院信息化 3.0

跨入 21 世纪，全国医疗卫生主管部门和医疗机构紧紧抓住医疗改革契机，加快了医院信息化的建设步伐，这时期的主要成果是医院管理信息系统已推广至大多数医院。

2003 年"非典"疫情的意外暴发，对医院信息化进程起了"催化剂"的作用。利用网络传输医疗信息，可大大减少在诊断、治疗过程中医护人员与患者的直接接触，从而减少交叉传染事件。医院信息系统（HIS）中的门诊、住院、药品、后勤、职能科室、咨询与辅助决策等子系统，通过网络连接了医院的所有病区和科室计算机终端。医院在患者到达之前即获得患者病历并输入相关数据库，根据已知患者情况分配病区，制订治疗预案，在患者进入病区后即可接受及时有效的治疗。因为有了患者的基础信息，医生可及时为每个患者制订出不同的个性化治疗方案。

2005年，中国医院协会医院管理专业委员对482所医院管理信息系统的上线情况进行了调查。调查结果显示，在所有的HMIS系统中，门诊急诊划价收费信息系统、门诊急诊处方管理信息系统、入院出院转院管理信息系统、费用管理信息系统、床位管理信息系统、病区药房管理信息系统、药库管理信息系统等业务应用系统的建设状况良好，这些系统的上线比例均在90%以上。

从2006年开始，我国启动了区域卫生信息平台的建设，整合区域性医院、基层卫生机构和公共卫生的各类数据，建立以个人为中心的电子健康档案。

据2007年国家卫生部统计信息中心对全国3765所医院进行的医院信息化现状调查结果显示：门诊急诊划价收费信息系统、门诊急诊药房管理信息系统、住院患者费用管理信息系统、药库管理信息系统的使用最为广泛，均超过80%，说明以收费管理与服务为中心的HMIS已在大部分医院得到应用。住院患者入出转管理信息系统、住院患者床位管理信息系统、住院药房管理信息系统使用的医院也超过了70%，说明住院患者管理信息系统也已应用在大部分医院中。

经过15～25年的发展，医院管理信息系统的应用取得了长足的进步，县级及其以上医院基本上都建设部署了医院管理信息系统，发达地区的乡、镇医院也拥有医院管理信息系统。而医疗影像系统（PACS）也在进入21世纪之后在全国医疗机构蓬勃发展起来，处于升级和集成、完善阶段。

这个时期具有代表性的信息技术产品配置为：

（1）计算机终端：2000—2001年，Intel推出了新一代处理器Pentium 4，随后又推出超线程P4处理器，2005—2006年推出双核处理器。笔记本和台式计算机并存。这个时期的PC终端以联想电脑、清华同方等品牌为主，还有各种品牌型号的笔记本电脑、平板电脑。

（2）服务器：2001年英特尔公司正式发布Xeon处理器，作为一个专门面向服务器和工作站的独立品牌，其中的Xeon、Xeon DP和Xeon MP三种叫法分别代表：至强处理器、"DP"（dual processor）即支持双路处理器、"MP"（multiprocessor）即支持多路处理器。

（3）网络系统：随着Internet的快速发展，以太网技术被广泛使用。由于局域网、接入网、城域网到广域网都是以太网结构，各网之间无缝连接，中间不需要任何格式转换，提高了网络运行效率。这个时期是网络交换机、路由器高速发展的时期，以太网交换机和路由器产品的业务端口开始以100 Mbps为主，并向1000 Mbps以太网（GE）演进，10GE以太网端口技术也在高端产品中出现。以太网交换机的数据通路开始转向性能更高的ASIC交换网，高端的机框式交换机交换架构也从集中式转向分布式，以突破所有接口板流量须经由主控板卡转发的性能瓶颈。这个年代的典型代表如CISCO Catalyst 6500，采用分布式交换架构，整机可提供400 Mpps的包处理能力。这一时期，深圳的华为和中兴也成为国内乃至世界知名的网络技术厂家。

（4）外围设备：随着自助式服务在金融领域应用的普及，医院也陆续部署了排队机、取号机、无人自动售货机、自助打印终端机、自助支付终端机等自助式服务终端，为患者和家属提供服务。一些业务专用打印机也陆续进入医院。

（5）操作系统：2001 年推出的 Windows XP 和 2009 年推出的 Windows 7 市场占有率最高。服务器操作系统 Windows 2000 Server 版，该系列还有 Windows 2000 Advanced Server 版和 Datacenter Server 版。Windows Server 2003 也在同期推出。

（6）数据库：该时期的关系型数据库市场基本上被美国的微软 SQL Server、Oracle、IBM DB2、Informix 所占领，其中，2001 年 6 月发布了 Oracle 9i，提供集群服务器 RAC（Real Application Clusters）新功能。2003 年 9 月，Oracle 应用服务器 10g（Oracle Application Server 10g）成为下一代应用基础架构软件集成套件，加入了网格计算的功能。2007 年 11 月，Oracle 11g 正式发布。这个阶段，国产数据库也开始崭露头角，如达梦数据库 DM、人大金仓 KingbaseES、东软 OpenBASE 等，但进入医疗行业的相对很少。

（7）中间件：以 BEA WebLogic、IBM WebSphere 为主，Oracle 开始推出中间件产品与其数据库相配套。此外，国产中间件也开始发力，东方通、金蝶等都推出了自己的中间件产品。

在网络安全技术和产品方面，行业内部将 2005—2014 年的十年称为网络安全技术和保障体系的建设中期和稳定发展期。这个时期，国家网络安全职能部门提出了网络安全建设目标，使网络安全体系建设进入安全等级保护 1.0 时代（以下简称"等保 1.0"）。随着互联网应用的迅猛发展，伴随着电子政务和电子商务的发展浪潮，网络安全威胁也越来越复杂，这个时期的网络安全技术、设备及系统需要能够应对来自互联网的复杂多变的安全威胁，并满足网络业务应用的需求。业界提供的网络安全防护体系以综合安全解决方案为主，倡导综合网络纵深防御，市面流行的网络安全产品包括隔离网闸、入侵检测/入侵防御、防病毒网关、上网行为管理、桌面管理、漏洞扫描、安全审计系统、Web 防火墙（WAF）、云安全、大数据安全和安全管理平台（也称安全运行中心，SOC）等多元化的网络安全技术系统。其中，隔离网闸采用"2+1"系统架构，由内端机、外端机、数据迁移控制单元三部分组成，可实现内外网物理隔离的效果。Web 防火墙（WAF）主要从保证 Web 应用系统安全性和稳定性出发，提供对 HTTP、HTTPS 等 Web 应用协议内容过滤及安全防护功能，满足用户对网站及 Web 应用系统提供威胁防护、性能优化及数据分析等重要功能的需求。安全管理平台（SOC）通过采用多种技术手段收集和整合各类安全事件信息，并运用实时关联分析技术、智能推理技术和风险管理技术，实现对安全事件的深度分析，能快速做出智能响应，实现对安全风险的统一集中监控分析和预警处理。到了 2012 年，随着云计算、WEB2.0 及移动互联网等新技术被广泛使用，NGFW（Next generation firewall）即下一代防火墙成为网络安全界的热点话题，业界基本认同了下一代防火墙必须具备的六大特性：基于用户防护、面向应用安全、高效转发平台、多层级冗余架构、全方位可视化、安全技术融合，其典型设备的网络吞吐能力大于 16 Gbps，并发连接数不低于 280 万。

1.4 医院信息化 4.0

到了 21 世纪 10 年代，伴随着新一代信息技术的蓬勃发展，医疗行业在前 25 年信息化建设的基础之上，开始进入信息化4.0时代。

大概从2005年开始，各种"医闹"事件不断发生，发起医闹者可能为患者、患者亲属、受雇于患方以非法获利为目的的组织或个人，借炒作医疗纠纷而获得非法利益。恰逢国内第一批安防监控系统建设起步，将医院的安全运行列入监控管理的重点区域，催生了医院建设视频监控系统的热潮，成为医疗体系物联网系统的基础工程。到2012年4月30日，卫生部、公安部联合发出《关于维护医疗机构秩序的通告》，明确警方将依据《治安管理处罚法》对医闹等予以处罚，乃至追究刑责。随后，医院视频监控系统开始了新一轮的高清摄像头及智能分析应用的升级改造。

从2011年移动互联网应用进入实用阶段开始，移动办公和移动医疗服务就成为二级以上医院信息系统建设的标配。医疗行业积极寻求与移动互联网的融合发展，患者通过智能手机与医院实现信息互动，实现信息查询、浏览、咨询、预约、挂号、缴费等服务功能，满足患者及其家属的信息服务需求，解决医院信息渠道单一化、医患之间信息不对称等问题，改善患者的就医体验。

2012年开始进入普通百姓视野的大数据技术，使医疗卫生部门得以通过整合电子病历等信息资源，以大数据信息管理理念构建医疗卫生信息共享中心，充分发挥电子病历等医疗信息资源在寻求最佳医疗途径、提高诊疗水平、防控流行病疫情等方面的综合利用价值，电子病历档案对各科室所有患者的病情进行及时、完整、客观、连续的检查、控制并记录患者的诊疗经过、病情变化、治疗结果等情况，为医护人员提供随时随地的信息访问，有助于提高医疗服务质量，降低医疗事故的发生率。门诊大数据与疾控大数据的融合分析利用，也为流行病、传染病的防控提供了大量的应用场景。

从2014年开始，由于大数据、云计算、互联网、物联网等新一代信息技术的发展，泛在感知数据和图形处理器等计算平台推动以深度神经网络为代表的人工智能技术飞速发展，诸如图像分类、语音识别、知识问答等人工智能技术实现了技术突破，在医疗行业也取得了长足的进步，出现了以下与人工智能密切关联的领域：虚拟助手、疾病筛查和预测、医学影像、病历/文献分析、医院管理、智能化器械、药物发现、健康管理、基因应用。

2012年兴起的智慧城市浪潮，促使医疗卫生行业开始大力推进智慧医院建设步伐。希望通过将物联网、云计算、大数据、人工智能等新一代信息技术与医疗卫生服务相关的设施和系统连接起来，提高患者就诊效率，增强医护人员的治病能力，保障安全舒适的就医环境，提高医院的运行效率和运营水平。

在2015年3月5日十二届全国人大三次会议上，李克强总理在政府工作报告中首次提出"互联网＋"行动计划。互联网＋热潮也促使全国医疗卫生部门大力推动区域医疗信息化，国内一些大医院和有实力的医疗机构开始探索区域医疗信息化，围绕中心城市医疗资源在一定区域内实现医疗机构之间的信息交换和共享，通过建立跨层级、跨医院的信息交换平台，促进远程医疗、双向转诊、分级医疗等应用，推动医疗资源的均衡化发展。

从2019年开始，中国开始了经济社会数字化转型的征程，医院在建设智慧医院、推进互联网＋医疗的进程中，确立了利用新一代信息技术融合医疗、服务、管理、运营业务，推动数字化转型的发展战略。

这个时期具有代表性的信息技术产品配置为：

（1）计算机终端：这个时期的 PC 终端仍以联想 PC 电脑和各品牌笔记本为主，还使用各种平板电脑、Pad 等。

（2）服务器：随着云计算技术的不断发展，x86 服务器仍然是云计算中心的主力服务器。可以预计，x86 服务器开放的生态系统将在医疗云建设项目中发挥重要的作用，以国产的华为、浪潮、联想服务器为主。

（3）网络设备：这一时期是网络极速发展的 10 年，网络连接的已经不仅仅是个人和企业办公终端，ABC（AI、大数据、云）和 IoT（物联网）应用快速兴起，网络终端数量急剧增长。构建和承载这些网络的以太网交换机和路由器产品端口速率也快速发展到 10 Gbps、40 Gbps、100 Gbps，此时核心交换产品开始采用基于信元分片转发的无损 CLOS 交换架构，进一步突破了性能限制，整机交换能力迈向上千 Tbps、包处理能力超过十万 Mpps，典型代表如华为 CloudEngine 16800 系列、CloudEngine S12700E 系列。同时，网络交换产品不再局限于仅仅作为承载管道，向更加智能化演进。产品芯片的可编程性开始在主流厂家中流行，例如，华为自研 ENP 以太网网络处理器芯片、思科自研 UADP 芯片等。基于可编程芯片，网络产品可以快速适应新的网络协议的快速迭代，软件定义网络（SDN）日益盛行。华为基于 SDN 发展自家 ADN（自动驾驶网络），旨在实现网络以应用和用户为中心、可视化质量和体验、主动预测、自动定位故障和自愈。

（4）外围设备：以打印机为例，出现了更加细分的专用打印机，如挂号打印机、门诊病历打印机、医院专用处方打印机、体检报告自助打印机以及影像自助打印机等。

（5）操作系统：2015 年 7 月发布了 Windows 10。但 Linux 操作系统已开始大量在医疗机构安装，尤其是在服务器端，国产的 Linux 操作系统主要有中标麒麟、红旗 Linux、中兴新支点操作系统等。

（6）数据库：随着信息技术应用创新工作的深入推进，作为关键信息基础设施之一的医疗机构，国产数据库系统也得到了重视。而大数据概念和技术的流行，使非结构化数据库系统得到快速发展，但受限于医院的大数据应用场景，非结构化数据库的应用相对较少。微软的 SQL Server 和开源的 My SQL 是主要数据库。

（7）中间件：东方通、金蝶等国产中间件产品得到重视，开始进入更多的医疗机构，将部署在医疗云或独立医院的医疗数据中心。

从 2015 年开始，网络与信息安全治理体系建设进入深化期，以全国人大审议通过《中华人民共和国网络安全法》（以下简称《网络安全法》）为标志。随着云计算、物联网、移动互联网、大数据、人工智能和 5G 通信等新一代信息技术的兴起与发展，网络与信息安全边界不断模糊且安全防护内容的不断增加，对网络安全、数据安全和信息安全提出了巨大的挑战。2016 年是网络安全相关法规、政策密集发布的一年，国家领导人将网络空间和"海陆空天电"并列，提出了"没有网络安全就没有国家安全"的重要论述,网络安全也和政治安全、经济安全、国土安全、军事安全、社会安全等一起被纳入总体国家安全的高度。这几年来的网络安全防护体系建设进入以数据为重要驱动力,以大数据、云计算和人工智能为核心技术支撑的动态主动防御阶段。网络安全解决方案集中在云安全服务、超融合技术、等保一体机、数据安全、工控安全、物联网安全、态势感知运营平台和信创安全产品等方面。

其中,"超融合技术产品"集成了服务器虚拟化、网络虚拟化、存储虚拟化、云安全虚拟化等功能模块,将各 x86 服务器上的 CPU、内存、硬盘、网络等资源进行抽象和池化,对外提供自动化的部署和服务等,通过全虚拟化的方式构建 IT 架构资源池。所有的模块资源均可按需部署、灵活调度、动态扩展,由统一的管理界面呈现,运维简单便捷。"等保一体机产品"提供一套虚拟化安全网元组合,包括防火墙(WAF)数据库审计、日志审计、堡垒机、配置核查和网络审计等安全网元,提供整体通过等保 2.0 测评的功能。"数据安全产品"提供以深度内容识别技术为核心的、完整的数据防泄露解决方案,包括统一的、高可扩展的数据抽取与脱敏平台,可在同一平台上实现对多个业务系统数据库进行同时的数据抽取与脱敏操作;利用动态文档加密、身份认证、硬件绑定等多种技术对指定类型的文件进行实时、强制、透明的加解密处理;提供共享审核机制保证数据流转过程受控于数据交换系统;提供数据定时备份、实时备份、容灾备份等一体化备份功能。"态势感知运营平台"利用态势感知分析与安全运营系统收集所管理网络的资产、流量、日志、网站等相关的安全数据,经过存储、处理、分析后形成安全态势及告警。"工控安全设备"是针对工业互联网安全需求设计的安全防护系统,包括工控防火墙、工控数据库审计、工控安全主机卫士、工控网闸等,可有效提升工业控制网络以及利用工控产品构建的医疗行业工控系统的安全防护能力。"信创安全产品"基于自主可控、安全可信的原则,提供从 CPU、底层操作系统和芯片硬件都采用国产化技术的网络与信息安全技术产品。

1.5 信息化迭代将是一个常态过程

前面,我们以微型计算机进入改革开放之后的中国为起点,以每十年一个自然年代作为信息化发展历程的划分,其实是具有一定规律性与合理性的。信息化进程的多次迭代,一方面受到芯片等硬件技术"摩尔定律"的"牵引",另一方面则受到软件技术自身的从诞生、发展到消亡的影响,进而也使得医院信息化系统不断发展和演进。

人类社会的发展经历了农业化、工业化阶段,并已进入信息化时代,享受着信息化带给我们的发展"红利"。但仍有不少人质疑,为什么我们需要持续不断地投入巨资去搞信息化?花了那么多金钱不断去升级改造是否造成了很大的浪费?笔者认为,如果不能消除这种对信息化迭代发展的疑惑,我们就可能在以信息化、智能化促进现代化的战略中处于停滞不前、不进则退的境地。

计算机芯片制造工艺越来越精细(目前已出现了 2 nm 制程),使得网络通信技术产品、服务器、终端、外部设备的性能越来越高、运行速度越来越快,人类需要这些高速、稳定、可靠的计算机产品为自己的信息化系统提供支撑，这是信息化建设不断迭代的主要原因。

在过去的二三十年里，"Wintel 联盟"即美国微软公司和 Intel 芯片公司"联手"不断推出新产品、不断推动计算机硬件和系统软件升级换代，每当 Intel 推出新的 CPU 芯片时，很快就有 Windows 版本的升级，从而"迫使/诱惑"PC 机用户升级自己的计算机硬件和操作系统。客观上讲，计算机硬件产品每 5～6 年的使用寿命，也是我们需要不断升级硬件的原因之一。

计算机编程语言及开发工具的不断发展和替代，是信息化系统必须迭代升级的重要原因之一。从 Basic 语言、Cobol 语言、C 语言、C++ 到 JAVA 等，从数据库管理系统 DBASE、FOXBASE 到 ORACLE、DB2 等，从 HTML、HTTPS 到 H5 网页编程，都是为了适应新的软件应用需求和客户体验要求进行的升级换代。

数据库管理系统（DBMS）的兴衰更替，也是信息化建设尤其是信息管理系统需要升级的主要原因。例如，从小型数据库管理到大型数据库管理应用，数据的迁移、转换、存储、治理等都需要重新设计，而管理业务数据的应用软件也相应需要进行升级改造。

国际 IT 界不断推出新的发展理念、创立新的概念，加上发达国家政府的"推波助澜"，是信息化发展迎来一波又一波浪潮的关键因素。从数字地球到数字城市，从聪明城市到智慧城市，从电子政务到数字政府，从信息化到数字化，从信息共享到数据治理，从数据开放到数据交易，从互联网+到数字化转型，每一次新概念的提出，都对信息化建设"注入"了新的发展动力。

随着我国社会保障和医疗改革的不断深化，医保政策不断进行优化调整，使得医疗卫生行业的运营管理活动发生了深刻的变化，这些都是医院必须不断适应发展要求对信息系统进行优化、升级的主要因素。

新一代信息技术的不断涌现，可以为信息化系统的用户带来越来越丰富、越来越人性化的体验，也为社会各类机构获得管理与决策所需信息提供了越来越多的渠道、越来越多的科技手段，这是信息系统需要不断升级换代的原因，也是医疗卫生行业信息系统不断优化、创新的动因。

随着经济社会发展水平的快速提高，大数据技术的发展使得人类对经济社会发展规律的认识越来越深入，使管理者和专业人才对利用信息技术探索未知事物的"求知欲"越来越高，这也成为信息化建设不断深入发展的动力。

由于数字化浪潮的兴起和数字化转型思维的推动，所有医疗机构都将主动或被动地走上数字化转型之路，其转型目标就是要朝着智慧医院的发展方向迈进，我们将在下一章为读者进行详细解读。

第 2 章 医院数字化转型的目标

智慧医院是在国际上各国大力推进智慧城市发展浪潮中催生的新业态,这个概念的提出约有 10 年时间。自 2009 年国外首次提出智慧医院的概念后,我国医疗行业对智慧医院建设进行了积极探索,将互联网、物联网、大数据、人工智能等新一代信息技术应用在医疗服务、管理及运营等各环节。

在互联网技术迅猛发展和广泛应用的形势下,2019 年,我国加大力度推进国民经济和社会发展的数字化转型,对各行各业的传统经营模式产生了几乎颠覆性的变革。对医疗健康行业来说,在提供医疗健康服务技术和产品、整合医疗健康价值链条、建立良好的医疗服务品牌、提升医疗机构内部管理和运营水平等各方面,都需要通过数字化理念和技术开启新的经营模式。

建设智慧医院和医院数字化转型的目标任务是一致的,也可以说,医院的数字化转型目标就是建设成为智慧医院。

2.1 智慧医院的基本定义

智慧医院是指利用 5G 通信、互联网、物联网、云计算、大数据、人工智能等新一代信息技术,将患者及其家属与医疗卫生服务相关的设施和系统连接起来,实现患者与医务人员、医疗机构、医疗设备之间的互联互动的一个数字化时代的医疗卫生行业新概念。

智慧医院通过使用智能医疗应用、智能医疗器械、智能医疗平台等,实现在诊断、治疗、康复、支付、卫生管理等各环节的高度信息化与智能化,可进一步提高患者就诊效率和满意度,提升医护人员治病救人的能力和水平,保障安全舒适的就医环境,从而大大提高医院的运行效率和运营管理水平。

一般认为,智慧医院的建设范围包括三大领域:

第一是面向医务人员的"智慧医疗",以电子病历为核心的医院信息化建设,强调电子病历和影像、检验、科研等系统的互联互通、信息共享;通过整合、治理各医疗信息系统的数据,当诊断、病历、用药、检查出现冲突时能够实时提醒医生;也包括建立互联网+医疗、AI+医疗的融合创新业务系统,基于大数据和人工智能建立决策模型,实现智能化诊疗决策支持保障医疗安全;通过移动医生工作站,实现移动查房、移动心电、移动影像等应用,有效提升医护人员治病救人与应急急救的能力。

第二是面向患者的"智慧服务",如利用互联网、物联网技术以及一体机、自助机、智能手机等手段,提供预约挂号、预约诊疗、信息提醒、检查检验、结果查询、划价缴费等服务,实现移动结算,使医疗服务流程、让患者体验更加便捷、更加高效;采用物联网传感和无线通信技术,通过穿戴式体征监测终端、输液自动监测、智能床位监测系统等改进患者及其家属在诊前、诊中和诊后医疗服务环节的用户体验，提升医院护理效率，确保医疗安全；提供探视人员智慧停车服务，陪护人员订餐就餐、自助购物等。

第三是面向医院的"智慧管理"，除了HIS系统外，面向医院管理的系统有财务管理、物资管理（药品、耗材、检验试剂，医用被服，医疗废物）、资源管理（医护人才、医疗设备、水电气）等信息系统，也有新提出的医院资源计划系统（HRP），运用大数据技术开展内部管理，这是强化医院精细化管理能力、提升医院运营管理和综合管理水平、提高医院经营效益的重要环节。

近几年，国内部分著名医院开展了不少智慧医疗服务方面的积极探索：

（1）首都医科大学附属北京天坛医院建设基于超算中心的智慧医院，包括天坛医院智能集成平台、天坛医院智慧运营管理平台、国家神经系统疾病信息平台、脑血管病临床诊疗辅助决策系统等。引入人工智能、大数据、云计算、物联网等技术，实时监测全院的医疗环境和质量，实现门诊全流程自助，智能监控住院患者生命体征、诊疗情况，住院患者实时查询病历、预约检查，全院实现人脸识别门禁管理，实时科学客观分析、反馈医疗质量水平，将信息化贯穿医疗质控全过程。

（2）四川大学华西医院于2020年开展两项工作，一是互联网医院上线提供服务，慢性病和需要随访的患者可以得到网上的会诊咨询及指导，开单、预约检查，检查结果可通过互联网得到医生的咨询指导。二是建设智慧门诊、智慧病房，在系统建成后，患者在门诊就诊可获得"一站式"信息指引服务，所有的缴费、检查、报告实现智慧化管理，住院患者的输液实现自动监测管理，订餐、检查、缴费更加便利，诊疗用药可通过物流系统送到家中。

（3）复旦大学附属华山医院建设了上海首家5G智慧医疗应用示范基地，在现有医院信息化和高质量数据的基础上，融合5G通信、人工智能、大数据、云计算等新技术，推进智慧医疗应用。利用5G网络实现4K高清音视频实时会诊，和AR等技术相结合实现远程操控检查，连接院内院外、院前急救等复杂场景。利用5G网络加快实现上下级医院之间的分级诊疗，将筛查与检测延伸到基层，信息的互联互通也提高了患者转诊率。华山医院认为，5G通信技术将颠覆医疗健康生态，健康管理和初步诊断都将趋于居家化。

（4）中山大学附属第一（南沙）医院在广州南沙区建设高水平的医疗服务和医学科技创新平台，成为集科教研一体的国际一流、国内领先，辐射粤港澳乃至东南亚的高水平三级甲等综合医院，成为全智慧化医院标杆。该平台计划通过人机协同平台及超脑为该项目建设AI智慧中枢，提供人机交互、融合、共创能力，涉及智慧就医、智慧管理、智慧养护、智慧安保、智慧楼宇等多方面的智能化建设。

（5）广州市妇女儿童中心的智慧医院建设思路是实现以安全与质量为核心的闭环管理，做到可全员追踪、可全程追溯、可个体纠正、可科学统计以及可全面分析，全面保证患者医疗安全。已实现药品、输液、输血、检验、护理闭环管理以及具有妇幼特色的母乳喂养闭环管理：从医生开出医嘱，到药房买药或者包药机发药、确认患者身份，整个流程实现电子化完整记录；新生儿妈妈通过手环上的标签与宝宝匹配，防止抱错宝宝；通过扫描患者手环上的二维码，来实现发药、输液、输血、采血、皮试、巡视等信息的读取和输入；通过信息化系统提高医院各部门之间的协同效率，减少患者不必要的就医流程和等待时间，庞大的数据库记录患者每次诊疗病例，给医生提供更全面的诊断依据，甚至为患者提供全生命周期的健康管理。

智慧医院对现有医院信息系统的升级改造要求，以及利用新一代信息技术去提升医院的医疗、服务、管理水平的需求，可以通过图2-1的智慧医院应用概念模型简图来帮助建立一个基本概念。

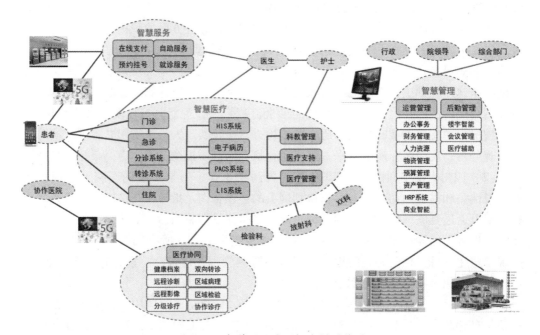

图2-1 智慧医院应用概念模型简图

2.2 信息技术与医疗健康产业融合创新发展

新一代信息技术与医疗健康业务的融合创新发展，存在着各种可能性。图2-2给出了新一代信息技术与智慧医院的医疗、服务、管理融合应用的概念模型，通过这个概念模型图则可以比较清晰地了解在不同医院领域所使用的信息技术。

2.2.1 互联网与移动互联

互联网+以及移动互联网在医疗服务领域的应用，主要解决远程医疗健康服务的信息可触达问题，同时解决服务窗口的排队等候问题，包括网上预约挂号服务、手机支付诊疗、药品费用，就医助理等。互联网+医院的更多应用场景，既包括远程监测患者术后康复状况，也有专家远程指导临床手术，既有快捷可视化连接急救车和手术室的端到端应用需求，也有医联体医院之间的会商研讨的业务需求。新一代信息技术与医疗服务管理融合应用概念模型见图 2-2。

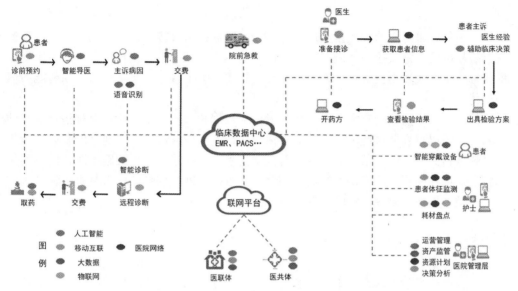

图 2-2　新一代信息技术与医疗服务管理融合应用概念模型

2.2.2　5G 通信技术

5G 通信技术的主要特点是具有比 4G 更快的速度、更稳定的连接与更大的容量。5G 的峰值传输速率高达 Gbit/s，可满足高清视频、虚拟（增强）现实等大数据量传输（如医疗影像及急救车实时视频传输）；空中接口时延水平在 1 ms 左右，可满足远程医疗、医疗急救方面的应用需求。

5G 通信技术能够解决远程医疗对高成本硬件的依赖，对远程会诊的普及有更大的推动作用。5G 通信的广覆盖使智慧医院从物联网收集到更丰富的医疗健康数据，有助于提升医院的诊断能力和医疗安全水平。

2.2.3　云计算

物联网、大数据、人工智能等技术在医疗健康行业的广泛应用，迫切需要建立区域城市级的医疗云平台。通过云存储技术可以实现医疗机构之间电子病历的信息共享。在法律法规的护航以及医院运营模式的不断深化改革的基础上，医生通过身份验证在系统中添加或变更病历信息，在保护患者隐私的前提下实现电子病历授权共享利用，这对级别低的医疗机构和患者来说都具有重要意义。

建设医疗云，既可做到计算、存储资源的高效利用，各级医院又可用最低成本获得丰富的智能应用，未来还可能在医疗云上实现按对平台资源的贡献大小来获得不同量的智能公共服务（含脱敏后数据的共享利用）。

2.2.4 大数据

在医疗健康行业的大数据应用,将成为大数据技术最能发挥作用的领域。从预测流行病蔓延到疫情监控,从慢性病、遗传病监测分析到老年人饮食、运动对健康影响的挖掘分析,大数据技术对公共卫生、疫情管控、医生诊疗、医学科研的赋能能力值得期待。

例如,利用大数据技术全面分析患者体征数据和疗效数据,比较多种治疗措施的有效性,可以找到针对特定患者的最佳治疗途径;利用大数据技术建立的临床决策支持系统分析医生输入的条目,比较其与医学指引不同的地方,提醒医生防止潜在的用药错误,如药物不良反应;大数据应用分析还可以帮助识别哪些患者具有患糖尿病的更高风险,以便尽早接受预防性保健方案。

2.2.5 人工智能

随着医学大数据越来越丰富、算法越来越优化、算力越来越提高,人工智能技术在医学影像辅助诊断、精准医疗方面已取得前所未有的成就,成为远程医疗、急诊急救业务的重要助手。可以预见,未来几年人工智能+医疗将是三甲医院必备的医疗服务能力,成为医院运营的核心竞争力之一。

人工智能系统通过不断"学习"相关的医学专业知识,能够模拟医生的思维和诊断推理,从而给出可靠的诊断和治疗方案;通过快速学习海量的医学影像,可以帮助医生进行病灶区域定位,减少漏诊误诊问题;借助数以百万计患者的诊疗大数据,可以快速、准确地挖掘和筛选出适合的药物;通过计算机模拟可对药物活性、安全性和副作用进行预测,找出与疾病匹配的最佳药物。

2.2.6 物联网

物联网技术在医疗领域的应用潜力巨大,能够满足医疗健康信息、医疗设备与用品、公共卫生安全的智能化管理与监控需求。

物联网技术既可应用于临床也能应用于医院运营管理。在医院临床上,物联网技术在移动护理条码扫描系统、移动门诊输液管理系统、婴儿防盗系统、患者生命体征动态监测系统等方面得到了广泛的应用。在医院运营管理体系上中,物联网技术也已应用于消毒供应中心的质量追溯系统、科室物资管理系统、医疗废物管理系统、手术器械清点系统等方面,而在医院公共安全管理、智能停车管理和智能建筑运行管控方面,也得到了广泛的应用。

2.2.7 区块链

区块链技术的分布式存储、共识机制、加解密及不可篡改不可抵赖等特性,能够有效解决困扰医疗领域的健康数据的隐私性与安全性保护问题。

在基于区块链技术的电子病历系统中,患者通过自身的私钥对其病历数据进行加密,只有在患者进行授权的情况下,医院才有权对患者的病历信息进行修改、增加等操作,保证了患者数据信息的私密性;医护人员通过授权访问患者病历数据的流程将通过区块链记录可追溯,可防止非法获取患者隐私数据的行为;医院对数据信息的访问通过统一的客户端进行,可实现数据授权共享和充分利用;患者还可对其自身持有的私钥进行交易,可使传统的电子病历信息转化为新型数字资产,为把个人数据汇集成群体信息并支持医学科研分析、造福人类健康提供了可能。

2.2.8 增强现实

随着增强现实(AR)技术的逐步成熟,AR 正在向病患管理、医疗运营维护、检测诊断、治疗康复等医疗服务领域渗透。已有研究者将 AR 技术应用到手术中,通过数据化和 3D 技术,将传统的二维图像信息立体化,使医生的病患分析和手术治疗更加轻松精准;AR 技术可以帮助医生将患者身体的各个部位如骨骼、内脏、肌肉等分离开来进行仔细的观察,对医学学生来说更加方便辅助学习。

2018 年 11 月 23 日,西安儿童医院顺利完成国内首例 AR 辅助儿童颅内血管畸形切除手术,为 AR 技术辅助临床手术开创了先河。

2.3 智慧医疗对信息技术的需求

从图 2-1 的简图可以看到,医生、护士可通过医院内部网络按权限访问"智慧医疗"体系中的各种医疗服务应用系统,查看患者过往病史,输入患者病历和医嘱;对急诊急救、分诊转诊来的患者,在其授权下可以到互联互通的医院、区域影像中心查看患者过往诊疗信息,掌握第一手资料;通过内部信息共享平台和机制,获取患者的检验、影像信息;对住院患者,可以将每天查房获得的动态数据输入到相关系统之中,为今后的医学大数据挖掘分析建立基础数据,等等。

在"医疗协同"领域,与大型三甲医院开展协作的医院可以通过 PC 互联网、移动互联网获得中心医院的远程医疗技术支持,医学专家的理论见识和临床经验可以帮助基层医生分析患者病情,可以远程指导手术,基层医院可以借此与中心医院联合建立面向患者和病种的医疗健康档案专题数据库,为各级医院开展协同医疗的区域合作创造信息基础条件。

在医疗急救、精细诊断、院中救治、重症监护、远程医疗等典型应用场景方面,新一代信息技术发挥的作用可以简要描述如下。

2.3.1 医疗急救

院前急救一直是急救业务的短板,在 5G 通信日渐完善的今天,通过智能视频、人工智能图像识别等技术,急救车与智慧医院数据中心的信息交换可以帮助现场急救人员开展院前急救,从而为抢救生命赢得时间,如图2-3所示。

以城市应急管理的灾害应急场景下医学救援为例,通过对突发伤病员的现场风险评估、预测预警、分型分类、个体化转运等,研究可应用于智慧医疗全过程的参考咨询、分析判断、快速计算和精准决策的人工智能技术,就可使创伤急救业务产生质的变化。

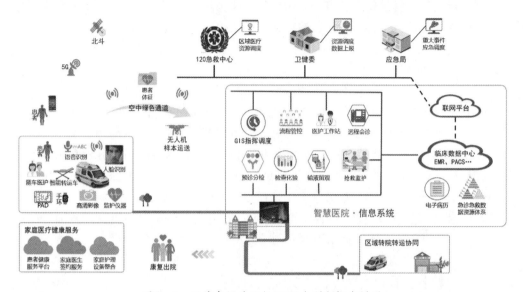

图2-3 医疗急救系统与IT融合创新概念模型

2.3.2 精细诊断

医疗大数据与人工智能技术的应用,尤其是自然语言理解和图像识别技术的应用,为各种疾病尤其是疑难杂症的诊断提供了更加精细可靠的方法,也可以为医护人员提供经过深度机器学习确认产生的大量诊断经验知识库。利用新一代信息技术尤其是人工智能辅助主治医生进行精细诊断,有助于减少医疗事故,为医生的精湛医术和医院的运营管理水平赢得口碑,获得医院的竞争优势。

2.3.3 院中救治

智能机器人、虚拟现实(VR)/增强现实(AR)技术能够为医生诊断和救治急危重症患者提供快速精准的辅助工具,支撑医护人员为患者做精准手术,这方面已有大量成功案例可以证明,医学机器人将成为精准手术的关键。此外,随着医联体的发展,大型三甲医院为基层医院的急救过程提供远程指导,也可以用上这些技术。

2.3.4 重症监护

通过建立数字化病房，将不同系统和终端之间的数据打通，建立智能病呼、护士站智能交互、护理部智能交互系统，实现重症监护和重点监护业务的数字化。利用医用监测仪器、穿戴式体征监测终端、视频监控、液位检测为代表的物联网技术，可以为智慧医院在重症患者监护服务领域提供"一举三得"的智能化医疗服务手段，它既能够有效避免发生重大医疗事故，又可以大大减轻医护人员的工作强度，同时为临床医学科研积累丰富的健康医疗大数据，为进一步提高临床医疗诊治水平提供依据。

2.3.5 远程医疗

利用信息和通信技术，以遥感、遥测、遥控技术为依托，发挥大医院或专科医疗中心的医疗技术和医疗设备优势，由两个或以上医疗机构协作向医疗机构外的患者直接提供远距离医学诊疗和信息服务，实现全部或部分医疗诊断、治疗、咨询、评估等活动，能够最大限度地提升医疗服务能力、降低患者医疗费用，促进医疗资源的均衡发展。

2.4 智慧服务对信息技术的要求

从图2-1的简图可以看到，患者或患者家属在需要得到医疗机构的治疗服务之前，可以通过PC互联网、移动互联网获得"智慧服务"所提供的预约挂号、预约诊疗或就诊服务信息，到医疗机构服务大厅可以通过手机或者智能自助终端等获得普通门诊、急诊或住院服务。在医生看病之后，可以用医保卡或移动支付手段支付医药费，到发药窗口等候通知取药；对住院患者及家属而言，可以通过手机查看到检查、治疗、手术、护理等诊疗流程，办理住院、缴费手续，到自助终端获取检验结果报告，等等。

在智慧服务的远程咨询、辅助护理、康复指引、院内服务等典型应用场景中，新一代信息技术所提供的支撑作用可简述如下。

2.4.1 远程咨询

智慧医院的互联网+医疗健康服务体系，可以充分发挥高水平医学专家的特长，利用远程咨询服务手段，为边远地区的群众、养老机构的老年患者提供了解医学知识、健康管理、保健养身等方面知识的渠道和手段，还可为患者提供部分常见病、慢性病随访和家庭医生签约服务。结合穿戴式体征监测终端设备，医学专家还可以远距离了解患者的健康状况，利用数据中心存储的监测数据和系统分析功能，为患者提供健康咨询服务。

2.4.2 分诊导医

国家卫健委对"互联网+医疗健康"服务提出了明确要求：围绕群众日益增长的需求，利用信息技术，优化服务流程，提升服务效能，提高医疗服务供给与需求匹配度。到 2020 年，二级以上医院普遍提供分时段预约诊疗、智能导医分诊、候诊提醒、检验检查结果查询、诊间结算、移动支付等线上服务；提供门诊分诊、检验、检查、取药、门诊治疗、体检等数字化排队叫号服务，通过呼叫屏对患者进行分诊和叫号，减少患者无效等待时间，提高患者就诊体验；满足危急患者优先就诊、标记挂号失效防止进入候诊队列、支持患者重新报到、回诊患者默认优先就诊等患者服务需求。

2.4.3 辅助护理

医院高端护理病房可以配置医疗物联网技术如感知床垫、心电监测终端等，为医院面向住院患者提供及时、贴心、对症的护理创造了有利条件，为有特殊护理需要的患者提供智能辅助护理手段。医疗物联网系统产生的医疗健康大数据，反过来又可以为患者的医疗健康辅助护理方式提供参考意见。有条件的医疗卫生机构可开展移动护理、生命体征在线监测、智能医学影像识别等服务。

2.4.4 康复指引

互联网和移动互联网技术在术后康复服务领域也具有独特的优势。在人工智能技术的辅助下，个性化的康复指引可以及时、准确、主动地发送到患者及其家属的移动终端上，将院后复诊、处方流转、康复指导、康复训练、药品配送、家庭健康监测等服务延伸至患者家庭，为患者的身体尽快得到康复提供专家指导意见，让患者不出家门就能享受到优质的医疗服务。

2.4.5 院内服务

通常，智慧医院对患者及其家属的智慧服务体现在：准确的身份识别及个性化服务，便捷的自助预约及预约取号服务，现金充值与自助缴费服务，提供医保卡的线上结算与在线支付宝、微信等支付手段。此外，利用智能门禁、智能停车、室内定位等技术，可以建立良好的就医环境，为患者及其家属在医院的活动提供便捷服务。

2.5 智慧管理对信息技术的依赖

从图 2-1 的简图可以看到，对于医院管理层而言，使用"智慧管理"体系中的各种管理信息系统，对从"智慧医疗"应用系统中产生的所有与医院运行、运营管理相关的数据进行统计分析、趋势分析或关系挖掘，再结合物资管理、设备管理、药品管理的运行数据，利用财务管理系统和医院资源计划系统的综合数据分析功能，可以使医疗物资采购的总体成本更加合理，使医院基础设施的运行更加绿色环保，使各科室医护人员、工勤人员的绩效考核更加科学合理，这有利于医院管理和决策层加强运行管理降低成本费用、强化运营管理提高医院的经营效益。

通过建立智慧医院综合管理平台，融合视频、AI、物联等技术，提供一患一陪的智能化病房管控、院区预警报警、人员定位、院区巡查、医院数据看板、健康码通行管控、智慧安检等专项应用，结合完善的医院安防监控系统和立体化全覆盖的火灾防控体系，为安保、信息、护理等业务部门及相关人员提供场景物联的医院管理智能应用，满足医院的安全管控、秩序管理、后勤运维、消防管理等需求。以下描述的是新一代信息技术在医院的物资管理、资源管理、综合管控、绿色运行、运营管理、人员管理等典型应用场景中的作用。

2.5.1 物资管理

智慧医院对药品药械、医用卫生材料、固定资产和其他物资的管理，应在纳入医院常规管理的采购计划、物资采购和物资使用等环节之上，增加对药械、血液、消耗品的跟踪管控，增加智能化审计功能，确保物资不因过期、过量造成成本费用上升，不因物资欠量、短缺等影响医院的正常运营。在医院正常运行期间和重大疫情防控时期，应可采取不同的智能化辅助管理方法。通过对同类药品疗效的跟踪管理及大数据分析，可以为制订药品采购计划提供参考意见。

2.5.2 资源管理

智慧医院立足于医院信息化基础以及互联网、移动互联网、物联网的建设条件，通过对就医诊治服务流程的优化再造，对已有信息管理系统（如 HIS、EMR、LIS、PACS、HRP 等）的整合升级与信息共享进程，对医院的医疗、教育、科研工作进行一体化改革，最终实现医疗资源（人力、设备、资金、科室等）的统一管理及优化配置，可以大大提升患者就医的服务体验，提高医院的管理运营综合效益。

2.5.3 综合管控

智慧医院必须建立一体化综合监控管理平台，对包括智能楼宇系统（BAS）、动环（通信电源及机房环境）监控系统、消防管理系统、设备设施监控、人脸识别与人员监控、安防管理系统、医疗气体管理系统、医院污水处理控制系统、医院中央纯水系统、医院物流传输系统等在内的监控管理系统进行统一的综合监管，有条件的医院可将这个综合监控管理平台纳入智慧医院运营指挥中心进行集中管控，确保智慧医院的稳定可靠安全运行。

2.5.4 绿色运行

通过建立医院能源管控平台和用电设施管理系统，实时动态监测医院所有设施的能耗数据（用电、用水、用气），不断优化医院仪器设备的运行方式和能耗结构，建立医院能耗评估管理体系，提高医院供能设备的效率和耗能设备的功率因素，实现节能增效、高效运行。建立智慧医院的绿色运行模式，是贯彻落实党中央、国务院2035年碳达峰、2060年碳中和能源战略的具体举措。

2.5.5 运营管理

在医疗改革尚未实现医院"完全财政拨款运行"的历史阶段，无庸讳言医院的"运营管理"。据搜狗百科关于"医院运营管理"词条的解释，医院的营销理念要塑造七个方面，即以人本技术管理为中心，以诚信经营为基石，以学习创新为动力，以竞争激励为平台，以优质服务为根本，以制度建设为保障，以低耗高效为目标。要实现其中的"诚信经营""竞争激励""优质服务""低耗高效"理念，就必须利用有效的运营数据和科学的评估模型，对医院的人、财、物三项核心资源进行精益管理，提出对医院运营过程的计划、组织、实施和控制的优化措施。

2.5.6 人员管理

通过固定患者陪护人员、限制探视时间和探视人员数量，同时精准管控不同角色人员的通行权限，支持内部人员管理、患者管理、陪护管理、探视管理、病区管理、住院部概况等。让患者感受温暖的同时，减少人员流动，控制交叉感染，实现医院住院大楼人员通行的全方位管控和安全监管。

2.6 智慧医院的评价标准

从2015年开始，国家卫生健康管理部门陆续出台文件和标准规范，引导二级及以上医院从信息化建设逐步向智慧医院高阶发展。

2.6.1 已出台的相关文件

2015年，中华人民共和国国家卫生和计划生育委员会（以下简称"国家卫计委"2018年3月后称为"中华人民共和国卫生健康委员会"，以下简称"国家卫健委"）组织编制了《智慧医院综合评价指标（2015版）》，就首次提出了智慧医院评价指标体系。2016年，国家卫计委出台《医院信息平台应用功能指引》，明确要求在二级及以上医院推广和规范信息化建设。此后两年陆续发布了《医院信息化建设应用技术指引（2017年）》、《全国医院信息化建设标准与规范（试行）（2018年）》，进一步引导二级及以上医院开展"开展信息化建设"。2017年，发布了《医院信息互联互通标准化成熟度测评》文件，在二级及以上公立医院开展测评。

2020年8月，国家卫健委卫生健康信息标准专业委员会发布了《医院信息互联互通标准化成熟度测评方案》，旨在通过对各医疗机构组织建设的以电子病历和医院信息平台为核心的医院信息化项目进行标准符合性测试以及互联互通实际应用效果的评价，构建了一套科学的、系统的医院信息互联互通标准化成熟度分级评价技术体系、方法和工具，促进卫生健康信息标准的采纳、实施和应用，推进医疗卫生服务与管理系统的标准化建设，促进业务协同，为医疗卫生机构之间标准化互联互通和信息共享提供技术保障。

2021年1月，国家卫健委又发布了《全国公共卫生信息化建设标准与规范（试行）》的通知，强调这是为贯彻落实党中央、国务院关于改革完善疾病预防控制体系，建设平战结合的重大疫情防控救治体系，切实提高应对突发重大公共卫生事件的能力和水平的重要部署，综合考虑国内外发展趋势和我国的发展条件，紧紧抓住我国公共卫生发展的需求，深入贯彻新发展理念而制定的文件。出台该文件的目的：一是为了全面规范推进公共卫生信息化建设，提高公共卫生机构信息化建设与应用能力，针对公共卫生信息化的短板和不足，开展"补短板、堵漏洞、强弱项"，加快信息技术与公共卫生融合应用，明确公共卫生信息化建设的建设内容和要求。二是强调要依托全民健康信息平台开展公共卫生信息化建设，有效支撑国家和地方卫健委的管理与决策，一方面满足"平时"国家对公共卫生机构的宏观管理、政策制定、资源配置、绩效评价等方面的管理信息需求；另一方面满足"战时"对建立健全分级、分层、分流的传染病等重大疫情救治机制的有效支撑，提升公共卫生信息化"平战结合"能力。三是为了促进医防融合，健全重大疫情应急响应机制，推动公共卫生服务与医疗服务高效协同、无缝衔接，健全联防、联控、群防群治工作机制，健全科学研究、疾病控制、临床治疗的有效协同机制。依托区域全民健康信息平台，积极推动二级及以上医院、基层医疗卫生机构和各级疾病预防控制中心等专业公共卫生机构间的信息系统互通共享，推进基层医疗卫生机构和基本公共卫生融合服务，建立健全基层医疗卫生机构和与上级医院的联动机制，全面提升医疗卫生机构对新发传染病的预警、预测、治疗和康复能力。四是鼓励各级各类医疗卫生机构根据自身情况，运用大数据、人工智能、云计算等新兴信息技术与公共卫生领域的应用融合，探索创新发展模式，在疫情监测分析、病毒溯源、防控救治、资源调配等方面更好发挥支撑作用。

而在智慧医院建设的三个领域，即智慧医疗（临床）以电子病历系统建设为核心的信息化建设，智慧服务以互联网+患者服务为主的便民惠民应用系统开发，智慧管理则以提高质量、运营、科研、后勤管理水平为目标的信息化建设。目前，在智慧医疗、智慧服务、智慧管理三方面，国家卫健委均发布了相关的评价标准或指标体系。

2.6.2 智慧医疗方面——电子病历应用

2018年12月，国家卫健委发布《电子病历系统应用水平分级评价标准（试行）》，提出"到2019年，所有三级医院要达到分级评级3级以上；到2020年，所有三级医院要达到分级评价4级以上，二级医院要达到分级评价3级以上"的工作目标。国家卫健委还将对每年度电子病历应用水平分级评价情况进行通报，公立医院的绩效考核也将电子病历评价成果纳入考核范围。

《电子病历系统应用水平分级评价标准（试行）》将电子病历系统应用水平划分为0～8级共9个等级，其中：

0级：未形成电子病历系统。
1级：独立医疗信息系统建立。
2级：医疗信息部门内部交换。
3级：部门间数据交换。
4级：全院信息共享，初级医疗决策支持。
5级：统一数据管理，中级医疗决策支持。
6级：全流程医疗数据闭环管理，高级医疗决策支持。
7级：医疗安全质量管控，区域医疗信息共享。
8级：健康信息整合，医疗安全质量持续提升。

2.6.3 智慧服务方面——服务分级评估

2019年，国家卫健委发布《医院智慧服务分级评估标准体系（试行）》，在二级及以上医院开展医院智慧服务分级评估工作，用以"引导医院沿着功能实用、信息共享、服务智能的方向，建设完善智慧服务信息系统，使之成为改善患者就医体验、开展全生命周期健康管理的有效工具"。同时，指导医院以问题和需求为导向，持续加强医院信息化建设、提供智慧服务，为建立智慧医院打下坚实基础。

该评估标准体系覆盖5个类别共17个评估项目，从医院利用信息化为患者提供智慧服务的功能和患者感受到的效果两个方面进行评估，分为0～5级。包括：诊前服务之诊疗预约、急救衔接、转诊服务；诊中服务之信息推送、标识与导航、患者便利与保障服务；诊后服务之患者反馈、患者管理、药品调剂与配送、家庭服务、基层医师指导；全程服务之费用支付、智能导医；基础与安全之健康宣教、远程医疗、安全管理、服务监督等。

2.6.4 智慧管理方面——分级评估标准

2021年3月，国家卫健委办公厅发布《医院智慧管理分级评估标准体系（试行）》（国卫办医函〔2021〕86号），为后疫情时代智慧医院建设提出了政策指引和要求。该标准体系为提升医院管理精细化、智能化水平，从功能和效果两个方面进行评估，评估结果分为0～5级。

0级：无医院管理信息系统。手工处理医院管理过程中的各种信息，未使用信息系统。

1级：开始运用信息化手段开展医院管理。使用信息系统处理医院管理的有关数据，所使用的软件为通用或专用软件，但不具备数据交换共享功能。

2级：初步建立具备数据共享功能的医院管理信息系统。在管理部门内部建立信息处理系统，数据可以通过网络在部门内部各岗位之间共享并进行处理。

3级：依托医院管理信息系统实现初级业务联动。管理部门之间可以通过网络传送数据，并采用任意方式（如界面集成、调用信息系统数据等）获得本部门之外所需的数据。本部门信息系统的数据可供其他部门共享使用，信息系统能够依据基础字典库进行数据交换。

4级：依托医院管理信息系统实现中级业务联动。通过数据接口方式实现医院管理、医疗、护理、患者服务等主要管理系统（如会计、收费、医嘱等系统）数据交换。管理流程中，信息系统实现至少1项业务数据的核对与关联检查功能。

5级：初步建立医院智慧管理信息系统，实现高级业务联动与管理决策支持功能。各管理部门能够利用院内的医疗、护理、患者服务、运营管理等系统，完成业务处理、数据核对、流程管理等医院精细化管理工作。建立医院智慧管理数据库，具备管理指标自动生成、管理信息集成展示、管理工作自动提示等管理决策支持功能。

2.7 智慧医院总体框架

编者仔细研究了《全国医院信息化建设标准与规范（试行）》"指标体系图"中"业务应用""信息平台""基础设施""安全防护""新兴技术"等模块的功能作用，借鉴智慧城市总体框架的层次架构，结合智慧医院相关评价指标体系，将一般三甲医院已建的信息化建设项目进行梳理和重组，可以给出典型的智慧医院的总体框架示意图，如图2-4所示。

2.7.1 基础设施层

基础设施层包括：智能建筑概念中的机房设施、空调新风系统、双回路供电系统、机房监控系统以及信息技术装备的网络设备、无线通信设备、服务器、存储设备、终端设备等，以及安防监控系统、安全报警系统、智能门禁、停车管理系统、室内定位导航系统、视频会议系统、广播系统、智能照明系统以及其他物联网感知系统等，也归于基础设施层。医疗云作为新基建项目的重要基础平台，也归入基础设施层。

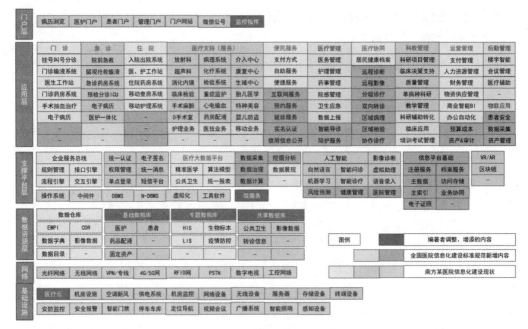

图2-4 智慧医院总体框架

2.7.2 网络传输层

有光纤网络、无线网络、VPN专网、4G/5G数据通信网、数字电视网络以及依然保留的拨号网络，还有射频标识网络为基础的物联网，甚至还有可能存在的工控协议专网等。

2.7.3 数据资源层

这是医院在信息化发展历程中所建立的各种基础数据库、业务数据库、专题数据库和共享数据库等，以及医院的数据仓库。

2.7.4 支撑平台层

本层包括企业服务总线、统一认证系统、电子签名系统及信息平台基础服务系统等，也有与新一代信息技术相关的医疗大数据平台、人工智能平台和VR/AR、区块链等技术平台。自2018年以来兴起的技术中台、数据中台、AI中台等，可以列入支撑平台层。

2.7.5 应用层

由门诊、急诊和住院相关系统，医疗支持系统、便民服务系统、医疗管理系统、医疗协同系统、科教管理系统、运营管理系统和后勤管理系统等近百个应用系统组成，这些应用系统是智慧医院的基础性应用。当然，这些在不同时期建立的、由不同厂商服务商开发的应用系统，需要按照智慧医院的标准规范要求进行整合改造，以实现应用系统的整合、信息的共享和科室业务的协同。

2.7.6 门户层

门户层主要是为互联网+以及移动互联网的应用推广所建立的交互式门户系统，包括医院门户网站、微信公众号或移动App以及管理门户、医护门户、患者门户和病历浏览系统等。出于对智慧医院运营管理的需要，医院建立一个统一的智慧医院运营指挥中心也是必要的。

2.8 智慧医院技术架构

业界一般都用云计算的三层架构来描述各种智慧类项目的技术架构，即基础服务层（infrastructure as a services，IaaS）、平台服务层（data as a services，PaaS）和应用服务层（platform as a services，SaaS），后来又有人将数据服务单独拿出来作为数据服务层（software as a services，DaaS），基于此，可以大致描绘智慧医院的技术架构如图2-5所示。

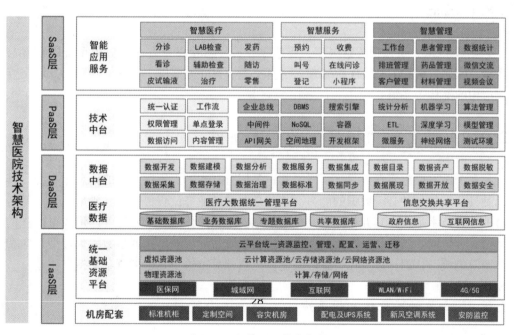

图2-5 智慧医院技术架构

2.8.1 IaaS 层

在 IaaS 层，一是与云计算中心基本配备的机房配套设施（系统）；二是统一基础资源平台管理的网络平台，物理和虚拟资源池管理以及云平台的统一资源监控、管理、配置、运营、迁移服务系统等。

2.8.2 DaaS 层

在 DaaS 层，一方面需要对各种医疗健康服务数据进行统一管理，与外界实现信息交换共享，另一方面，还要开展数据采集、处理、存储、治理、开发、建模、分析、服务、集成、脱敏、开放等工作，对数据资产进行管理，保障数据安全等。

2.8.3 PaaS 层

在 PaaS 层，主要包括：统一身份认证、权限管理、工作流管理、单点登录等模块，提供企业服务总线、数据库管理系统、中间件系统、API 网关、容器及开发框架等支撑，还应提供大数据分析、人工智能应用的支持、开发测试平台。

2.8.4 SaaS 层

在 SaaS 层，可以把智慧医疗、智慧服务、智慧管理三方面的应用系统中直接与患者及家属、医护人员、医院管理人员打交道，且在互联网、移动互联网上开展交互式应用的那些子系统（模块）部署在 SaaS 层。

2.9 医院实现"智慧"的基本条件

一个医院要想实现智慧化运行，其一是拥有基本的、正在运行的信息化系统，其二是具备采集各种必需数据的能力，其三是医院的业务流程再造已具雏形，其四是融合的信息技术平台，其五是拥有完整的信息安全保障体系，第六是业已形成可操作的运行管理机制。当然，最重要的条件莫过于医院领导层对医院通过数字化转型迈向智慧医院的统一认识，以及在智慧医院建设经费预算上给予足够的资金支持。

2.9.1 必要的医院信息化系统

任何行业的信息化进程都不可能一步到位地实现"智慧"形态，信息化发展实际上是一个迭代过程，盲目的"跨越式发展"极可能导致项目失败。因此，医院应该在精心做顶层设计和总体规划的前提下，通过不断迭代演进的医院信息化建设进程,培养和锻炼具有新一代信息技术融合创新能力的管理者、技术骨干团队和医护人员,为医院朝着"智慧医院"方向发展奠定基础。

2.9.2 采集必需数据的能力

医院应具备采集智慧医院所必需数据的能力,包括数据采集能力、数据治理能力和管理实施能力。其中,采集数据的能力如通过物联网、大数据技术采集医院资产运行数据,采集来自互联网、移动互联网与医院运营相关的大数据等;也包括对现有信息系统进行整合对接、对现有数据库进行综合治理的能力,以获取与医疗服务、管理运营、教学科研相关的业务数据;还包括对医学大数据进行数据标注的能力,以便为大数据及人工智能技术辅助医疗健康业务准备好数据基础条件。

2.9.3 经历过业务流程再造

通常,一家医院的信息化系统建设过程都经过业务流程再造工程,但由于医院信息化已经历时20多年,各期建设的信息系统难免存在因政策法规变动导致的业务流程改变、业务逻辑前后不一致、前端定制需求未对后台系统和数据进行全面对接更新等问题,因此,业务流程再造工程必须进行统筹规划设计,对"牵一发而动全身"的变化必须审慎评审,反复论证,才能完美地进行业务流程再造,才能使医院信息化系统升级为"智慧型"系统。

2.9.4 融合的信息技术平台

融合的信息技术平台这包括两个方面:一是要按照"智慧医院"的总体框架和技术架构,将现有信息系统逐步集中到统一的医疗云平台上,要在医疗云的平台层上对业务系统进行整合,使用统一的技术支撑系统,尽可能使用同一个数据库、中间件,同一个业务系统门户和统一身份认证系统,同一个互联网门户。二是要根据信息技术发展水平和趋势,对技术中台、数据中台、AI中台进行规划设计和布局,以适应智慧医院面向最新科技发展态势、面对终端客户需求不断变化的情况,能够做出快速合理的响应。

2.9.5 完整的信息安全保障

任何信息系统尤其是智慧医院,都必须在网络与信息安全保障体系下运行。网络和信息安全,是智慧医院赖以生存和运行的基础,没有网络安全保障就没有智慧医院的安全运行,没有信息安全保障就没有患者的安心就诊,也没有医院管理决策层的安心工作。这也正是国家有关部门将医疗卫生行业列入"关键信息基础设施"的重要原因,也是三甲医院信息系统必须作为等级保护三级(及以上)安全保护级别的重要原因。

2.9.6 有效的运行管理机制

制度是管理工作的准绳和依据,良好的运行管理机制则是落实责任分工、保障可靠运行的条件。建章立制不难,难的是监督到位,执行有力。运行管理机制既包括对信息系统运行所做的自动智能监控管理,也包括对使用人群使用信息系统合规性进行人工或自动检查,还包括对第三方运行维护保障人员运维工作质量所做的稽查审计。凡是能用自动化、智能化管理工具进行监督、管理或控制的事项,一定不要用人工方法去管控。

2.10 迈向智慧医院的升级方向

医院在现有信息化基础之上如何向智慧医院层级发展,除了在基础设施、网络传输、数据资源和支撑平台几个层面提质升级之外,主要还是应从图2-2的智慧医院总体框架的应用层和门户层中去寻找向智慧型医院转型升级的方向。对于那些尚未达到南方某三甲医院信息化水平的医院而言,需要补充完善的建设内容会相对多一些。

2.10.1 核心医疗业务系统

门诊、急诊、住院业务领域的应用系统,通常都是医院的核心业务系统,对这些早期已经建成的信息系统,需要通过业务流程再造分析,进一步整合各应用系统的功能体系,建立统一身份认证系统和应用门户,确保数据经过治理达到数据交换共享标准,实现各核心业务系统之间的信息共享。

核心业务系统之间可通过直接调用数据库或者数据微服务方式获取信息。

2.10.2 医疗支持系统

要增加"护理"、"医技"和"移动"业务管理方面的应用系统功能,将现有各科室的信息系统进行归类,强化各子系统与核心医疗业务系统之间的整合,打通系统之间的"信息孤岛",一般通过数据微服务方式向核心业务系统提供数据服务,为核心业务提供信息支撑和提醒提示服务。

例如,对患者进行身体检查的预约排队系统,应该用大数据分析给出相对准确的候诊候检时间,使患者排队等候的时间尽可能最短。

2.10.3 便民服务系统

进一步完善或建立互联网服务、预约服务、就诊服务、实名认证、信用信息公开、智能导诊、陪护服务等应用系统。例如，预约服务应即时检查患者所需前置条件是否具备，以便提醒患者家属提供配套材料；利用室内定位技术开发智能导诊系统，辅之以导航标识，给患者及家属带来更便利的就诊服务；陪护服务系统应更加体现人性化关怀，避免产生或激化医患矛盾。

已有的应用系统要根据智慧医院标准进行优化升级，尚未建设的应用系统则根据需求完成定制并与现有系统进行整合对接。

2.10.4 医疗管理系统

比照《智慧医院总体框架》中的"医疗管理系统"构成，大多数医院应补充医务管理、护理管理、药事管理、院感管理、卫生应急、数据上报等子系统或模块。其中，卫生应急管理系统要与门诊高发病数据分析系统对接，与疾控中心相关系统和城市120急救指挥系统实现互联互通。

要注意与医院的数据仓库、基础数据库、专题数据库、共享数据库进行对接，务必使用已采集的现有数据项，确保不会出现新的"信息孤岛"。

2.10.5 医疗协同系统

医疗协同系统也就是区域医疗系统，目前主要体现在建设医联体、医共体的医疗卫生新格局上，可补充完善以下子系统或模块：远程诊断、远程影像、分级诊疗、双向转诊、区域病理、区域检验、协作诊疗等。

建立医疗协同系统体现的是国家中心城市中具有影响力的三甲医院的实力，也是检验医院互联网＋医疗的水平与能力的最佳标准，这是医院在智慧医院建设规划中应高度重视的一个系统。

2.10.6 科教管理系统

在医院的科教管理工作中，需要补短板的模块有三个，即科研辅助管理及科研成果转化、临床应用、培训考试管理。要大力推动科研工作与临床应用相结合，要促进医疗大数据、人工智能数据标注工作的标准化、规范化和常态化建设，将科教管理系统中与医护人员、工资管理、绩效考核等基础信息相关的数据项进行对接，避免出现重复输入造成的数据不唯一、不一致、不准确、不完整等数据治理问题。

2.10.7 运营管理系统

在运营管理系统中，医院应补充预算成本管理、资产管理和财务审计等模块。

运营管理系统要以成本效益为中心，对预算管理要做好计划、执行、评估、改进等环节的工作。要充分考虑实施医院资源计划（HRP）之后对关联子系统的影响，

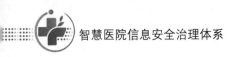

要在业务流程再造的基础上，对各子系统进行整合"裁剪"，确保功能模块和数据项没有冗余，也不会缺失。

2.10.8 后勤管理系统

根据医院运营管理的业务发展需要，医院可增加楼宇智能化管理、远程会议（管理）系统、医疗辅助后勤服务等模块，同时，纳入智慧医院运营管理监控指挥中心的统一平台中实现统一监控和运行管理。

对于相对独立的楼宇智能化管理系统，即使不能整合到统一平台上，也要实现系统之间的数据交换与共享，集中统一展现在监控指挥中心大屏上。

2.10.9 物联网应用系统

除了已有的安防视频监控、智能停车管理等系统外，可利用物联网技术增加保障患者医疗安全、患者体征大数据采集以及二维码资产管理等子系统，使智慧医院能够自动、实时、智能地接收在医院范围内的人、物、设备、事件等全方位信息，为医院的智慧运营提供可靠的感知数据。当然，更重要的是，要利用医院物联网采集的数据，通过建立模型和算法，使物联网数据能够有效支撑智慧医院的医疗服务和运营管理。

2.10.10 门户层应用系统

医院已建立了各种为医护人员和患者服务的门户层应用，均在可优化完善之列。要达到智慧医院的建设目标，本层的应用系统在设计理念上就要本着"以人民为中心"的精神和"向互联网企业学习"的态度去设计开发应用系统。要把"比患者更了解自己""第一时间获取信息""主动发现患者需求""主动推送健康服务"等理念贯穿于门户层信息系统的设计开发过程中。

2.10.11 运营管理监控指挥中心

运营管理监控指挥中心也可称为"智慧医院运营指挥中心"，通过对国内几个重点医院建设的智慧医院案例分析，可以发现一个共同点，就是要把医院领导关心的医疗、服务、科研、管理、运营等业务运行数据，在一个指挥大厅实时地展现出来，同时做成领导版桌面展现系统供随时了解情况和视频互动。

因此，要建立或完善医院的运营管理监控指挥中心，上连省市 120 指挥中心和疾控中心，横连医院总部和各分院，下连各科室主任会商室。建设目标是成为"医院智慧大脑"，其功能定位可归纳为"两平台"和"九中心"。"两平台"是智慧医院信息汇聚与管理服务平台、智慧医院物联网综合管控平台；"九中心"则为医疗大数据中心、运营管理决策中心、医疗急救指挥分中心、患者服务质量管控中心、信息系统运行管控中心、医院安全运行监控中心、医院设备运行监控中心、医院楼宇智能管控中心、物资资源管理信息中心。

2.11 智慧医院的发展趋势

2.11.1 发展需求预测

2021年1月18日，搜狗网发表一篇文章《智慧医院——未来医院发展的必由之路，医疗服务亟待升级》，对未来智慧医院建设的十大需求进行了梳理和预测，包括：

（1）提高医疗质量、避免医疗差错，背后需要有效的数据和必要的人力支持。

（2）医疗安全，通过物联网技术、智能化技术量化药品效果，持续监测患者体征。

（3）减轻医生的劳动强度，提高医生的效率，将可规范化、标准化的业务自动化，让医务人员工作效率提高。

（4）提高患者、医生的体验，建设患者服务平台、优化医生工作平台等互联网应用系统。

（5）优化流程，通过移动端将烦琐的业务流程简化。

（6）提高资源的利用率，通过物联网技术、智能化技术、互联化技术将医院的资源实现智能化利用，提高专家资源、设备资源、病房资源的有效利用率。

（7）降低医疗成本，建立相应的系统优化医院管理，实现费用管控的目的。

（8）提高科学决策水平，通过人工智能系统提高科学决策水平。

（9）提高科技研究水平，通过大数据技术，挖掘临床数据价值，助力医院科研。

（10）医疗协同水平的提高，包括医院内不同专科实现协同、医院之间的医疗实现协同、各个系统实现互联互通。

以上引自搜狗网（https://www.sogou.com/link?url＝hedJjaC291Ok－E9WTygIKi9E_rVjakvl34mN5EnW8L7jz8LCuFPCPzS5alfN5ttU）。

总结上述观点，我们可以对智慧医院的未来发展做出更为详细和准确的描述：

（1）信息共享和数据治理成为智慧医院发展的首要任务，医院内部不同系统之间的数据共享显得尤为重要，通过数据治理过程保证所有数据的唯一性、真实性、准确性、一致性、实时性和完整性。

（2）物联网感知技术的应用成为医院走向智慧的关键，如利用穿戴式医疗健康监测仪采集患者体征数据，利用大数据、人工智能技术辅助医护人员给出最合理的医护措施。

（3）数据要素将使技术、人力等要素的价值产生倍增效应，如结合5G＋AI＋视频技术的院前急救系统，通过打通急救车与急救手术室的实时可视通信与信息交互系统，使抢救生命的效率得到极大的提高。

（4）移动互联网应用将拓展医疗服务与管理空间，如掌上医护和患者服务系统将越来越人性化，操作愈加便捷，满足智能手机障碍者的使用需求，使得患者、家属与医护人员之间的沟通更加便利。

（5）流程再造、系统整合、信息共享依然是智慧医院建设的基础性工程，通过院内业务流程再造和信息系统整合、数据共享服务，在技术中台、数据中台的支持下，使更多地需要互动的业务在智能手机上实现。

（6）新一代信息技术的渗透作用将越来越明显，例如，通过将智慧医院的各种资源在统一信息平台上整合利用、自动匹配，实现人尽其才、物尽其用，有效提高医院的运营管理水平，减少资源浪费，增加医院经济效益。

（7）智慧医院管理将成为医院可持续发展的利器，如借鉴企业 ERP 系统的成功经验建立医院资源计划（HRP）系统，科学测算药品、器械、耗品的经济采购量、合理使用量、最优库存量，实现科室成本费用核算，最终实现对医院运营成本的有效控制。

（8）科学决策成为智慧医院运营的必选项，例如，通过对医疗设备使用率、医疗用品使用量以及财务分析数据等进行综合评价，便于医院领导层就医疗设备、医疗用品的采购量和采购周期做出决策，有效提高设备利用效能。

（9）大数据与人工智能技术将实现医院临床数据与科研水平的相互促进，推动智慧医院在医学科研和教学领域的高水平发展。

（10）智慧医院将促进医疗资源的均衡发展，利用互联网、5G 通信、人工智能、视频技术的融合，有效地提高医疗机构、医生之间的协同作业，促进不同区域之间医疗资源的均衡发展。

2.11.2　国家中心城市医疗卫生事业发展要求

中心城市是指在一定区域内和全国社会经济活动中处于重要地位、具有综合功能或多种主导功能、起着枢纽作用的大城市和特大城市。在国家中心城市考察的七大指标：综合经济能力、科技创新能力、国际竞争能力、辐射带动能力、交通通达能力、信息交流能力、可持续发展能力中，医疗卫生行业在科技创新、辐射带动、信息交流及可持续发展四个方面都有增加中心城市评分的指标项。

全面建设健康广东，打造高标准区域健康医疗中心，是建设国家中心城市的有力支撑，是补齐民生短板、增强市民群众获得感、幸福感、安全感的迫切需要。广州作为华南地区的国家中心城市，在医疗卫生和健康方面必须有相匹配的科技引领、能力辐射和集散服务功能。这就为智慧医院指明了发展路径，"科技引领"功能意味着智慧医院的医学科研必须走在整个华南地区、粤港澳湾区的前列，"能力辐射"功能意味着智慧医院应该可以在互联网＋医疗、远程手术领域具备基础网络、专家、知识库等方面的支撑能力，"集散服务"功能则意味着智慧医院不仅需要在物理空间上吸引外地患者来就诊，而且在虚拟空间上也能够提供健康医疗服务。

在 2021 年 2 月 7 日举行的广东省卫生健康工作会议上，提出广东省将高标准规划"十四五"健康广东建设，努力保持广东的主要健康指标在全国的先进水平。会议提出要深化粤港澳重大疾病联防联控机制，完善卫生应急、医疗救援、人才联合培养机制，加快建设粤港澳大湾区中医药高地。支持建设广州五大国际医学中心，在呼吸、肾脏、肿瘤、心脏等优势专科，以及在精准医学中心建设上取得新成效。支持深圳加快构建国际一流的整合型医疗服务体系，在健康立法、健康考核评价、健康共建共享机制、健康服务理念转变等方面率先示范。进一步推动"互联网+医疗健康"示范省建设，启动建设国家健康医疗大数据（南方）研究院、国家健康医疗人才培训示范基地。大力发展远程医疗、智慧医疗服务，提升群众看病就医可及性。

而在2018年底出台的广州市医疗卫生设施布局规划的修订稿中提出，推动中山大学及附属医院群对接开展越秀区健康医疗产学研平台，合作建设越秀区健康医疗产业孵化器和共建实验室资源共享平台等。要发挥广州健康医疗中心核心示范引领功能，不断提高医疗服务供给能力和品质，以高水平医疗服务资源带动全市健康产业发展。坚持以人民为中心的发展思想，全面提高医疗卫生服务水平和全民健康素养，全方位、全周期保障人民健康。

2.11.3 未来发展趋势

业界预测，我国未来的医疗健康行业将融入更多的物联网、云计算、大数据、人工智能、移动互联、区块链、增强现实（AR）等新一代信息技术，医院将通过不断的数字化转型逐步迈向智慧医院，使医院的医疗、服务、管理和运营走向真正意义上的智能化。

智慧医院将最大化地提升人性化、个性化的医疗服务体验，通过数据的流动实现患者及家属与医务人员、医疗机构、医疗设备之间的互动交流，不断提升院内医疗服务的质量、体验和效率，达到提升医护工作效率、增强患者服务体验和优化内部管理机制的目的。

智慧医院不仅要在本院实现智慧化升级，其更大目标及作用是实现院间、区域间甚至省级的系统互联互通及数据共享，实现更大范围的智慧医院构建，真正实现上下级医院协同的分级诊疗。预计未来10～15年内，随着我国乡村振兴战略的不断深入推进，大城市智慧医院与县域医院、镇级卫生院（卫生服务中心）的远程协作诊疗服务将日趋完善。

智慧医院将更多地关注人的健康问题，倡导"治未病"的健康医疗服务方式，大数据与人工智能技术将能够更早地分析、预测出服务对象的身体状态变化甚至病情演变趋势。以穿戴式设备为代表的医疗健康物联网技术将会越来越多地被人们接受，保健医生护士将会通过远程方式为广大群众提供诊疗、保健服务，院外医疗服务和术后康复咨询服务量也将大幅度提升。

可以预见，智慧医院的发展将不以人们的意志为转移，将以一种不可阻挡的趋势向前发展。但是，互联网的发展历史告诉我们，在中国经济社会高速稳定发展的今天，在中国人民夺取了新冠肺炎疫情斗争的战略性成就的时期，越是先进的、智能的技术应用，越会受到来自敌对国家、黑客人群、暗网势力的攻击，我们必须站在总体国家安全观的战略高度，清醒地认识到网络与信息安全保障系统对于智慧医院安全可靠运行的重要作用，高度重视在建设智慧医院的同时，建立起相适应的网络与信息安全治理体系。

第 3 章　网络安全相关法规与标准

随着国际政治、军事和经济形势发生重大变化，为了保卫新中国成立 70 多年以来尤其是改革开放 40 多年的发展成果，国家已将医疗卫生机构和通信、能源、交通、水利、金融、教育、电子政务、国防科工等行业并列，确定为需要开展网络安全重点保护的"关键信息基础设施"。

在互联网技术迅猛发展、新一代信息技术与经济社会各领域深度融合的今天，尤其是面对 2020 年初新冠肺炎疫情暴发引发的"百年未有之大变局"，致力于推进智慧医院建设的医院领导层必须直面网络与信息安全保障的一些关键问题，就是能否通过积极、主动防御的信息安全手段，抵御来自互联网的黑客攻击、勒索病毒、病毒感染和信息窃取等非法行为，以保证智慧医院正常的医疗服务和运营管理秩序。

3.1　总体国家安全观

早在 2014 年 4 月 15 日，习近平总书记在主持召开中央国家安全委员会第一次会议时提出，坚持总体国家安全观，走出一条中国特色国家安全道路。首次提出总体国家安全观，并系统提出了"11 种安全"，包括政治安全、国土安全、军事安全、经济安全、文化安全、社会安全、科技安全、信息安全、生态安全、资源安全、核安全等，后来根据总体国家安全观思维，针对系统性金融风险防范、新冠肺炎疫情时某些国家禁止粮食出口以及石油运输安全等问题，国家又陆续提出了金融安全、粮食安全、能源安全、生物安全等。其中，由于信息技术的强大渗透作用，信息安全（后又调整为"网络安全"）成为每个领域都无法避开的基本安全问题。

国家安全体系中确定的安全保护对象与国家确定的关键信息基础设施是一致的。

习近平总书记在 2016 年 4 月 19 日的讲话中强调，"金融、能源、电力、通信、交通等领域的关键信息基础设施是经济社会运行的神经中枢，是网络安全的重中之重，也是可能遭到重点攻击的目标。"从世界范围来看，各个国家网络安全立法的核心就是保护关键信息基础设施。加强关键信息基础设施的安全保护，既是我国网络安全严峻形势的迫切需要，也是切实贯彻总体国家安全观的必然要求。

2016 年 11 月 7 日，全国人民代表大会常务委员会表决通过的《网络安全法》第三十一条明确了关键信息基础设施的范围：国家对公共通信和信息服务、能源、交通、水利、金融、公共服务、电子政务等重要行业和领域，以及其他一旦遭到破坏、丧失功能或者数据泄露，可能严重危害国家安全、国计民生、公共利益的关键信息基础设施，在网络安全等级保护制度的基础上，实行重点保护。

2020 年 11 月 4 日，习近平总书记在《中共中央关于制定国民经济和社会发展第十四个五年规划和二〇三五年远景目标的建议》的说明中，再次强调了坚持总体国家安全观,统筹发展和安全的战略思想,指出:我们越来越深刻地认识到,安全是发展的前提,发展是安全的保障。当前和今后一个时期是我国各类矛盾和风险易发期,各种可以预见和难以预见的风险因素明显增多。我们必须坚持统筹发展和安全,增强机遇意识和风险意识,树立底线思维,把困难估计得更充分一些,把风险思考得更深入一些,注重堵漏洞、强弱项,下好先手棋、打好主动仗,有效防范化解各类风险挑战,确保社会主义现代化事业顺利推进。

编者用信息系统总体框架的设计思维,给出总体国家安全观中各种安全问题之间的相互地位描述,如图3-1所示。

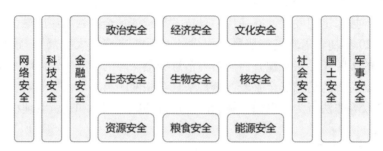

图3-1 总体国家安全观

总体国家安全观是以人民安全为宗旨,以政治安全为根本,以经济安全为基础,以军事、文化、社会安全为保障,以促进国际安全为依托,走出一条中国特色国家安全道路。

从上图可以看出,资源安全、粮食安全、能源安全与经济安全一样,是国家安全的基础;国土安全、军事安全是对外的国家安全保障,而社会安全保障的是国内安全稳定;文化安全则是确保中华民族永远屹立于世界民族之林的前提;生态安全、生物安全以及核安全是避免发生重大灾难的基础条件,而科技安全、网络安全和金融安全一样,由于其强大的渗透作用和广泛的使用覆盖,就成为各行各业、各领域安全的重要保证。

在总体国家安全观的每一个领域,我们都能发现信息技术尤其是新一代信息技术早已和相关行业做了深入广泛的融合发展,每一个应用到信息技术的地方都将面临网络与信息安全的重大风险和隐患,这也正是习近平总书记论述的"没有网络安全就没有国家安全"的深刻含义所在,也是我国相关部门自2014年以来密集出台网络与信息安全相关的法律法规、制度标准的主要原因。

医疗卫生行业属于关键信息基础设施的公共服务类别,和网络安全的重要性一样,总体国家安全观中的大多数安全领域都与医疗卫生体系的安全密切相关,包括国土安全、军事安全、经济安全、社会安全、生态安全、核安全、生物安全等,这些领域发生的任何安全事件都可能需要医疗卫生和疾病控制领域调动资源参与救死扶伤。因此,实施包括网络安全保障在内的防护措施以确保医疗卫生行业的安全运行是至关重要的!

3.2 相关法规标准综述

《网络安全法》是为保障网络安全，维护网络空间主权和国家安全、社会公共利益，保护公民、法人和其他组织的合法权益，促进经济社会信息化健康发展制定。由全国人民代表大会常务委员会于 2016 年 11 月 7 日发布，自 2017 年 6 月 1 日起施行。

《网络安全等级保护基本要求》（GB/T 22239—2019）（以下简称"等保 2.0"）于 2019 年 5 月 13 日正式发布，实施时间为 2019 年 12 月 1 日。等保 2.0 有两个主要特点：一是考虑到新一代信息技术与业务信息系统的深度融合情况，扩大了安全保护对象，将云计算、移动互联、物联网、工业控制系统作为安全扩展要求，而安全通用要求则针对所有等保对象形态的要求；二是统一了分类结构，形成"安全通信网络"、"安全区域边界"、"安全计算环境"和"安全管理中心"支持下的三重防护体系架构。等保 2.0 新增了风险评估、安全检测、态势感知等安全要求。在分类结构的技术部分，由"安全物理环境、安全通信网络、安全区域边界、安全计算环境、安全管理中心"五个方面要求构成；而管理部分则有"安全管理制度、安全管理机构、安全管理人员、安全建设管理、安全运维管理"五个方面的内容。

《关键信息基础设施安全保护条例》（以下简称《关保条例》）已纳入国务院 2020 年立法工作计划，其征求意见稿中的有关条款明确了医院作为关键信息基础设施之一，在网络安全等级保护制度基础上，实行重点保护。医院的安全等级定为第三级或以上。

《中华人民共和国密码法》（以下简称《密码法》）是中国密码领域的综合性、基础性法律，旨在规范密码应用和管理，促进密码事业发展，保障国家政治、军事、经济、社会各领域的网络与信息安全，维护国家安全和社会公共利益，保护公民、法人和其他组织的合法权益，提升密码管理科学化、规范化、法治化和现代化水平。《密码法》于 2020 年 1 月 1 日起施行。

2020 年 10 月 13 日，我国《个人信息保护法（草案）》提请十三届全国人大常委会第二十二次会议审议。草案根据个人信息保护工作实际，明确了国家网信部门负责个人信息保护工作的统筹协调，发挥其统筹协调作用。

2021 年 4 月，《中华人民共和国数据安全法（草案）》（以下简称《草案》）在网上披露。《草案》明确提出数据安全与数据开发利用并重，以共同促进数字经济发展。《草案》强调维护数据安全，应当坚持总体国家安全观，建立健全数据安全治理体系，提高数据安全保障能力。《草案》对重要数据的建设、运营单位提出了完善数据安全制度建设、落实数据安全保护责任的要求。出台《数据安全法》充分说明了数据安全对于国家安全的重要性，也进一步证明了：国家对数据安全的掌控能力已成为衡量国家综合实力的关键要素。

从 2016 年的网络安全法到 2021 年的数据安全法，在短短的五年间密集颁布了六部信息安全法规和标准，反映了习近平总书记和党中央的总体国家安全观战略，也体现了习近平"以人民安全为宗旨，以政治安全为根本，以经济安全为基础，以军事、文化、社会安全为保障,以促进国际安全为依托,走出一条中国特色国家安全道路"的重要思想。

图3-2给出的是编者通过解读网络安全系列法规并与信息技术创新之间的关系所做的一个描述,可以帮助读者理解在总体国家安全观的战略高度出台相关法规条款的深意。

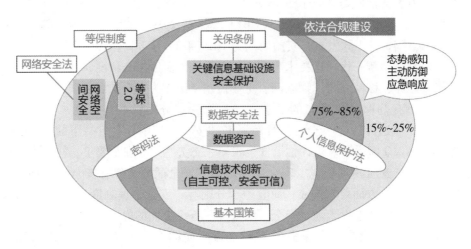

图3-2 网络安全法规与信息技术创新的关系

有网络安全专家指出,全面贯彻落实等保2.0要求将能够解决75%～85%的安全问题,剩下15%～25%的问题需要通过建立常态化的网络安全攻防演练、应急处置等措施去解决。

建立医疗卫生行业的信息安全治理体系,必须以这些法规和标准为基本遵循,同时,要认真研究和理解国家卫健委近年来陆续出台的与医疗卫生健康领域信息安全相关的文件精神,为建立智慧医院信息安全治理体系提供法律法规和政策依据。

3.3 关于安全保护职责与任务

3.3.1 《网络安全法》

《网络安全法》第十条规定:建设、运营网络或者通过网络提供服务,应当依照法律、行政法规的规定和国家标准的强制性要求,采取技术措施和其他必要措施,保障网络安全、稳定运行,有效应对网络安全事件,防范网络违法犯罪活动,维护网络数据的完整性、保密性和可用性。

第二十一条强调:国家实行网络安全等级保护制度。网络运营者应当按照网络安全等级保护制度的要求,履行下列(略)安全保护义务,保障网络免受干扰、破坏或者未经授权的访问,防止网络数据泄露或者被窃取、篡改。

第二十五条规定:网络运营者应当制定网络安全事件应急预案,及时处置系统漏洞、计算机病毒、网络攻击、网络侵入等安全风险;在发生危害网络安全的事件时,立即启动应急预案，采取相应的补救措施，并按照规定向有关主管部门报告。

第三十三条明确了建设信息安全技术体系的"三同步"原则：建设关键信息基础设施应当确保其具有支持业务稳定、持续运行的性能，并保证安全技术措施同步规划、同步建设、同步使用。

第三十四条明确了关键信息基础设施的运营者应当履行的安全保护义务：（一）设置专门安全管理机构和安全管理负责人，并对该负责人和关键岗位的人员进行安全背景审查；（二）定期对从业人员进行网络安全教育、技术培训和技能考核；（三）对重要系统和数据库进行容灾备份；（四）制定网络安全事件应急预案，并定期进行演练；（五）法律、行政法规规定的其他义务。

3.3.2 《关保条例》

第五条明确了安全保护的主体责任：关键信息基础设施的运营者（以下称"运营者"）对本单位关键信息基础设施安全负主体责任，履行网络安全保护义务，接受政府和社会监督，承担社会责任。

第十八条明确了纳入关键信息基础设施保护的范围：下列单位运行、管理的网络设施和信息系统，一旦遭到破坏、丧失功能或者数据泄露，可能严重危害国家安全、国计民生、公共利益的，应当纳入关键信息基础设施保护范围：（一）政府机关和能源、金融、交通、水利、卫生医疗、教育、社保、环境保护、公用事业等行业领域的单位……

第二十一条提出了安全技术措施的"三同步"原则：建设关键信息基础设施应当确保其具有支持业务稳定、持续运行的性能，并保证安全技术措施同步规划、同步建设、同步使用。

第二十二条明确了运营者主要负责人是本单位关键信息基础设施安全保护工作第一责任人，负责建立健全网络安全责任制并组织落实，对本单位关键信息基础设施安全保护工作全面负责。

第二十三条要求运营者应当按照网络安全等级保护制度的要求，履行下列安全保护义务，保障关键信息基础设施免受干扰、破坏或者未经授权的访问，防止网络数据泄露或者被窃取、篡改：（一）制定内部安全管理制度和操作规程，严格身份认证和权限管理；（二）采取技术措施，防范计算机病毒和网络攻击、网络侵入等危害网络安全行为；（三）采取技术措施，监测、记录网络运行状态、网络安全事件，并按照规定留存相关的网络日志不少于六个月；（四）采取数据分类、重要数据备份和加密认证等措施。

3.3.3 《密码法》

第二十七条规定：法律、行政法规和国家有关规定要求使用商用密码进行保护的关键信息基础设施，其运营者应当使用商用密码进行保护，自行或者委托商用密码检测机构开展商用密码应用安全性评估。商用密码应用安全性评估应当与关键信息基础设施安全检测评估、网络安全等级测评制度相衔接，避免重复评估、测评。关键信息基础设施的运营者采购涉及商用密码的网络产品和服务，可能影响国家安全的，应当按照《中华人民共和国网络安全法》的规定，通过国家网信部门会同国家密码管理部门等有关部门组织的国家安全审查。

第二十九条明确：国家密码管理部门对采用商用密码技术从事电子政务电子认证服务的机构进行认定，会同有关部门负责政务活动中使用电子签名、数据电文的管理。

3.3.4 《个人信息保护法》

第九条规定了个人信息处理者应当对其个人信息处理活动负责，并采取必要措施保障所处理的个人信息的安全。

第十条规定：任何组织、个人不得违反法律、行政法规的规定处理个人信息，不得从事危害国家安全、公共利益的个人信息处理活动。

《个人信息保护法（草案）》第十三条对个人信息处理方的权利进行了约束，明确在以下特定条件下才能处理公民个人信息：（一）取得个人的同意；（二）为订立或者履行个人作为一方当事人的合同所需；（三）为履行法定职责或者法定义务所需；（四）为应对突发公共卫生事件或者紧急情况下位保护自然人的生命健康和财产安全所需；（五）为公共利益实施新闻报道、舆论监督等行为在合理的范围内处理个人信息；（六）其他法律、行政法规规定的其他情形。

第十七条则明确规定：个人信息处理者不得以个人不同意处理其个人信息或者撤回其对个人信息处理的同意为由，拒绝提供产品或者服务；处理个人信息属于提供产品或者服务所必需的除外。

3.3.5 《数据安全法》

第四条指出：维护数据安全，应当坚持总体国家安全观，建立健全数据安全治理体系，提高数据安全保障能力。这说明数据作为战略资源已被纳入总体国家安全体系之中，需要在每一个涉及数据资产的领域强化数据安全保护能力。

第六条明确了各地区、各部门的数据安全主体责任，明确了工业、电信、自然资源、卫生健康、教育、国防科技工业、金融业等行业主管部门承担本行业、本领域数据安全的监管职责，表明这些行业和领域的数据为主要国有数据资源。

同时明确要求：国家机关应当依照法律、行政法规的规定，建立健全数据安全管理制度，落实数据安全保护责任，保障政务数据安全。

3.4 关于分级分类保护

3.4.1 信息系统安全保护等级

国家信息安全等级保护坚持自主定级、自主保护的原则。信息系统的安全保护等级应当根据信息系统在国家安全、经济建设、社会生活中的重要程度，信息系统遭到破坏后对国家安全、社会秩序、公共利益以及公民、法人和其他组织的合法权益的危害程度等因素确定。

信息系统的安全保护等级分为以下五级，一至五级等级逐级增高：

第一级，信息系统受到破坏后，会对公民、法人和其他组织的合法权益造成损害，但不损害国家安全、社会秩序和公共利益。第一级信息系统运营、使用单位应当依据国家有关管理规范和技术标准进行保护。

第二级，信息系统受到破坏后，会对公民、法人和其他组织的合法权益产生严重损害，或者对社会秩序和公共利益造成损害，但不损害国家安全。国家信息安全监管部门对该级信息系统安全等级保护工作进行指导。

第三级，信息系统受到破坏后，会对社会秩序和公共利益造成严重损害，或者对国家安全造成损害。国家信息安全监管部门对该级信息系统安全等级保护工作进行监督、检查。

第四级，信息系统受到破坏后，会对社会秩序和公共利益造成特别严重损害，或者对国家安全造成严重损害。国家信息安全监管部门对该级信息系统安全等级保护工作进行强制监督、检查。

第五级，信息系统受到破坏后，会对国家安全造成特别严重损害。国家信息安全监管部门对该级信息系统安全等级保护工作进行专门监督、检查。

3.4.2 等保2.0的安全分类设计

等保2.0统一了网络安全的分类结构，形成"安全通信网络"、"安全区域边界"、"安全计算环境"和"安全管理中心"支持下的"一个中心，三重防护"体系架构，如图3-3所示。在图的左边是以云平台架构为例列举的软硬件资源，右边是等保2.0明确的需要采取的安全保护手段。

当然，图中只列出了一些常用的安全保护手段，无法覆盖所有的安全技术措施，在第六章的信息安全技术体系中，根据智慧医院总体框架的六层架构并结合等保2.0提出的"一个中心，三重防护"体系架构，做了更加详细的设计说明。

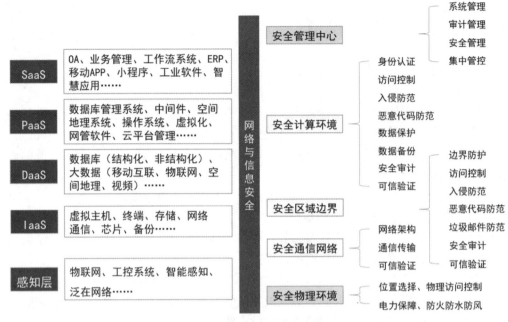

图 3-3 等保 2.0 确定的"一个中心，三重防护"体系

3.4.3 《数据安全法》的分级分类保护

《数据安全法》第二十一条强调：国家根据数据在经济社会发展中的重要程度，以及一旦遭到篡改、破坏、泄露或者非法获取、非法利用，对国家安全、公共利益或者公民、组织合法权益造成的危害程度，对数据实行分级分类保护。

医院属于国家已明确的关键信息基础设施之一，作为医院网络运营者、个人信息处理者和数据安全保护责任方的医院领导层及信息管理部门，必须高度重视健康医疗数据安全保护责任与工作任务，对所管理的健康医疗数据进行分级分类，提出相应的保护措施。

3.5 等级保护实施的五个阶段

网络安全等级保护的实施工作包括定级备案、方案设计、建设整改、等级测评、监督检查五个阶段，全过程对技术专业能力要求较高。

3.5.1 定级备案

信息系统安全等级，由系统运用、使用单位根据《信息系统安全等级保护定级指南》自主确定信息系统的安全保护等级，有主管部门的，应当经主管部门审批。

医院信息系统安全保护等级原则上不低于第三级，而智慧医院因为使用了更多的新一代信息技术，其安全保护等级就必须定在第三级以上（含第三级）。信息系统如下：

1）核心信息系统范围覆盖 HIS、LIS、RIS、PACS、电子病历、核心数据库、医院信息采集及数据中心（含医疗云数据中心）等。

2）区域核心业务系统范围涉及人口健康信息平台、区域医学影像诊断信息系统、区域心电诊断信息系统、区域临床检验诊断信息系统等，其中人口健康信息平台包括区域卫生信息共享交换平台、电子健康档案等重要应用系统。

3）按照有关规定，医院建立的以下信息系统也须定级为第三级：

（1）国家法律法规明确需要落实敏感信息保护的信息系统以及涉及公民个人信息的信息系统。

（2）承载核心业务信息（包括但不限于预约挂号、诊疗诊断、健康体检、免疫疾控、医嘱开方、药品与耗材、医院管理、医院运营、远程医疗、互联网医院等）的信息系统。

（3）与核心业务系统进行双向数据交换或业务协同的信息系统（包括但不限于医保计费、网上签约、健康管理、问医用药、医疗物联网、科研随访、保险理赔等）。

（4）医院对外宣传、服务患者、医患互动的信息系统以及医院重要办公信息系统（包含但不限于医院门户网站、统一登录平台、移动 OA、移动 App 等）。

（5）与其他按照等级保护要求建设运维的信息系统进行双向数据交换或业务协同的信息系统。

网络及信息系统的运营、使用单位在确定安全保护等级后，要到所在地的市级及以上公安机关备案。新建二级及以上信息系统在投入运营后 30 日内、已运行的二级及以上信息系统在等级确定 30 日内备案。公安机关对信息系统备案情况进行审核，对符合要求的在 10 个工作日内颁发等级保护备案证明。

3.5.2　方案设计

方案设计应对项目进行风险评估，对照标准（等保要求）进行差距分析并完成《差距分析报告》，按照当地信息主管部门的方案编制指南编制项目建设方案，可在医院内部组织专家评审，通过内审后向主管部门提交建设方案。若之前委托了第三方咨询机构完成这项工作，还可继续委托其编制项目招标需求和评分规则等内容。

3.5.3　建设整改

完成项目招标并签署合同之后，项目进入建设实施阶段，以完成对在差距分析报告中列出的安全防护体系的不足所进行的整改工作。在整改工作中要认真解决以往承建方遗留的各种问题，防止出现信息安全技术、管理体系的"孤岛"现象。

对于未达到安全等级保护要求的，运营、使用单位应当进行整改，也视同一个网络安全建设项目。

整改完成后应当将整改报告报当地公安机关备案。

3.5.4 等级测评

信息系统建设完成后，运营、使用单位或者主管部门应当选择合规测评机构，定期对信息系统安全等级状况开展等级测评。三级及以上信息系统至少每年进行一次等级测评，四级及以上信息系统至少每半年进行一次等级测评，五级应当依据特殊安全需求进行等级测评。测评机构应当出具测评报告，并出具测评结果通知书，明示信息系统安全等级及测评结果。

建设整改和等级测评步骤通常会交叉进行。

3.5.5 监督检查

受理备案的公安机关负责对第三级、第四级信息系统进行监督检查，检查频次同测评频次。第五级信息系统接受国家指定的专门部门开展检查。

图3-4给出了基于等保2.0的网络安全整改项目的实施过程及需要准备的材料示意图，可供读者在工作中参考使用。

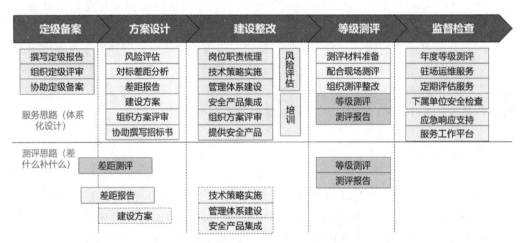

图3-4　等保2.0实施过程及准备材料示意图

3.6　关于采购安全产品及服务

相关法规对关键信息基础设施采购网络以及网络安全产品与服务做了明确规定。从2019年全面铺开的信息技术应用创新工作，对使用自主可控、安全可信的信息技术产品及服务有了更加明确的规定，任何使用财政拨款建设的、关键信息基础设施使用的信息化项目，都要遵循国家网络安全法规的规定。

3.6.1 《网络安全法》

《网络安全法》第三十五条、三十六条对关键信息基础设施的运营者采购网络产品和服务做了严格要求：可能影响国家安全的，应当通过国家网信部门会同国务院有关部门组织的国家安全审查；应当按照规定与提供者签订安全保密协议，明确安全和保密义务与责任。

3.6.2 《关保条例》

《关保条例》第三十条和三十一条明确要求：运营者采购、使用的网络关键设备、网络安全专用产品，应当符合法律、行政法规的规定和相关国家标准的强制性要求；可能影响国家安全的，应当按照网络产品和服务安全审查办法的要求，通过网络安全审查，并与提供者签订安全保密协议。

第三十二条规定：运营者应当对外包开发的系统、软件，接受捐赠的网络产品，在其上线应用前进行安全检测。

第三十三条规定：运营者发现使用的网络产品、服务存在安全缺陷、漏洞等风险的，应当及时采取措施消除风险隐患，涉及重大风险的应当按规定向有关部门报告。

针对运营者已经采购或可能采购外国网络安全产品和服务的情况，为避免系统远程维护可能造成泄密、数据外泄或被预置后门、木马等风险，《关保条例》第三十四条明确规定关键信息基础设施的运行维护应当在境内实施。因业务需要，确需进行境外远程维护的，应事先报国家行业主管或监管部门和国务院公安部门。

第三十五条明确了参与安全服务的机构资质：面向关键信息基础设施开展安全检测评估，发布系统漏洞、计算机病毒、网络攻击等安全威胁信息，提供云计算、信息技术外包等服务的机构，应当符合有关要求。

3.6.3 《密码法》

《密码法》第二十六条规定了商用密码产品市场准入的条件：涉及国家安全、国计民生、社会公共利益的商用密码产品，应当依法列入网络关键设备和网络安全专用产品目录，由具备资格的机构检测认证合格后，方可销售或者提供。商用密码产品检测认证适用《网络安全法》的有关规定，避免重复检测认证。商用密码服务使用网络关键设备和网络安全专用产品的，应当经商用密码认证机构对该商用密码服务认证合格。

3.6.4 《数据安全法》

《数据安全法》明确了政务数据的服务外包管理要求：国家机关委托他人存储、

加工政务数据，或者向他人提供政务数据，应当经过严格的批准程序，并应当监督接收方履行相应的数据安全保护义务。

医疗卫生行业信息化系统生成的医疗健康数据等同于政务数据，应按照《数据安全法》对数据服务外包管理要求做好数据安全保护工作。

3.7 关于信息与数据资产保护

在国家明确数据作为生产要素和战略资源之后，对在国内运营产生的数据资产的保护工作就越来越受到各级领导和医疗卫生行业领导的重视，相关法规有了明确的规定。

3.7.1 《网络安全法》

《网络安全法》第三十七条明确规定：关键信息基础设施的运营者在中华人民共和国境内运营中收集和产生的个人信息和重要数据应当在境内存储。因业务需要，确需向境外提供的，应当按照国家网信部门会同国务院有关部门制定的办法进行安全评估；法律、行政法规另有规定的，依照其规定。

3.7.2 《个人信息保护法》

《个人信息保护法》第二十条具体规定：个人信息的保存期限应当为实现处理目的所必要的最短时间。法律、行政法规对个人信息的保存期限另有规定的，从其规定。

第二十一条规定：两个或者两个以上的个人信息处理者共同决定个人信息的处理目的和处理方式的，应当约定各自的权利和义务。但是，该约定不影响个人向其中任何一个个人信息处理者要求行使本法规定的权利（这对医院科研工作者在签署对外联合开展与个人信息相关的医学研究项目合同时有约束作用）。

第二十四条第二款明确：个人信息处理者向第三方提供匿名化信息的，第三方不得利用技术等手段重新识别个人身份。也就是说，医院对从有关部门（机构）获得的已脱敏的个人信息数据，不得再将个人身份信息恢复出来。

第二十五条明确：利用个人信息进行自动化决策，应当保证决策的透明度和处理结果的公平合理。个人认为自动化决策对其权益造成重大影响的，有权要求个人信息处理者予以说明，并有权拒绝个人信息处理者仅通过自动化决策的方式做出决定。通过自动化决策方式进行商业营销、信息推送，应当同时提供不针对其个人特征的选项。

第二十七条对医院等公共场所安装用于安防监控的摄像头以及为安全起见用于门禁的人脸识别等，也做出了明确规定：在公共场所安装图像采集、个人身份识别设备，应当为维护公共安全所必需，遵守国家有关规定，并设置显著的提示标识。所收集的个人图像、个人身份特征信息只能用于维护公共安全的目的，不得公开或者向他人提供；取得个人单独同意或者法律、行政法规另有规定的除外。

第二十九条规定：个人信息处理者具有特定的目的和充分的必要性，方可处理敏感个人信息。敏感个人信息一旦泄露或者非法使用，可能导致个人受到歧视或者人身、财产安全受到严重危害的个人信息，包括种族、民族、宗教信仰、个人生物特征、医疗健康、金融账户、个人行踪等信息。

第三十八条对智慧医院可能在与境外机构联合开展医学研究项目时涉及个人信息跨境问题做了规定：个人信息处理者因业务等需要，确需向中华人民共和国境外提供个人信息的，应当至少具备下列一项条件：（一）依照本法第四十条的规定通过国家网信部门组织的安全评估；（二）按照国家网信部门的规定经专业机构进行个人信息保护认证；（三）与境外接收方订立合同，约定双方的权利和义务，并监督其个人信息处理活动达到本法规定的个人信息保护标准；（四）法律、行政法规或者国家网信部门规定的其他条件。

3.7.3 《数据安全法》

明确了数据安全保护义务的基本要求，包括建立健全覆盖数据收集、存储、加工、使用、提供、交易、公开等全流程的数据安全管理制度，组织开展数据安全教育培训，等等。与收集个人信息的合法、正当、必要性要求相比，《草案》强调在"法律、行政法规对收集、使用数据的目的、范围有规定的"情况下，不得超过必要的限度去收集数据。

第二十四条"国家建立数据安全审查制度，对影响或者可能影响国家安全的数据活动进行国家安全审查"项下的"数据安全审查制度"为企业数据活动划定边界，增加了我国数据安全防护手段。

第二十五条明确了"国家对与履行国际义务和维护国家安全相关的属于管制物项的数据依法实施出口管制"。将"数据"作为出口管制物项，为后续重要数据以及个人非敏感数据、政府和公共部门的一般数据、行业非限制性技术数据的数据出口管制规则提供了依据。

第二十六条明确"任何国家或者地区在与数据和数据开发利用技术等有关的投资、贸易等方面对中华人民共和国采取歧视性的禁止、限制或者其他类似措施的，中华人民共和国可以根据实际情况对该国家或者地区对等采取措施。"这个规定有利于推动建立公平的数据流动国际环境，为我国在数据跨境流动中依法、合法采取反制措施赋权，增大我国在数据跨境流动过程中域外保护管辖权，保障了我国企业在数字领域的公平竞争。

第三十六条明确"中华人民共和国主管机关根据有关法律和中华人民共和国缔结或者参加的国际条约、协定，或者按照平等互惠原则，处理外国司法或者执法机构关于提供数据的请求。非经中华人民共和国主管机关批准，境内的组织、个人不得向外国司法或者执法机构提供存储于中华人民共和国境内的数据。"该条款旨在有效应对包括《美国澄清境外合法使用数据法案》项下的数据跨境调取措施。

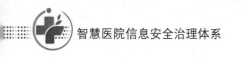

3.8 关于安全风险检测评估

3.8.1 《网络安全法》

《网络安全法》第三十八条明确规定：关键信息基础设施的运营者应当自行或者委托网络安全服务机构对其网络的安全性和可能存在的风险每年至少进行一次检测评估，并将检测评估情况和改进措施报送相关负责关键信息基础设施安全保护工作的部门。

3.8.2 《数据安全法》

《数据安全法》第二十二条到第二十五条，明确了数据安全的监测预警机制。依托集中统一、高效权威的监测预警机制，有助于及时发现和准确识别数据安全风险，有效预测事件发生的可能性、影响范围和危害程度。同时，明确要建立数据安全应急处置机制、数据安全审查制度以及对与履行国际义务和维护国家安全相关的属于管制物项的数据依法实施出口管制。

3.9 国家卫健委相关文件精神

以下仅列出自2018年以来发布的相关政策法规及文件精神。

2018年4月，国家卫健委发布了《全国医院信息化建设标准与规范（试行）(2018年)》，在第四章的"安全防护"中对数据中心安全、终端安全、网络安全、容灾备份等四安全提出了按医院级别开展分级落实建设标准的要求。在数据中心安全层面，提出了部署Web防火墙、数据库防火墙、网络防火墙以及系统加固、数据加固、身份认证、访问控制、安全管理、安全审计、入侵防范等要求；在终端安全层面，提出了统一身份管理、电子认证服务、用户身份鉴别、个人隐私保护、客户端管理、介质安全、网络设备身份鉴别、主机身份鉴别等要求；在网络安全层面，提出了网络结构安全、网络安全管理、通信加密、网络优化、安全策略管理、安全设备管理要求；在容灾备份方面，提出了基础设备备份容灾、备用网络、数据备份与恢复、本地备份恢复容灾、异地数据备份、异地应用容灾等要求。

2018年9月，国家卫健委发布了《国家健康医疗大数据标准、安全和服务管理办法（试行）》，明确了健康医疗大数据安全管理的范畴，要求建立健全相关安全管理制度、操作规程和技术规范，落实"一把手"负责制，建立健康医疗大数据安全管理的人才培养机制。同时，明确了健康医疗大数据分级分类分域的存储要求，对网络安全等级保护、关键信息基础设施安全、数据安全保障措施、数据流转全程留痕、数据安全监测和预警、数据泄露事故可查询可追溯等重点环节也提出明确的要求。在健康医疗大数据运营责任单位的主体责任方面，强调：一是责任单位要落实"一把手"负责制，建立健全健康医疗大数据相关管理与使用制度，强化统筹管理和协调监督；二是责任单位要严格落实网络安全等级保护制度，建立健全实名认证访问控制机制、网络安全通报机制和应急处置联动机制，切实加强容灾备份、加密认证、准确恢复等安全保障措施，定期对相关信息系统开展定级、备案和测评工作；三是要求责任单位建立健全安全管理人才培养机制，为相关从业人员培训安全管理所需的知识和技能，为健康医疗大数据应用发展提供人才保障。

2018年9月，国家卫健委发布《关于印发互联网诊疗管理办法（试行）等三个文件的通知》，要求医疗机构开展互联网诊疗活动应当具备满足互联网技术要求的设施、信息系统、技术人员以及信息安全系统，并实施第三级信息安全等级保护。

2018年12月，国家卫健委办公厅发文《加快推进电子健康卡普及及应用工作的意见》，要求着力加强电子健康卡应用安全建设及管理，对电子健康卡管理服务系统、识读终端设备、应用密码机、互联网医疗健康服务应用软件等依据国家行业标准实行质量及安全检测，强化个人健康信息安全管理，建立相关安全风险动态评估管理机制，同时要求电子健康卡积极采用国密算法和国产自主可控安全技术，确保居民健康信息的安全。

2019年4月，国家卫健委发布《关于印发全国基层医疗卫生机构信息化建设标准与规范（试行）的通知》，明确了基层医疗卫生机构未来5～10年信息化建设的内容和要求，其中信息安全部分包括：身份认证、桌面终端安全、移动终端安全、计算安全、通信安全、数据防泄露、可信组网、数据备份与恢复、应用容灾、安全运维等十个方面。

2019年12月，《中华人民共和国基本医疗卫生与健康促进法》颁布，该法明确国家采取措施推进医疗卫生机构建立健全信息安全制度，保护公民个人健康信息安全，对医疗卫生行业因医疗信息安全制度、保障措施不健全，导致医疗信息泄露和非法损害公民个人健康信息的行为进行处罚。

2020年2月，国家医疗保障局、国家卫生健康委员会发布《关于推进新冠肺炎疫情防控期间开展"互联网+"医保服务的指导意见》，要求不断提升信息化水平，同步做好互联网医保服务有关数据的网络安全工作，防止数据泄露。

2020年12月，国家卫健委发布了《全国公共卫生信息化建设标准与规范（试行）》通知，这是在新冠肺炎疫情冲击经济社会大局的背景下，结合总体国家安全观战略所制定的一份具有历史意义的文件。文件明确了各级疾病预防控制中心、二级及以上医院、基层医疗卫生机构、其他公共卫生机构等机构的公共卫生服务和管理业务，业务范围覆盖公共卫生信息化建设和应用的主要业务服务和管理要求，包括管理服务业务、信息技术业务等两个部分。在信息技术业务部分，主要包括信息平台、信息安全、新兴技术应用等内容，分别为信息平台管理、网络安全管理、新兴技术应用三项一级指标。其中，网络安全管理指标针对身份认证、桌面终端安全、移动终端安全、计算安全、通信安全、数据防泄露、可信组网、数据备份与恢复、应用容灾、安全运维等方面提出了建设要求。

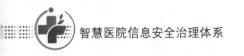

3.10 医疗行业的贯标文件

落实网络安全等级保护制度是医疗行业保障网络与信息安全、更是保障医疗业务稳定可靠运行的基石。

2020年6月29日，国家卫健委发布《国家卫生健康委办公厅关于做好信息化支撑常态化疫情防控工作的通知》，要求严格按照《网络安全法》及其配套的网络安全等级保护、关键信息基础设施安全保护等法规标准的要求，建立完善网络安全相关制度，健全网络安全信息通报预警机制。

近年来，勒索病毒、数据外泄、网页篡改等已成为医疗行业网络与信息安全遭遇的几个主要风险，医院核心业务系统以及与新一代信息技术融合的信息系统，是医疗行业亟须落实网络安全等级保护制度、重点保护的对象。但是，由于网络安全意识淡薄，使得一些医院未能认真履行落实网络安全等级保护制度的责任，医院主要业务长期"裸露"在互联网上，导致医院信息系统服务器被攻击，业务停摆，医院遭不法分子勒索而不得不交纳巨额"赎金"，最终还被当地公安部门行政警告并处罚。

因此，医院尤其是智慧医院的网络与信息安全保障体系必须遵循等保2.0的标准，严格按照上述五个步骤实施，要依据"三同步"原则，即与关键信息基础设施建设项目实行安全保障体系的"同步规划、同步建设、同步使用"，建立起包括安全物理环境、安全通信网络、安全区域边界、安全计算环境、安全管理中心在内的三重防护体系架构。

2019年12月，由广东省网络空间安全协会主持、广东省医疗行业信息安全标准委员会主办、相关技术专家和公司技术人员参编的《基于GB/T 22239—2019的医院网络与信息安全保障体系建设指南 第1部分：技术措施》正式作为团体标准发布。该标准对三甲医院网络和信息安全保障体系应达到的等级保护功能和性能要求，对应的安全产品及安全管理手段，对等保2.0标准中的通用安全要求和云计算安全、移动互联安全、物联网安全、工业控制系统安全等扩展要求以及与《全国医院信息化建设标准与规范（试行）》中的相关条款进行一一对应，从安全管理者与运维服务者的角色定位、责任分工等，对医院网络与信息安全保障体系建设工作提出建议，同时对满足等级保护要求可采用的安全软硬件系统做了推荐建议。该标准发布后在广州、肇庆做了两次宣讲，对医院同仁建立智慧医院网络与信息安全保障体系，具有较强的指导价值。

经验表明，网络从来没有绝对的安全，但是如果是因为未履行《网络安全法》和等保2.0明确的安全保护责任，除了网络安全事故就一定会被追责。相反，如果按照等保2.0规定的五个标准动作去做了，即使出现了不可抗拒的网络攻击事件，相关领导需承担的责任也会大大减轻。

第4章 信息安全面临巨大挑战

从医院开展信息化建设那一刻起,网络和信息安全问题就一直伴随而生。当医院信息化朝着智慧医院方向发展的时候,当信息技术渗透到各种医学仪器设备和科研体系的时候,医院就面临着来自互联网、移动互联网、物联网等层面的各种风险和威胁,而随着系统软件被发现的漏洞越来越多,黑客攻击手段越来越隐蔽,我们的使用者又暴露出各种不规范的操作习惯,智慧医院所面临的信息安全问题就会越来越复杂。

因此,只有全面深入地分析来自外部的威胁与风险,深挖内部安全隐患与漏洞,才能提出智慧医院的信息安全治理体系建设方向。

4.1 医院网络拓扑及安全现状

2016年以前,大多数二级及以上医院因为各种原因在信息安全领域的投入相对较少,有些医院在信息化建设项目的方案申报时,同步规划的信息安全系统建设费用只在1%~3%之间,也就造成了医院信息安全体系建设"欠账"过多。

4.1.1 医院网络拓扑图

图4-1给出的是部分医疗机构在实施等级保护措施之前的网络拓扑结构示意图。

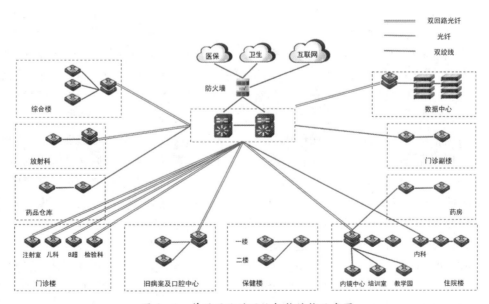

图4-1 普通医院的网络拓扑结构示意图

在实施等级保护整改措施之前，由于对医院的网络安全重要性认识不足，一些医院的网络拓扑相对简单，缺乏分级划域的规划设计，大多数是以建筑物、科室重要性来划分网络并部署相应的网络交换机，网络安全设备部署不多，有的医院连网络安全保护的"老三件"（防火墙、入侵检测、防病毒）都没有配备，网络安全保障能力十分有限。

4.1.2 医院网络安全现状

和所有建立在互联网技术基础上的信息化项目一样，医院也必然会遭受来自互联网甚至内部的黑客攻击、病毒侵害、勒索病毒、信息窃取、数据泄露等威胁，而医院的网络技术架构、管理运行机制也存在不少安全漏洞，因此，作为关键信息基础设施、个人信息处理者以及重要数据运营者的医院，必须高度重视其网络与信息安全治理体系的建设工作。

二甲及以上医疗机构，经过等保1.0和等保2.0两个阶段的建设与整改实施，基本上都采用了内外网结构，并通过医保专网连接卫健部门、医保中心、金融机构。内网主要承载医院的业务系统运行，外网则承载互联网业务（远程诊疗、互联网医院、网上挂号、网上支付等），内外网通过隔离网闸或下一代防火墙进行隔离，内外网之间的信息交换通过白名单实现。省级（含省会城市）知名医院以及地级市的医疗机构基本完成了体系化的网络安全系统建设，对于传统的网络安全任务主要集中在查漏补缺和推动安全设备系统之间的联动上，而将重点转移到安全运营服务以及大数据/云计算/移动互联网/物联网/人工智能等新领域的信息安全保障方面。其他大多数医疗机构因为业务量快速增长，也开始将网络安全由原来的边界隔离转向开展网络安全保障体系建设，基于等保2.0对医院的网络安全体系进行全面的升级改造。

小型医疗机构以内网业务系统建设为主，一般没有互联网服务需求，或依托医疗卫生信息平台提供互联网服务；基层卫生机构基本上没有本地业务系统，一般只要保证网络的连通性即可。对这些医疗机构来说，由于医疗服务的业务量不大，业务方向变化不显著，信息化建设需求不大，其网络安全建设基本上只有边界隔离。相信随着医联体、医共体建设项目的推动，这些医疗机构也将加强终端、网络、内外网隔离等安全项目建设。

目前，除了少数高档民营医疗机构之外，大多数民营医院只做了最低限度的安全投入，用于配备防火墙、入侵防护、网络及终端防病毒等措施上，以保证医院的基本安全需求。下一步，受医疗机构网络安全事件尤其是勒索病毒事件的影响，新建的或通过并购形成医疗集团的医疗机构，也将会遵循网络安全系列法规根据业务发展要求开展信息化建设并配套建设网络安全保障体系，医院方面至少要达到等保2.0的合规性要求，而医疗集团方面则需要建立统一的信息安全监管平台。

在医院的信息安全治理体系中，大多数医疗机构关注的重点仍以技术体系为主，例如贯彻落实等保2.0技术要求。由于受到安全意识和认知问题的影响，对等保2.0提出的管理体系建设要求则相对重视不够。

4.1.3 近年来医院遭受的网络安全事件

4.1.3.1 2018年医疗行业网络安全事件回顾

据"安全牛"于2019年1月10日"2018年网络安全回顾之遭受攻击的医疗行业"的报道，（https：//www.sogou.com/link？url=hedJjaC291OXtg0suFV29BCbny7pmvgYXdOZpKi-v6SvSj9c6VYyBw..）"由于密码共享、过时且未打补丁的软件或已暴露且易遭受攻击的服务器，成为数据泄露牺牲品的风险很高。尤其是在患者住院期间，当他们查看医疗设备时，其他风险也陆续开始出现，如医院员工的数量，这些人可以查看完整或部分的患者健康记录。恶意的内部人员或滥用访问权限的可能性都很高，第三方泄露的风险也很高。例如，最近有报道称，当密码通过Embrace Learning被窃取之后，英国国家卫生服务（National Health Service，NHS）的患者记录就可能会被泄露，Embrace Learning是一家帮助医护人员学习数据防护知识的培训公司。"

文章认为网络犯罪分子的目的是"从医疗数据中牟利"，指出：最近这些针对医疗行业的网络攻击表明，全球的医院、医疗机构和保险公司都面临着越来越大的威胁。那么，是什么推动了这一趋势呢？是利益。个人数据，尤其是医疗记录，在黑市上很抢手，价值也非常高，每条记录的获利往往比消费记录还要高，而且这也是当前网络犯罪分子出售的全套服务中的关键部分。

不仅犯罪分子会窃取患者数据并出售牟利，还有人利用勒索软件加密医疗数据或劫持数据，直到他们的勒索需求得到满足。通常情况下，由于没有备份，或者需要很长时间才能恢复服务，医院会很快付款给勒索者。正因如此，网络犯罪分子才专注在该行业。

多数针对医疗行业的攻击都是勒索软件攻击，通常是通过网络钓鱼活动发送的。也有一些是通过驱动下载和第三方提供商发送的勒索软件和恶意软件。Radware还观察到，犯罪分子会利用SQL（structured query language，结构化查询）注入从医疗应用中窃取数据，并利用DDoS攻击淹没网络。最近，Radware发现了大规模扫描和利用联网设备进行密码挖掘的情况，其中一些设备就在医疗网络内部。除了造成中断和数据加密之外，这些攻击还取消了部分病例，转移了就诊患者并重新安排了手术时间。

以获利为目的的黑客将针对医疗网络发起一系列的不同攻击，从而从易受攻击或暴露的数据库中窃取个人数据。他们在寻找诸如姓名、出生日期、社会保险号码、诊断或治疗信息、医疗保险或医疗补助识别号码、病历号、账单/索赔信息、医疗保险信息、残疾代码、出生或结婚证书信息、工作单位识别号码、驾照号码、护照信息、银行或金融账号以及用户名密码等完整信息或部分信息组合，并转售这些信息来牟利。

有时候犯罪分子获得的数据是不完整的，但这些数据可以作为采集更多信息的跳板。犯罪分子可以利用部分信息制作鱼叉式网络钓鱼工具，将个人信息作为诱饵，获取用户信任。一旦获得访问权限，他们就会立即访问受保护的患者信息（patient health information，PHI）或支付信息。即使获取的信息不完整，犯罪分子通常也会将这些信息批量或打包在私人论坛，出售给其他有能力提供全套服务并快速入账的犯罪分子。被窃取的数据还会出现在黑市公开拍卖和黑市市场上，卖家的目的是以尽可能高的价格出售数据，或者为自己的黑客行为赢得关注和名声。

4.1.3.2 搜狐网盘点近两年医疗行业安全事件

据搜狐网 2020 年 12 月 9 日 "全球多行业重大网络安全事件大盘点" 的综合报道 (https：//www.sogou.com/link? url = DSOYnZeCC_oFmTickJ_wj_EH6_dstFJaZdy Lkg1 IaLQuuMk3LQhFXQ.），"随着网络安全事件的频发，当前各行业的安全态势愈发严峻。网络安全及数据泄露事件不断地登上头条新闻，从医疗信息、账户凭证、个人信息、企业电子邮件到企业内部敏感数据等，不一而足。"

文章指出，网络攻击或数据泄露的原因各不相同。在某些情况下，例如 Equifax 是因为该公司未能及时修补已知漏洞，而该漏洞可能会在合理的时间内影响正在使用的软件或库，如此一来，这将会产生严重后果。而在其他情况下，暴露在互联网上的不安全数据库可能成为问题所在，零日漏洞可能会在修复补丁可用前就被广泛利用，或者在最严重的情况下，一些组织或个人，可能会成为某些国家资助的高级长期威胁（advanced persistent threat，APT）团队的目标，这些团队拥有大量可用的资源和工具。

文章披露了近两年 "全球医疗行业重大网络安全事件"，值得引起我们高度重视，包括：

（1）世界卫生组织疫情期间遭受网络攻击数量同比增长 5 倍。2020 年 4 月，世界卫生组织发表声明称疫情期间遭受网络攻击数量急剧增加，约有 450 个世卫组织及数千名相关工作人员的邮箱、密码遭到泄露。据外媒报道，和世卫组织的数据一起泄露的还有美国国立卫生研究院、美国疾病预防控制中心、盖茨基金会等机构的数据，共计近 25000 对邮箱和密码。不过，除了世界卫生组织，其他机构尚未承认数据遭到泄露。

（2）中国医疗公司 AI 检测新冠病毒技术被黑客窃取。2020 年 4 月，据外媒报道，黑客正在出售慧影医疗技术公司的实验数据源代码，该技术依靠先进的 AI 技术辅助进行新型冠状病毒检测。目前，安全人员发现了一个名为 "THE0TIME" 的网络黑客，疑似主要犯罪嫌疑人。黑客对外的出售帖子声称已经获得了 COVID - 19 检测技术代码，以及 COVID - 19 实验数据。出售价格为 4 个比特币。出售的主要数据包括 1.5 MB 的用户数据、1 GB 的技术内容，以及检测技术源代码、150 MB 的新冠病毒的实验室成果内容等。

（3）新冠肺炎疫情期间，印度 APT 组织对我国医疗机构发起定向攻击。2020 年 2 月，相关机构发现一起利用新冠肺炎疫情相关题材作为诱饵文档，对抗击疫情的医疗工作领域发动的 APT 攻击。该攻击组织采用鱼叉式钓鱼攻击方式，通过邮件进行投递，利用新冠肺炎疫情等相关题材作为诱饵文档，进而通过相关提示诱导受害者执行宏命令。

（4）11.9 亿张机密医疗图像在公网暴露，含美国军方人员信息。2019 年 11 月，根据网络安全解决方案公司 Greenbone 对图片存档和通信系统（picture archiving and communication systems，PACS）服务器安全性的研究，有 11.9 亿张机密医学图像可以在互联网上免费使用,包括患者姓名、检查原因、出生日期和某些情况下的身份证的详细信息。在美国发现的 7.86 亿张医学图像中,甚至包括列出了美国国防部军事防御人员 ID 的详细信息。

(5) 美国 110 家养老院系统遭 Ryuk 勒索软件攻击。2019 年 11 月,美国 110 家养老院 IT 系统遭黑客攻击,并勒索价值 1400 万美元的比特币。据悉,黑客使用了 Ryuk 勒索软件将所有数据进行加密。Ryuk 病毒会将感染文件的后缀修改为 RYK,该病毒运行后,会根据当前系统释放不同的勒索模块,进一步提高运行效率。

(6) 美国两个医疗数据库遭入侵,超 2000 万患者信息受影响。2018 年 8 月 1 日至 2019 年 3 月 30 日之间,黑客入侵了为美国医疗保健行业提供账单服务的机构 AM-CA 的网络支付门户网站,这些被入侵的系统中包含血液检测公司 LabCorp 和医疗检测巨头 Quest Diagnostics 的患者隐私信息的数据库。LabCorp 称其 770 万名患者数据遭泄露,包含患者的姓名、生日、地址、电话号码、所欠或支付的金额等。

(7) 近年来,新加坡发生多起重大数据泄露事件。2019 年 3 月,新加坡第三方承包商 Secure Solutions Group 保管不善导致 80 多万名献血者信息泄露,包括献血者的血型、身份证、体重等数据。2019 年 1 月,新加坡 1.4 万艾滋病患者个人健康信息遭泄露。泄露的数据包括 HIV 阳性患者的新加坡人和外国人的医疗记录和联系方式。2018 年 6 月,新加坡发生史上最严重医疗数据泄露事件,约 150 万患者的病历记录和 16 万人的门诊记录遭到泄露。

(8) 医疗管理软件被曝多个漏洞,可允许攻击者访问患者记录。2018 年 8 月,研究人员公开披露了存在于 OpenEMR 软件中的 22 个安全漏洞。在此次被披露的漏洞中,包括一个门户身份验证绕过漏洞,允许攻击者访问任何患者的记录。此外,Project insecure 发现攻击者可以将此漏洞与发现的 8 个 SQL 注入漏洞结合起来使用,以访问目标数据库中数据、破坏患者记录。

(9) 全国多地 120 多家美容医院客户信息被黑客盗取贩卖。2018 年 7 月,武汉警方抓获一个盗窃、贩卖美容整形医院客户信息的团伙,12 名涉案嫌疑人被抓获。苏某与蒋某制作木马病毒后,假扮美容客户向医院客服咨询,将病毒链接藏匿在整形需求图片上,发送给工作人员。当工作人员打开图片时,服务器被植入木马,客户隐私资料即被盗取。

(10) 国内多家三甲医院服务器遭黑客入侵并植入挖矿木马。2018 年 7 月,广东、重庆多家三甲医院服务器被黑客入侵,攻击者暴力破解医院服务器的远程登录服务,之后利用有道笔记的分享文件功能下载多种挖矿木马。攻击者将挖矿木马伪装成远程协助工具 TeamViewer 运行,攻击者的挖矿木马会检测多达 50 个常用挖矿程序的进程,将这些程序结束进程后独占服务器资源挖矿。

4.1.3.3 医疗卫生行业面临的网络安全威胁

据腾讯云 2019 年 12 月 16 日《医疗行业面临的网络安全问题与解决方案》中(https://www.sogou.com/link?url=hedJjaC291NNlyaAPdJIG4sgUN9i2J4jcwMJ03YIpCJDieT8IsagZwrh00hdVLBXiKFxEuG6MZA.)介绍,医疗行业最常遇到的网络安全问题包括:

（1）数据泄露。这是最常见的医疗行业网络安全问题，所有行业中医疗行业的数据泄露概率最高。最常见的数据泄露类型是基于恶意软件的黑客攻击。犯罪黑产团伙将非法获取的医疗数据及医疗记录拿去售卖，从中赚取高额利润。

（2）内部威胁。很多时候由于医院内部人员安全意识的确实，个人设备往往未经加密，还很带有可能破坏其所连接网络的恶意病毒或"蠕虫"，使医院网络安全遭受威胁。

（3）社会工程。此类攻击通过社会工程方法实施，能颠覆最严格的系统。最常见的社会工程方法是网络钓鱼，攻击者利用精心编制的电子邮件诱骗受害者点击恶意链接或输入其口令信息，或者直接下载恶意软件安装到系统中，来肆无忌惮地窃取医疗机构机密信息并破坏网络系统。

（4）勒索软件。勒索软件病毒主要以邮件、程序木马、网页挂马的形式进行传播，危害极大，这种病毒利用各种加密算法对被感染单位的重要文件进行加密，被感染者一般无法解密，勒索软件病毒被黑客频繁用于勒索各类企业及组织。勒索软件病毒会锁定系统或文件，除非支付给黑客赎金，否则设备无法使用。对医院而言，危重患者的诊疗及护理都需要使用 IT 系统，如果重症监护过程因勒索软件而陷入停顿，患者生命就会受到极大威胁。当然，目前也有解决方案提出，通过云端威胁情报共享分析、监测并分析网络异常行为、对攻击行为进行智能监测等方式，主动发现来自外部或内部的安全威胁，进行精准的阻断、补救和溯源等，能够对端点进行有效防护。

（5）DDoS 攻击。DDoS 攻击是破坏性最强的网络攻击类型，是黑客们最常用的网络攻击方式之一。这种攻击协同成百上千台电脑发起，造成网络或服务器流量过载，直至无法提供服务。

还有文章归纳出医疗行业面临的网络安全威胁有：勒索软件、窃取患者资料、内部威胁、网络钓鱼、加密货币劫持及入侵物联网设备等。

4.2 医院信息安全的基本特性

据搜狗百科对"网络安全"词条的解释，网络安全是指网络系统的硬件、软件及其系统中的数据受到保护，不因偶然的或者恶意的原因而遭受破坏、更改、泄露，系统连续可靠正常地运行，网络服务不中断。具有保密性、完整性、可用性、可控性、可审查性的特性。网络与信息安全的这些特性可描述如下：

（1）保密性，是指信息系统中流动的信息具有保密性，信息不会泄露给非授权用户、实体或过程，杜绝有用信息泄露给非授权个人或实体。这个特性可以通过技术措施得到实现，如利用 VPN 技术联网。

（2）完整性，是指数据未经授权不能做修改（保持原样）的特性，即数据或信息在传输、交换、存储或处理过程中不被修改、不被破坏和窃取的特性，例如，利用数字证书认证系统（certification authorith，CA）对数据或信息加密/解密处理。

（3）可用性，是指可被授权用户访问并按需求使用的特性，即当业务系统运行时能够存取所需的数据或信息。在网络环境下来自互联网的拒绝服务（DOS）、破坏网络或有关系统的正常运行等情况,都是对网络(或系统)可用性的攻击行为;在网络运行正常情况下,因为断电导致的业务系统中断服务,也是导致网络(或系统)可用性指标下降的重要因素。

(4)可控性,是指对在网络系统中的信息传播及具体内容能够实现有效控制的特性,即网络系统中流通的任何信息要在一定传输范围和存储空间内可控。

(5)可审查性,也称不可抵赖性,是指在出现网络安全问题时能够为审计活动提供有效的证据的特性。CA认证体系和区块链技术的数字签名技术,可以有效地解决网络行为的不可抵赖性。

根据网络安全等级保护要求,医院的网络信息安全必须分级分类进行保护,表4-1给出了各级医院、公共卫生机构和医疗卫生管理部门所建立的核心/非核心信息系统的安全等级划分清单,可供相关医疗机构在建立信息安全保障体系时参考。

表4-1 医院信息系统分级保护清单

用户类型	系统类型	等级	相关系统
医院(三级及以上)	核心信息系统	三级	HIS、EMR、LIS、RIS、PACS、CIS、集成平台、数据中心、核心网络平台、移动服务平台App、互联网医疗等
	非核心信息系统	二级	CRM、HRP、体检系统、监控系统、门户网站、内部OA系统、财务管理、物资管理、采购管理等系统
医院(二级及以下)	业务系统	二级	HIS、EMR、PACS、门户网站、内部OA系统、财务管理、物资管理、采购管理、网络平台等
公共卫生机构	核心信息系统	三级	疾病预防控制信息系统(含子系统)、免疫规划信息管理系统、妇幼保健信息系统、卫生监督信息系统、计划免疫信息系统、社区卫生服务中心与专业站所核心业务系统等
卫健委	核心信息系统	三级	区域全民健康信息平台、社区卫生信息系统、卫生统计直报信息系统、卫生健康委门户网站
	非核心信息系统	三级/二级	OA、E-mail等内部办公类系统

以下再对智慧医院在网络运行可用性、运营数据安全和患者隐私信息安全三方面的安全特性进行描述,作为上述五个特性的补充分析。

4.2.1 医院网络运行可用性

医院网络的运行可用性,实际上是指在供电系统正常的情况下,保证在医院网络(有线/无线)上运行的各类业务信息系统的正常运行的特性,不会因为网络光纤链路故障、数据通信网络故障、无线网络热点故障而影响医疗服务业务的运行,不会因为网络系统受到黑客攻击、病毒入侵、勒索攻击等破坏性行为导致业务中断。

网络运行可用性 =（网络总运行时间 − 网络无效时间）/网络总运行时间

可用性指标小于 1。

要提高医院网络运行的可用性，可以采用双回路光纤网络链路配置以及一些常用的网络安全设备和系统，在第六章的信息安全技术体系中将有详细描述。

对于因网络受到黑客攻击或其他原因导致的中断，要提高网络运行可用性，就必须拥有强大的网络安全事件应急处置能力，要有快速应变的应急预案和专业队伍。

4.2.2　医院运营数据安全

医院运营数据可以是医疗过程信息、处方数据，也可以是患者及家属的隐私信息，还有医院物资药品采购、消耗、价格等敏感数据。保护医院运营数据安全，是指在不影响业务流程和数据流通正常运行的情况下，有效地保护医院运营的敏感数据资产，对敏感数据的扩散及滥用风险实施快速响应。

一般而言，内部技术管理人员的网上行为以及可能发生的系统数据库权限滥用问题，是医院保护运营数据安全的重点工作。

以防范处方统计行为即"防统方"为例，据搜狗百科对"防统方"的解释，防统方是根据医疗行业及其应用系统的特点，以操作行为的正常规律和规则为依据，对相关计算机系统进行的操作行为产生的动态或静态痕迹进行监测分析，发现和防范内部人员借助信息技术实施的违规和犯罪行为。对信息系统运行有影响的各种角色的行为过程进行实时监测，及时发现异常和可疑事件，避免内部人员的威胁而发生严重的后果。为此，我们需要采取措施以防止以下行为发生：一是绕开应用系统直接访问数据库中的统方数据；二是利用处方查询业务中的合法数据库用户身份在应用中进行间接统方。

内部人员可能出现的以下违规行为，被认为是来自内部人员的数据安全风险：

（1）通过访问业务系统获取医院运营数据。

（2）对业务系统及其主要数据进行页面录屏或拍照，获取相关信息。

（3）下载医院的业务应用软件，侵犯软件版权。

（4）利用后台工具直接查询各类数据库，窃取有价值信息。

（5）通过后台下载导出数据库，窃取医院运营数据。

（6）在开发测试环节导出敏感数据。

（7）利用数据挖掘工具导出数据，甚至远程实施。

对这些数据安全风险，需要使用双因素认证、弱口令清除和僵尸账号管理等手段加强对内部工作人员的管理，同时配合相应的技术手段加以防范，如通过数据库审计系统追踪内部人员的使用行为，防止数据外泄。

此外，医院以前购置的数据备份系统，因为备份机制效率低，系统功能低下，或者物理故障等，导致无法验证备份数据的有效性，常常出现没有按备份策略完成系统和数据备份任务的情况，有些备份系统无法提供实时、简便、快速的恢复功能，这都是医院运营数据安全保障需要面对的风险。

4.2.3 患者隐私信息安全

随着互联网应用服务在经济社会运行中越来越普遍，也随着法治观念的日益普及，人们越来越重视自己的隐私权保护问题。根据相关法律法规，患者拥有保护自身的隐私部位、病史、身体缺陷、异常生理特征、特殊经历、遭遇等隐私不受任何形式的外来侵犯的权利。

在医疗服务过程中，在门诊、住院、体检、放射科等场所，在一些特殊病种如精神病、心理障碍、性病、肿瘤病等学科，存在着不少隐私信息保护与被保护的场景。

造成患者隐私信息泄露的根源不少，例如医护人员、医学实习生、外聘护工等可能在有意无意间未经患者同意透露患者的疾病情况；患者床头卡记录患者姓名、年龄、性别、疾病名称、护理级别、病情等信息；在临床教学中涉及更多的患者隐私问题，甚至容易被医学实习生扩散；产妇及新生儿的信息被泄露，可能给产妇及家属带来很多骚扰；医院宣传医生时可能会无意间泄露患者隐私；医生在治疗疾病过程中超范围检查患者身体也属于侵犯隐私行为；等等。

此外，在医疗记录中也包含患者甚至家属的大量敏感信息，包括手机号码、家庭地址、出生日期、家庭成员、药物禁忌、病例病史等隐私信息。这也意味着，作为支撑医院医疗、服务、科研工作正常运行的信息系统及其数据库，记载了大量的患者及其家属的个人信息和与疾病相关的隐私信息。因为网络安全保护不到位，操作人员不注意保密，或者因为弱口令问题、密码被人窃取而进入医生护士工作站窃取患者数据等现象不时发生，这些问题在各地举行的网络攻防演练活动、HW行动中反复出现，是最常见的也是极易忽视的泄露患者隐私信息的渠道。

因此，信息技术部门在信息系统和数据库的建设、运行、维护过程中承担了保护患者隐私信息的重要角色。

4.3 智慧医院面临的安全风险

随着"互联网+医疗健康"和智慧医疗、服务的蓬勃发展，健康医疗领域的各种新业务、新应用不断涌现，健康医疗大数据的深度应用在带来健康福音的同时，其全生命周期各阶段都面临着越来越多的信息安全挑战。

医院业务信息系统及其运营数据、患者隐私信息等，已逐渐成为不法分子、黑灰产业长期窥伺的主要目标，APT攻击、勒索病毒、木马入侵等攻击手段层出不穷。网络安全威胁将导致医院信息泄露、医疗信息被篡改，严重的将直接影响医院的正常运营。

医院业务信息系统产生的数据量庞大，数据量的激增、访问量的增长直接影响系统平台的性能，严重的将造成系统宕机、服务停用。

图4-2给出了基于医院网络拓扑结构的安全风险分析。

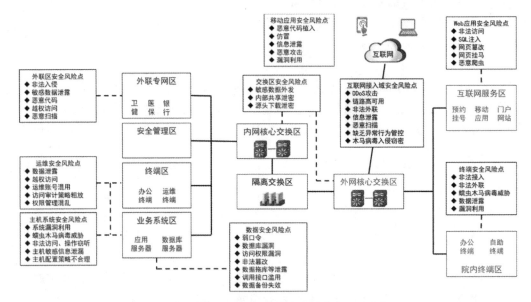

图 4-2 基于医院网络拓扑结构的安全风险分析

通过图 4-2 可以看出，在医院内网的业务系统区、终端区、外联专网区，医院外网的互联网服务区、互联网接入域以及院内终端区，还有核心交换区，都存在不同性质的安全风险。如果我们把医院安全域划分得更细一些，就有更多的安全域面临一些其他的安全风险。

在业务系统区和终端区的安全风险中，①主机系统安全风险作用于业务系统区和终端区，其安全风险点有：系统漏洞利用、蠕虫木马病毒威胁、非法访问及操作窃听、主机敏感信息泄露、主机配置策略不合理等；②运维安全风险也作用于业务系统区和终端区，其安全风险点包括：数据泄露、越权访问、运维账号混用、访问审计策略粗放、权限管理混乱等；③数据安全风险点包括弱口令、数据库漏洞、访问权限漏洞、非法篡改、数据拖库等泄露、调用接口滥用、数据备份失效等。

在外联区的安全风险点包括：非法入侵、敏感数据泄露、恶意代码、越权访问、恶意扫描等。

在互联网服务区的安全风险中，① Web 应用安全风险点有：非法访问、SQL 注入、网页篡改、网页挂马、恶意爬虫等；②移动应用安全风险点有：恶意代码植入、仿冒、信息泄露、恶意攻击、漏洞利用等，有些医院出于方便群众使用无线网络的良好初衷，利用运营商提供的无线路由器建立开放的无线接入点，也是重大的安全风险隐患；③互联网接入域安全风险点含：DDoS 攻击、链路高可用、非法外联、信息泄露、恶意扫描、缺乏异常行为管控、木马病毒入侵窃密等。

在院内终端区，面临的安全风险点包括：非法接入、非法外联、蠕虫木马病毒威胁、数据泄露、漏洞利用等。

在核心交换区面临的安全风险点则包括：敏感数据外发、内部共享泄密、源头下载泄密等。

图 4-2 中描述的不同安全域面临的安全风险，有些是相同的风险和威胁，大部分则是不同的。有些风险是技术层面的，有些风险则是管理层面的。因此，有必要针对这些安全风险，提出不同的应对策略，采取有针对性的技术手段和管理措施。

4.4 融合创新带来的安全风险

新一代信息技术除了最早出现的"大智移云"提法即大数据、智慧城市、移动互联网和云计算之外，还有 5G 通信、物联网、人工智能、区块链、VR/AR、工业互联网、智能视频等技术，这些技术与医院的医疗、服务、管理、运营业务相融合，产生了更多的创新应用场景，而由于新一代信息技术自身的安全漏洞以及融合创新应用带来新的安全隐患，可以预见，这是智慧医院必须直面的更高级别的安全风险。

4.4.1 云计算

云计算平台有基础设施即服务（infrastructure as service，IaaS）、平台即服务（platform-as-service，PaaS）、软件即服务（software-as-service，SaaS）三种基本的云计算服务模式。在不同的服务模式中，云服务商和云服务客户对资源拥有不同的控制范围，控制范围决定了安全责任的边界。

等保 2.0 将"云计算"作为"安全扩展要求"之一，提出了在安全通用要求之外额外需要实现的安全要求。

业界通常认为，云计算安全风险主要包括：因为物理主机与虚拟服务器之间的交流关系导致可能出现的"虚拟化安全问题"；云平台上数据集中带来的用户数据存储、处理及网络传输方面的安全问题，对数据的完整性和保密性变得不清晰；云平台的可用性、可靠性指标高低对用户业务系统运行带来的安全问题；云平台更易遭受网络攻击给用户带来的集中格局下的安全威胁问题；对云平台的日志管理也存在权责问题。此外，在云计算 IaaS、PaaS、SaaS 各层运营服务商和用户之间的安全责任划分、事件处置协调等方面缺乏共识，是云计算面临的一个安全风险；缺乏对企业商密、个人隐私数据保护法律法规的严格执行手段，也被认为是云计算的主要安全隐患之一。

对此，等保 2.0 的云计算安全扩展要求涉及的控制点包括基础设施位置、网络架构、网络边界的访问控制、网络边界的入侵防范、网络边界的安全审计、集中管控、计算环境的身份鉴别、计算环境的访问控制、计算环境的入侵防范、镜像和快照保护、数据安全性、数据备份恢复、剩余信息保护、云服务商选择、供应链管理和云计算环境管理等。

4.4.2 物联网融合

物联网是通过射频识别（radio frequency identification，RFID）、红外感应器、全球定位系统、激光扫描器等信息传感设备，把任何物体与互联网相连接，以实现对物体的智能化识别、定位、跟踪、监控和管理的一种网络。

物联网技术对智慧医院建设而言是一种基础设施,在数字化手术室、手术示教远程会诊、ICU重症监护、医院物流系统、医院物资管理、医院视频安防系统等方面的建设,具有非常重要的作用。例如,在患者身上佩戴穿戴式设备,在物品上安装电子标签、传感器,可实现对医院的人和物的精细化管理,提高医护管理水平。

正因为物联网技术在医院的广泛应用,也使得物联网医院面临更多的安全威胁。物联网在感知层采集的数据格式多样化,来自各感知节点的数据量庞大且为多源异构数据,带来网络安全问题将更加复杂;不断增长的、不同类型的物联网互联设备为网络黑客提供了各种可能的网络攻击入口;物联网设备的异构接口、软硬件组合也对保护这些软硬件系统带来了很大的挑战,攻击者可能对设备做未被授权的控制或者非法访问系统数据;还有拒绝工作、拒绝服务、节点欺骗、网络中断、网络拦截、恶意代码攻击、路由攻击等感知层的安全威胁;无线接入技术暴露出来的漏洞,则可能导致入侵者窃取物联网设备生成的数据或直接损坏设备。

不同的医疗器械涉及不同的医疗数据,影像系统涉及患者的影像和影像诊断报告,检验系统涉及患者的检验、检查报告及检验结果,等等。需要注意的是,医疗器械厂商在进行远程维护时,因为要读取医疗器械的维护记录和日志报告以分析医疗器械故障原因,因为要读取医疗器械产生的数据以分析器械的有效性,这时候,医疗数据就可能面临非授权访问、不安全链接、隐私数据泄露等安全风险。

等保2.0将"物联网"作为"安全扩展要求"之一,是针对感知层提出的特殊安全要求,与安全通用要求一起构成针对物联网的完整安全要求。物联网安全扩展要求涉及的控制点包括:感知节点的物理防护、感知网的入侵防范、感知网的接入控制、感知节点设备安全、网关节点设备安全、抗数据重放、数据融合处理和感知节点的管理等。

4.4.3 移动互联融合

在移动互联网时代,移动终端通过无线通道将无线接入设备接入有线网络,无线接入网关通过访问控制策略限制移动终端的访问行为,后台的移动终端管理系统负责对移动终端的管理,包括向客户端软件发送移动设备管理、移动应用管理和移动内容管理策略等。

等保2.0将"移动互联"作为"安全扩展要求"之一,提出了针对移动终端、移动应用和无线网络的特殊安全要求,与安全通用要求一起构成针对采用移动互联技术的等级保护对象的完整安全要求。

在移动互联网时代,就医流程正在发生改变,医疗数据的安全边界变得模糊不清,网络与信息安全的防护范围越来越大,难度也在不断增大。据分析,医疗行业面临的安全风险隐患包括非法窃取患者及家属信息、诊疗记录等,进行精准诈骗或恶意营销;移动App运行设备易感染病毒、木马,造成用户信息泄露、资金损失;算法密钥保护强度弱,存在泄露风险,容易造成本地数据和网络数据泄露;核心代码保护方案不完整，难以对抗高技术的黑色产业组织，造成医院资产损失；医院方便就诊患者及家属使用的无线接入点，因为采用了简单的弱口令密码，也成为网络安全的主要风险之一。

对此，等保2.0的移动互联安全扩展要求涉及的控制点包括无线接入点的物理位置、无线和有线网络之间的边界防护、无线接入网关处理能力、无线和有线网络之间的访问控制、无线和有线网络之间的入侵防范，移动终端管控、移动应用管控、移动应用软件采购、移动应用软件开发和配置管理等技术保护要求，对应用软件分发运营商选择、移动终端应用软件恶意代码防范等管理要求也做了规定。

4.4.4 互联网医院

国务院办公厅在关于促进"互联网＋医疗健康"发展的意见中，要求建立完善个人隐私信息保护制度，加强医疗卫生机构、互联网医疗健康服务平台、智能医疗设备以及关键信息基础设施、数据应用服务的信息防护，定期开展信息安全隐患排查、监测和预警。受2020年初暴发的新冠肺炎疫情影响，互联网医院建设和移动互联网医疗业务的蓬勃发展，随之而来的网络信息安全风险也日趋增加。

当一家互联网医院上线运行，由于其连接的医疗机构很多，不同医疗机构的各种系统和大量数据资源的互联互通及资源整合，促使本方医院信息系统向院外的相关系统对接，由于不同医疗机构之间的网络安全保障水平参差不齐，互联网医院在网络安全防护方面存在不少"短板"，来自"短板"医院的网络安全威胁可能随时会向"高级别"安全的医院信息网络发起攻击。

互联网医院以及移动互联网医疗业务系统所依靠的系统软件安全风险高居不下，开源系统软件存在的高危漏洞是主要风险，App接口安全漏洞、第三方软件服务商使用的软件开发工具包（software development kit，SDK）安全漏洞/后门、大量使用的API接口软件安全等，也已成为互联网＋医疗健康领域的主要安全隐患。

移动互联网＋医疗健康的应用渠道也存在特别的安全风险，如通过PC端互联网门户网站和移动客户端软件下载渠道实施的安全威胁如钓鱼网站、移动端软件仿冒等，将造成医疗服务中的敏感信息泄露、运营数据被窃取等问题。

移动App违法违规收集/使用患者信息问题很严重，国家工信部等部门不得不出台文件予以清查，如违规超范围收集个人隐私信息行为，借机读取通信联系人信息、用户短信内容等，很多应用让用户阅读和理解服务协议及隐私政策的时间很短，逼迫用户不得不接受根本不理解也不合理的服务协议及隐私政策。

4.4.5 大数据融合

大数据与医疗健康领域的融合，既产生了对人类健康有价值的数据资源，也同时带来了新的信息安全风险。

大数据技术仍有待进一步优化和完善，对医疗健康大数据进行采集、传输、存储、处理、脱敏、利用及销毁等生命周期全过程中所使用的技术，需要采取最合适的技术措施分别施策保护，任何技术手段的缺失或者不够完备，都可能造成数据安全问题。

对智慧医疗、智慧服务过程中产生的医疗健康大数据进行开发和利用，将会引发各种各样的涉及患者隐私信息泄露/滥用的数据安全问题。在巨大的经济利益驱动下，围绕个人信息（尤其是患者的信息）进行采集（窃取）、加工、开发、销售的数据产业链已经形成，众多黑客、广告商、药企、中介及诈骗团伙从中谋取利益。

大数据技术也可能被黑色产业链用来产生新的攻击类型与载体，对医疗健康大数据进行窃取或加工处理。例如，黑产可能利用大数据技术对跨机构科研工作所用的、已经脱敏的患者医疗大数据进行反向处理，重新识别患者的身份信息。

医疗健康数据在跨行业交换共享时也带来了安全风险，医疗保险系统及商业保险公司通过与医院连接的医疗保险信息系统，实时掌握患者的诊疗情况及发生的费用信息、个人信息、健康状况信息、医疗过程信息、医疗费用信息等数据，因而在系统互联互通、数据交换使用、数据存储及销毁等环节就面临着安全风险。

医疗健康大数据中心需要强化其安全保障措施，由于集中存储着包括基本人口学数据、病历数据、健康档案数据等医疗健康大数据，如果存储安全保障体系不完善，或者缺乏加解密技术支持，大数据中心将面临非法登录、越权访问、异常调阅、冒名查询、批量窃取等数据安全风险；如果中心的基础设施存在安全隐患，大数据中心将遭遇服务中断、数据丢失的严重安全事件；如果数据库服务器或应用终端存在系统安全漏洞、病毒感染等问题，则医疗健康大数据将面临被窃取、被篡改或恶意上传等安全威胁。

4.4.6 人工智能融合

人工智能在医疗健康领域的应用场景越来越多，相应带来的安全风险也更新颖、更复杂。

一方面，人工智能技术在数据处理、算法研究、机器学习、高性能计算等方面，都需要强化自身的安全管控能力。另一方面，一些 AI + 网络安全方案利用机器学习方法来提高其产品/系统的安全监测及风险识别能力，但由于这些机器学习系统引入了特定漏洞，也给攻击者留下了可利用的安全漏洞隐患。

根据患者病情和特征（如使用方言的虚拟医疗服务助理）提供个性化的智能诊断医疗决策，已成为人工智能在临床科研应用的主要方向之一。但是，在为患者提供精准精细医疗服务的同时，AI + 诊疗系统就需要收集患者的个人信息（含敏感信息），因此，人工智能对患者提供个性化服务的需求，也就对患者敏感信息保护提出了更高要求。

基于公共卫生监测数据、疾病控制中心监测数据的各种智能应用越来越重要，跨机构、跨地域的数据共享需求越来越多，如疾控中心与卫健部门联合医院门诊部的共享数据、结合在互联网上咨询、购买药品的大数据，就可以预测流行病的暴发时点，这种智能应用需要使用各方面拥有的关联数据进行联合训练，这就可能造成数据所有者（患者或药品购买者）敏感信息的泄露，甚至可能为恶意攻击指明目标和方向。

诚然，人工智能技术有其特定的安全风险，但同时也为网络空间安全主动防御的智能化提供了新的技术手段，在攻击预测、安全检测、主动防御和应急响应等环节具有更加优越的技术保障价值。人工智能主动防御系统可通过机器学习方法预判网络攻击事件，结合专家系统给出风险评估和智能决策以抵御网络攻击；可以 7×24 小时实时监控网络平台系统，对网络安全态势进行智能感知，发现问题及时预警并自动启动应急预案；可以利用已有的攻击样本判断攻击类型，实现自动化、智能化的网络安全主动防御；可以实现对网络攻击行为自动触发应急响应，通过人工干预能够快速分析攻击案件本质，为专家系统的应急响应决策提供基础数据支持。

4.5 从"三重防护，一个中心"体系看安全

随着互联网技术的不断创新发展，黑客攻击、网络病毒、信息泄露等信息安全风险隐患及破坏程度也越来越严重，给个人、企业、社会及国家安全造成了极大的威胁。2019 年开始实施的等保 2.0 制度正式出台，提出了"一个中心、三重防御"的网络空间安全主动防御体系的总体安全思维，其中，一个中心是指"安全管理中心"，三重防御是指"安全通信网络、安全区域边界、安全计算环境"。

4.5.1 安全通信网络

等保 2.0 对安全通信网络中的"网络架构""通信传输""可信验证"等提出了具体要求。

对于智慧医院网络而言，来自国际互联网和城域网、医保网的安全威胁并存。由于网络协议自身的弱点、网络操作系统的漏洞、网络系统架构设计的缺陷、黑客恶意攻击、僵尸木马蠕虫病毒攻击、病毒感染以及勒索病毒等问题，加上在网络层面的窃听、重传、伪造、篡改、非授权访问、拒绝服务攻击等行为，已严重威胁到医疗机构业务的正常运行。

网络平台的安全包括网络架构、网络系统的安全，是整个网络安全的基础条件。

安全的网络架构应采用分层的体系结构，便于安全控制和维护管理，并应配置双回路冗余链路及防火墙、入侵检测防护等安全设备。

安全的网络系统主要包括访问控制及内外网隔离、内网分域隔离及访问控制、网络安全检测、监控与审计、网络防病毒等方面内容。

在安全通信网络方面的主要网络与信息安全技术包括：访问控制技术、入侵检测技术、内外网隔离技术、安全审计技术、安全性检测技术、防病毒技术、终端安全技术、数据传输安全技术。这些技术将在第六章详细介绍。

4.5.2 安全区域边界

等保2.0对安全区域边界中的"边界防护""访问控制""入侵防范""恶意代码和垃圾邮件防范""安全审计""可信验证"等提出了具体要求。安全区域边界不仅包括互联网接入和医院网络出口的边界,也涵盖了与外部系统的边界、内部不同安全域(如服务器区与办公区)。

在网络边界可能存在的安全风险包括:

(1) 互联互通的网络边界位置缺乏有效可控的访问控制手段。

(2) 未能对非法接入网络、非法内联设备、使用不安全的无线网络等行为实施有效的控制和管理,缺乏严格的行政处罚措施。

(3) 对高安全等级的应用系统未采取协议转换与隔离措施。

(4) 网络中未建立起能够抵御内外部网络攻击、恶意代码攻击的能力,缺乏或缺失网络安全审计日志。

举例说明,为推动医疗资源的均衡配置,我国正在推动医联体和医共体的发展模式。以医联体为例,可以看到网络边界安全防护能力建设非常重要,因为通过医联体网络及信息交换平台实现互联互通的各级各类医疗机构,任何一家机构的网络安全短板就决定了整个医联体的安全防护水平,这对医联体网络及信息交换平台、核心医院的信息安全治理体系都是一个严峻的考验。

因此,在医联体云平台的安全保障体系中,通过加强网络边界安全综合防护能力建设,能够自动发现存在安全隐患的终端,提高互联网应用服务器和操作系统的加固能力,保障医联体云平台上信息系统的安全可靠运行;提高数据安全、隐私信息保护和数据库审计能力,实现医疗健康数据的完整性、保密性。通过建设医联体网络安全监控平台,对医联体内所有被监控单位的IT资产、信息系统和数据流量进行监测,如僵木蠕毒监测、DDoS攻击监测、高级持续性威胁(advanced persistent threat,APT)攻击监测、网站安全监测(网页篡改、网站漏洞、网站挂马、SQL注入、XSS跨站脚本攻击)等,这也是网络边界安全综合防护能力建设的重要环节。

4.5.3 安全计算环境

等保2.0对安全计算环境(网络、安全、主机设备)中的"身份鉴别""访问控制""安全审计""入侵防范""恶意代码防范""可信验证""数据完整性""数据保密性""数据备份恢复""剩余信息保护""个人信息保护"等提出了具体要求。

在安全计算环境中部署的设备中存在不少安全隐患,包括:弱口令或相同口令或保留默认口令,缺乏鉴别信息防窃听措施,没有安全审计措施或审计记录不满足保护要求,设备开启了多余的服务且存在高危端口,没有管理终端的限制措施,互联网接入设备存在高危漏洞未修复,存在可被利用的高危漏洞,缺少对恶意代码的防范手段,未采用多种身份鉴别技术组合(含密码技术)进行身份认证,等等。

这些安全隐患必然导致网络和主机设备极易遭受攻击，甚至安全设备自身也难免被侵入；中间件产品、数据库管理系统以及应用软件的安全漏洞（含应用系统设计的漏洞）更容易被网络攻击者利用，从而导致网站面临网页篡改、注入风险和数据泄露事件高发的危险；这几年，医疗行业的网站和政府网站、教育机构网站等一样，都成为境外组织有目的的重点攻击对象，且网站的网页篡改手法多变，勒索病毒更成为医院频繁遭受网络犯罪分子攻击的安全事件。

此外，在数据交换过程中会出现攻击者摆脱原始数据提供方的控制，利用不同来源数据进行碰撞获取被保护信息的可能。例如，数据交换虽然对客户的身份信息进行了脱敏加密，但有时交换数据中会包括移动通信平台的账户加密字符串，这个字符串可以利用数据黑市上的数据集进行碰撞，从而获取客户的真实身份信息等敏感数据。

4.5.4 安全管理中心

等保2.0对安全管理中心的"系统管理""审计管理""安全管理""集中管控"等提出了具体要求。

针对系统管理、安全管理、审计管理用户的特权管理及审计存在的安全问题，很多医院的信息管理部门都存在诸如身份鉴别、权限限制、安全审计及职责划分方面的安全漏洞。例如，未做集中的身份鉴别统计分析，未开展及时的操作记录审计，日志留存和保护未能做到全流量全操作或保留时限不足，安全策略的配置、参数设置、授权及安全配置检查和保存等工作存在不严谨不规范的问题，等等。

同时，很多医院的信息网络架构中未进行合理的安全域划分，没有相对独立的网络管理区域；未通过加密技术对通信路径中的信息进行加密的方式来保证信息传输路径的安全性；未对网络链路、网络设备、安全设备、服务器及应用系统的运行状态进行实时的集中监控；未对网络设备、安全设备、服务器及应用系统的各种日志进行集中、实时的审计分析；未实现对各类型设备安全策略的统一管理；缺乏对网络恶意代码防护设备、主机操作系统恶意代码防护软件的病毒规则库的统一升级策略；对各类设备的补丁升级未能实现集中或自动管理；未建立集中管理监控中心，对医院网络平台的各类安全事件进行实时的识别、分析和报警。

这些年，国家建立了医疗保障信息平台，为业务办理标准化、监督管理智能化、公共服务便捷化、决策分析精准化提供信息化支撑，为各级政府医保部门打造了一个数据全面共享、标准全面应用、业务全域联动、知识全域分享、能力快速传递、政策快速执行的信息载体。为这个医疗保障信息平台建立相应的安全保障体系，建立统一运行规范、技术标准的各级安全管理中心，确保平台以及与该平台互联互通的所有机构的网络及应用系统的安全运行，确保各级医疗机构的健康医疗大数据安全，是非常重要的。

4.6 存在的安全隐患及问题

在前面几节，我们已经对智慧医院面临的安全风险及威胁进行了较为详细的梳理和分析，本节将分析智慧医院在各层面存在的安全隐患及问题，为后面的信息安全治理体系的总体设计提供依据。

4.6.1 网络安全行业的不规范管理

2019 年 11 月，国家网信办就网络安全行业发布威胁信息的不规范行为，推出了《网络安全威胁信息发布管理办法（征求意见稿）》并回答了记者的提问，分析了因为不规范发布网络安全威胁信息所造成的安全风险及隐患。

例如，有的机构或个人打着研究、交流、传授网络安全技术的旗号，随意发布计算机病毒、木马、勒索软件等恶意程序的源代码和制作方法，以及网络攻击、网络侵入过程和方法的细节，反而为恶意分子及黑产从业人员提供了技术资源，降低了网络攻击的技术门槛；也有组织或个人未经网络运营者同意，公开网络规划设计、拓扑结构、资产信息、软件代码等属性信息和脆弱性信息，极易被恶意分子利用威胁网络运营者网络安全，特别是关键信息基础设施的相关信息一旦被公开，危害更大；部分网络安全企业和机构为推销产品、赚取眼球，不当评价有关地区、行业网络安全攻击、事件、风险、脆弱性状况，误导舆论，造成不良影响；部分媒体、网络安全企业随意发布网络安全预警信息，夸大其危害和影响，也容易造成社会恐慌。

因此，智慧医院负责网络与信息安全工作的领导及其主管科室，应当密切关注网络与信息安全行业的信息动态，当有网络安全威胁信息发布时，务必认真研究并采取恰当措施，尤其要防范可能发生的利用安全威胁信息进行网络攻击的手法。

4.6.2 认识不足且重视不够

对网络安全和信息化工作的地位作用认识不到位，对国际网络空间安全格局及严峻形势认识不清，对来自内部、外部的安全风险及威胁认识不足，对本单位网络安全体系建设重视不够，一直是那些网络安全工作做得不够好的医疗机构领导层的共同问题。

据调查分析，近两年来有些级别不高的医院即使遭受了勒索软件的攻击，但因为在相关机构的合理处置下侥幸过关，也没有产生真正的经济损失，使得医院领导层对网络安全风险隐患的认识依然模糊，对安全治理体系建设还是没有重视起来，安全漏洞依然存在。

医院的信息技术部门对网络安全体系建设缺乏深入研究，总体设计做得不到位。大多数院级领导对信息化和网络安全专业知识了解不多，存在畏难情绪，如果侥幸没有遭受网络攻击或勒索病毒侵害，甚至不想投资建设完整的网络安全体系。

医院领导和部分科室对智慧医院所使用的信息技术以及高科技医学检验仪器、检测设备之后带来的网络及信息安全威胁认识不足，不了解包括数字摄像头、物联网终端以及医用智能控制系统等物联网产品应用所带来的安全漏洞，尤其对连接在医院内网上的医学检验仪器、检测设备因方便企业技术人员远程维护而打开相关端口的风险也不甚了解，更没有将这些产品和系统纳入统一的信息安全治理体系框架进行集中管控，从而极易形成巨大的信息安全隐患。

网络安全保障措施力度不够，建设或升级改造资金投入不足，安全体系运维经费不足以保障医院的安全可靠运行。

医院的信息化人才队伍建设滞后，网络安全专业人员配备不足，缺少技术培训、进修机会，安全专业素养与新形势下的网络空间安全防护要求不相适应。

4.6.3 安全管控层面的隐患

根据相关医院实施等级保护的经验，总结出以下在安全管理与控制方面的不足，存在这些问题的医疗机构均被列为处于高风险状态，需要引起医院的高度重视。

（1）对建立了安全等级为二级（含）以上信息系统的医院来说，一是未建立可操作性强的安全管理制度，或者这些制度对现有信息系统缺乏针对性保护措施；二是未定期组织开展与安全意识、安全技能、安全应急相关的培训；三是未建立外部人员接入受控网络的管理制度和审批流程，缺乏使用记录留痕管理；四是存在弱口令和移动介质管理方面的问题，缺乏对移动介质接入计算机的自动检查和控制。

（2）对建立了安全等级为三级（含）以上信息系统的医院来说，一是未成立管理和指导网络安全工作的领导小组，院长不是组长或未授权分管副院长担任组长；二是缺乏对运维工具的有效管控和审批流程，未能保留可审计的操作日志文件，操作结束后未能及时删除工具中的敏感数据，对运维工具未定期进行病毒检测、漏洞扫描等；三是缺乏对设备外联的管控措施和授权、审批流程，未配备安全准入系统，未定期巡检且无技术手段对违反网络安全策略的行为进行有效控制、检查和阻断。

（3）对安全等级为二级（含）以上的信息系统来说，一是没有外来接入设备恶意代码检查措施，未在管理制度中明确外来计算机或存储设备接入安全操作流程，外来计算机及存储设备接入网络前未进行恶意代码检查；二是没有建立变更管理制度，或变更管理制度中无变更管理流程、变更内容分析与论证、变更方案审批流程等相关内容且实际变更中无任何流程、人员、方案等审批环节和记录；三是未制定重要事件的应急预案或应急预案内容不完整，未明确重要事件的应急处理流程、系统恢复流程等内容，一旦出现应急事件，无法合理有序地进行应急事件处置过程。其中，三级（含）以上系统还要定期培训与演练（至少每年一次），未根据不同的应急预案进行应急演练，缺少应急预案培训和演练记录。

（4）对二级（含）以上医疗行业云计算平台来说，一是运维方式不当，运维地点不在中国境内且境外对境内云计算平台实施操作运维又未遵循国家相关规定；二是医疗服务数据的存储未按照国家相关规定，造成数据流出境外。

4.6.4 安全技术保障能力问题

根据国家网信办、工信部、公安部等部门的综合调研评估，经过十余年的艰苦努力，在国家层面已基本建立起覆盖互联网、移动网、电信网的全方位、多层次、立体化的网络与信息安全技术保障体系，以关键基础软硬件和安全核心技术为突破口，重点研发并强化了安全漏洞挖掘、网络攻击溯源等核心安全技术，大大提高了网络安全主动防御能力，网络与信息安全监测预警和应急处置能力得到了有效提升，使我国在网络空间安全的技术保障能力得到显著增强。

但是，在很多基层单位包括各级医疗机构，对信息技术基础设施、系统软件、终端产品等各种 IT 设备及其构成系统后的可靠性保障能力都偏弱，这与作为关键信息基础设施之一的医疗机构的地位作用并不相称。譬如，核心网络平台及链路没有建立双回路结构，网络边界安全设备也没有双回路保障，重要核心信息系统、数据库管理系统、应用服务器等缺乏高可用架构支撑，等等。

尽管基于 SNMP 协议制定网络安全设备联动策略是业界的共识，但因为大多数医院的网络安全防护系统多采用分期建设的方式，加上择优选择不同厂商的最强安全设备或系统，导致将各类网络安全设备集成在一个网络拓扑结构上，却很难获得各安全厂商一致同意去建立安全设备/系统联动控制策略与机制，大多数设备/系统往往都属于"单兵作战"而不是"协同作战"。

由于缺乏统一的规划设计，或者经费的分散投入，或者安全设备/系统厂商之间存在的商业利益矛盾。例如，因为安全运维或安全运营投入经费不足，导致安全技术体系建设存在"短板"问题，或者第三方外包服务团队的水平和能力不高，等等。总之，不少医院的网络与信息安全保障体系（技术与管理层面）建设都没有完全达到等保 2.0 的测评要求，安全短板问题仍有待解决，这对医院能否建立起与智慧医院发展相适应的网络与信息安全保障能力是一个严峻的考验。

网络与信息安全保障能力的建设，一方面需要领导层的高度重视和资源支持，另一方面也很大程度上取决于专业人才的知识储备和安全事件的应急处置能力，同时会直接受到运维团队协同作战能力以及协同运作机制的影响。

需要引起医院领导层注意的是，专业人才的安全知识与技能，不是通过学习教科书就可以轻松得到提升的，因为信息技术的飞速发展，网络安全领域"矛"与"盾"之间的比拼，催生了越来越多的攻防技术，如果不积极参加专业技术领域的学习、进修、技术研讨活动，不积极配合参加国家相关机构对网络空间安全体系所组织的攻防演练活动，不断提高安全意识和积极防御、主动防御的技能，就无法造就具有网络安全意识、攻防技术能力和协同作战能力皆优的专业人才队伍。

4.7 安全治理短板及连锁反应

4.7.1 安全保障措施缺乏统一规划设计与部署

在智慧医院的总体框架中，各层都部署了信息技术装备和应用系统，建立了健康医疗业务数据库，构成了重要的医院信息资产、数据资产，这些资产都需要网络安全设备或系统进行安全防护。

目前，业界的通常做法是根据医院网络拓扑结构，按照安全域的划分原则和保护对象的属性，安装或配置相应的网络安全设备/系统。尽管这样的部署方式具有其合理性，但依据等保2.0要求，很多网络安全建设项目并不能保证将不同安全保护等级的信息资产划分在对应的安全域中，使得安全防护手段可能出现"过保护"或"欠保护"现象。

更为科学的做法，应当按照智慧医院的六层架构以及合理划分的安全域，在二维平面上将不同安全保护等级要求的信息资产进行排列组合，找出各种安全设备/系统部署位置的合理性，防止出现重复配置问题，并研究出安全设备/系统之间需要建立的协同、联动机制。

在可能存在的"欠保护"状态下，要认真研究一旦出现安全防护短板，安全威胁以此短板为"突破口"进而攻击智慧医院的信息技术装备或应用系统的可能性。例如，因为医院部署了物联网技术系统（如智能安防监控系统、医疗检验检测仪器、穿戴式监护终端、智能楼宇控制系统、智能立体停车系统等），安全威胁从物联网技术系统侵入智慧医院的核心业务系统，也不是没有可能的。

4.7.2 未能建立起有效的安全治理体系协同运行机制

信息安全治理体系由技术体系、建设管理体系、运行管理体系、运营管理体系和应急管理体系组成，这是网络安全界取得的基本共识（详见第六章至第九章）。

智慧医院信息安全技术体系是按照六层架构进行规划设计的，构成了相对完整、合理的安全设备/系统配置，对各种安全设备/系统的功能进行合理配置以确保它们之间不产生冲突是基本要求，对各种安全设备/系统的性能指标进行匹配以确保"不产生瓶颈"及"无太大冗余浪费"，则是设计者应该重视的细节问题。

建立一个运作顺畅的建设管理体系和运行管理体系，除了要考虑依法合规建设、达成项目管理目标任务、确保项目运维工作规范有序之外，更重要的是在建设实施与运行维护过程中所采取的各项工作措施，能够在协同运行机制下促进业主、设计单位、产品厂商、实施单位和监理方协同合作。相反，医院如果不能在安全项目建设与运行管理环节推动建立各方协同运行的机制，就有可能使项目建设与运行维护工作脱节，留下安全隐患。

最近几年，在智慧城市安全运营服务的实践中产生的安全运营服务标准规范、安全运营管理中心等统一安全服务模式，与等保2.0制度提出建立安全管理中心的要求高度一致，有可能成为智慧医院在信息安全治理体系中的重要环节。安全运营中心在日常运行维护、安全态势感知、威胁情报共享、安全事件预警、安全应急处置等方面，可以发挥出组织、管理、协调、指挥、调度的核心作用，因此，在安全运营与应急管理工作中，同样需要建立起多方协同运行的机制。

4.7.3 安全管理与外包服务的关系不顺、责任不清

这是一些医疗机构在信息安全治理体系建设过程中经常碰到的问题，就是医院信

息管理部门对网络与信息安全的管理工作，与安全外包服务的过程存在一定的"脱节"。

一是管理制度不少，也可能很严格，但因为管理细则制定得不够严谨，容易产生安全治理"漏洞"；二是安全系统建设方、产品厂商、集成商、运维服务提供商等多方关系交织在一起，有可能出现责任不清的问题，甚至会出现究竟是计算机设备/系统软件出了问题，还是网络安全设备/系统出了故障的疑问，导致在需要紧急处理安全事件并防止发生衍生问题的时候，往往缺乏一个"领军式"人物，延误了事件处置进度；三是因为不同合同设定的责任边界、任务接口不明确，导致相关方的关系不顺，造成工作推诿等问题，可能出现管理和技术层面的安全盲区，例如医联体网络及信息交换平台与中心医院的安全防护边界问题。

4.7.4 全员安全意识不强

因为使用医院信息系统的人员专业的不同，使得建立"全员安全意识"成为保障网络安全的最为基础的条件之一。

例如，常见的安全意识不强的现象就是可能有人使用无线上网、移动介质等方式进入医院应用系统，也有使用最容易破解的弱口令对终端和服务器进行访问，还有长时间不进行打补丁、补漏洞的安全操作。

医院业务部门、骨干医护人员在使用信息系统时对信息安全管控措施的理解不够，因为业务需求的迫切性而对业务软件的漏洞、后门管控要求不高，甚至因此与医院信息管理部门产生误会和冲突。

对网络黑客、骗子利用所谓"社会工程学"（如电话、电子邮件、不明链接等）诱惑认识不清，长时间没有利用正确的病毒查杀软件进行杀毒处理，致使网络内的计算机设备被动地安装了恶意软件，甚至成为僵木蠕攻击的帮手。

对一些可信网站（如医学领域的知识更新类网站）放松警惕，在外部网站要求使用登录名和密码时使用了医院网站（或应用系统）的真实名称和密码，或者被网站诱骗安装了新的免费应用程序，也可能被恶意程序所"俘获"。

需要注意的是，即使在医院内部网络，系统管理和应用服务的账户也不应该使用相同的密码，而且应该妥善保管核心密码（口令）。在2021年某地举行的一次网络攻防演练活动中曾经发生了一个案例，就是某医院的系统管理员将一个系统级的强口令密码记在一个文本文件中，因为被黑客利用一个未打补丁的系统漏洞找到了该文件，由此打开了内部数据库，获取了数万条医疗服务数据。

这几年，国家已明确了"网络安全和信息化是一体之两翼、驱动之双轮"的总要求，也正在通过对国民的宣传教育来达到提高网络安全与总体国家安全观的认识，相信在不久的将来，整个社会信息安全意识淡薄、心理不设防、和平麻痹思想严重、有密难保等问题会得到有效的治理。

第 5 章 信息安全治理体系总体设计

智慧医院信息安全治理体系包括技术体系、管理体系、运营体系和应急体系，本章的总体设计所提出的目标、原则和框架等，是后续章节必须遵循的内容。

5.1 建设目标与原则

5.1.1 建设目标

以总体国家安全观为指导，全面贯彻实施网络安全法、网络安全等级保护基本要求、关键信息基础设施保护条例、密码法、个人信息保护法和数据安全法等法律法规，建立健全医院的网络与信息安全管理体制机制，高度重视新兴技术应用带来的安全风险隐患，强化医院信息基础设施防护体系和能力建设，统筹规划和建设医院网络与信息安全技术体系，构建医院网络安全管理与运营服务体系，着力提升网络安全威胁态势感知和安全风险隐患监测预警能力，加强医院重要数据资源和医患个人隐私信息的安全保护，制定完善的应急处置预案，开展网络安全事件处置应急演练，提升医院网络与信息安全应急处置能力，建立起与智慧医院总体框架相匹配，能够有效支撑智慧医院的医疗、服务、管理、运营目标任务的信息安全治理体系，达到"体系有效、行为合规、动态可控、监管有力"的基本要求。

5.1.2 建设原则

（1）总体规划，分步实施。从总体上看，大多数医疗机构在网络与信息安全系统建设进程中，在"碎片化"的技术方案和安全产品的影响下，缺乏基于信息安全治理理念的总体规划设计，往往都是"头痛医头脚痛医脚"式的网络安全项目建设，造成不同时期的安全建设项目无法进行有效的整合，技术产品/系统各自为战，难以形成安全技术合力。

因此，在建立智慧医院信息安全治理体系的过程中，开展安全体系的总体规划与设计，根据医院网络安全现状和资金的分期投入实际，按照"急用先行"和"优先补短"的实施策略，先建立基础的安全体系以保证基本、必需的安全需求，再分步建设整体的网络与信息安全保障体系。

（2）依法达标，行为合规。近几年，在总体国家安全观的指导下，国家颁布了一系列网络安全法规和标准，医院必须严格遵循法规标准去建设智慧医院信息安全治理体系。总体上要依照《网络安全法》的要求，具体要按照等保 2.0 制度和《关键信息基础设施保护条例》的要求分级分类建设，要利用密码技术实现对医疗数据的加解密，依照《个人信息保护法》保护患者及家属的隐私信息，在《数据安全法》的框架内实施健康医疗大数据的保护。

同时，要对智慧医院建设的相关方实施"行为合规性"管理，制定内部人员的行为规范。通过建立行为合规管理体系，对参与安全保障体系建设和运维服务的医院信息管理部门、应用及数据服务商、网络及安全服务商、产品厂商、第三方运维服务商、应急响应团队推行规范化管理，防范来自内部的安全风险隐患。

（3）技术先进，体系有效。要通过深入细致的技术研究和市场调研，确保采用的安全技术产品/系统的先进性，确保所选择的技术体系及构成体系的产品/系统组合起来的合理性，确保建立起产品/系统之间的联动机制。建立"云管端"的网络安全技术架构，全面满足智慧医院六层架构的安全保障需求，实现不同安全域的分类分级安全保障目标，保护智慧医院数据资产安全。

信息系统固有的漏洞构成了系统的脆弱性，因此要参考网络与信息安全的"木桶原理"对安全体系进行全面、均衡的设计，充分、全面地对信息系统的安全漏洞和风险威胁进行分析评估，以建立起能够有效制止常用攻击手段的安全管理机制和安全运营服务。

（4）过程管理，动态可控。建立健全智慧医院信息安全治理体系的建设、运行、运营和应急管理的过程管理体制机制，把安全治理理念贯穿于整个医院信息化建设的全生命周期，强化信息系统全生命周期各阶段的安全风险管理，要根据网络安全形势的变化不断调整安全措施，把网络安全的"可控性"特征延伸到对网络、信息、数据等资产安全以及网上行为的动态管控措施中，实现安全指标在整个体系中的自动化预警，实现网络与信息安全的动态可控。

（5）持续验证，监管有力。随着新一代信息技术的融合发展以及新基建项目的深入推进，由零信任网络访问（software defined perimeter，SDP，软件定义边界）引出的零信任理念和架构已被列为网络安全需要突破的关键技术。身份管理是零信任的基础，对智慧医院的所有用户实施统一的身份认证和权限管理，并在网络和系统连接中进行持续验证，能够有效保证医院信息系统和数据的安全。同时，要通过身份认证、权限管理以及网络日志分析、数据库审计分析等手段，对医院用户、公司人员在医院网络上的行为进行统一监管，发现问题及时预警和处置。

（6）安全运营，重在治理。智慧医院的信息安全运营体系的建设，要坚持"事先防范、事中控制、事后处置"理念，以安全治理为中心、安全态势为导向、安全应急为目标，在人员、技术、过程、管理、应急各方面不断完善治理体系架构，提高各类人员协同作战能力，满足运营体系的系统性、动态性和实战性需求，提升医院网络与信息安全的主动防御水平，实现医院信息安全治理能力的现代化。

5.2 总体安全需求

5.2.1 业务第一，灾备支撑

医院是救死扶伤的一线单位，事关人民群众的生命健康和家庭幸福，因此，医院信息化系统作为支撑医疗、科研、服务、管理各项业务的平台与工具，强化网络安全、数据安全保护，确保业务系统的正常运行和高可靠性、高可用性，是医院总体安全的关键。对于安全等级在 3 级及以上的信息系统，必须高度重视灾难备份与恢复体系的建设，确保业务连续性。使用医疗云的时候，也需要建立保障业务连续性的灾备云架构。

5.2.2 保障远程，支持移动

互联网＋医疗服务以及移动 App 的广泛应用，推动了互联网医院的发展，5G 通信技术推动着医院急救系统向院前急救关口前移，医联体和医共体运营模式也把医院的网络及安全架构向外拓展了边界，既能够方便群众就医，促进医疗技术资源的均衡发展，还能够提高医院护理服务水平。因此，智慧医院对网络与信息安全保障体系的总体设计，必须能够保障远程应用系统的安全，必须能够支撑各种移动应用的安全。

5.2.3 保护隐私，保守商密

医疗机构是接触公众个人信息和隐私数据最多、最全面的单位之一。在互联网应用高速发展、政府监管始终滞后"一拍"的大背景下，保护患者及其家属的个人信息和隐私数据不被非法占用、窃取或贩卖，确保患者及其家属不因个人信息泄露而遭到黑产人员欺诈、诱骗所导致的经济损失，也不因隐私信息泄露而受到歧视或胁迫，保护医院科研、管理和运营数据不被泄露和非法窃取，保护医院的商业秘密和运营秩序，是医院信息管理部门及信息安全运维、运营机构的重点任务。

5.2.4 安全定级，测评达标

网络安全等级保护基本要求（等保 2.0）以及关键信息基础设施保护条例都对医疗机构提出了二级、三级信息系统的保护要求，对实施等保 2.0 从定级备案、方案设计、建设整改、等级评测和监督检查五个环节都做了明确规定，提出了等级测评的具体指标。医院信息系统建设和网络安全体系建设，首先必须符合等保 2.0 的基本要求和扩展要求，确保测评达标。

5.2.5 自主可控，安全可信

随着国际政治、经济、军事、文化形势的剧烈变化，在网络安全和信息化领域，针对核心关键技术，我国面临着与美国和西方发达国家之间的激烈竞争，对此，我国提出了信息技术创新发展（简称"信创"）的战略，"国产替代"成为不可逆转的趋势。因此，智慧医院的建设，要按照关键信息基础设施保护条例要求并结合实际需要采购自主可控、安全可信的信息技术装备，同步继续做好医院的信息安全治理。

5.2.6 应急管理，平战结合

根据以往开展的网络安全攻防演练和 HW 行动的经验，平时保持高度的网络安全意识和警惕性，勤查漏洞打补丁，能够大大减少遭受网络攻击的概率。平时多做应急演练多磨合团队，尽可能多地举行渗透性攻防演练，不断修改完善应急预案，到战时就能够从容应对，针对黑客攻击、渗透试探、病毒感染等安全威胁采取对应措施，保护智慧医院的 IT 资产尤其是数据资产。

5.3 智慧医院网络安全管理 5 级评估要求

值得注意的是，2021 年 3 月 15 日，国家卫生健康委员会办公厅发布的《医院智慧管理分级评估标准体系（试行）》中，已将网络安全管理作为独立的业务项目进行评估，对应 1～5 级，评估要点包括基础设施、安全管理、安全技术和安全监测等方面。

1 级评估要求：具有相关计算机、信息系统、信息安全管理制度；医院内部有局域网，部门间网络互相联通；客户端及重要服务器具备防病毒措施。

2 级评估要求：要求成立网络安全领导组织机构，负责统筹规划医院网络安全相关事宜；具有独立的信息机房，主要服务器、存储等设备集中部署在信息机房内；管理信息系统具备清晰的权限管理，能够实现访问控制到个人的细粒度管理。

3 级评估要求：要求信息机房具有高可靠不间断电源、空调，具备专门的消防设施；全部投入应用的管理信息系统列入管理清单，全部信息系统完成等级保护定级、备案，定为三级及以上的信息系统每年进行等保测评；重要管理信息系统的关键网络设备、网络链路采用冗余设计；重要管理信息系统具备应急预案并定期进行演练，当出现系统故障时，可恢复关键业务；实现实名制上网管理、能够审计客户端的上网行为。

4 级评估要求：要求建立健全完整的网络安全制度体系，包括管理策略、管理制度、管理规范、记录表单等；重要管理信息系统每日至少进行一次完整数据备份，同时每年定期进行数据还原演练；管理信息系统实现分域管理，系统之间进行数据交互时进行授权认证；设有独立的网络安全岗位，定期组织安全培训；明晰信息系统权限清单并定期梳理信息系统账户权限。

5 级评估要求：要求重要数据实现不同地点容灾（不能在同一建筑物内）；能够对网络设备、安全管理设备、服务器等硬件的操作行为进行审核并记录，操作行为记录保存六个月以上；能够对信息系统运行进行实时安全监测，具备基本网络安全态势感知能力，能够及时发现网络安全攻击行为并进行有效处置；每年定期对互联网上暴露的信息系统进行渗透测试和漏洞扫描，发现问题及时整改落实；对在互联网上运行的管理信息系统重要数据进行加密传输、加密存储，使用的加密算法符合国家法律法规要求。

5.4 安全分层管控要求

在图 2-3 的智慧医院总体框架中，网络与信息安全保障工作应该得到层层落实，以下列出的是六层框架中需要加以安全管控的任务，其技术体系将在第六章详细介绍。

如果将硬件系统都归类为信息基础设施，则这部分的安全包括物理机房、云计算平台、智能建筑与控制系统、网络架构、无线网络、服务器、数据存储、用户终端等八个方面，如图 5-1 所示。

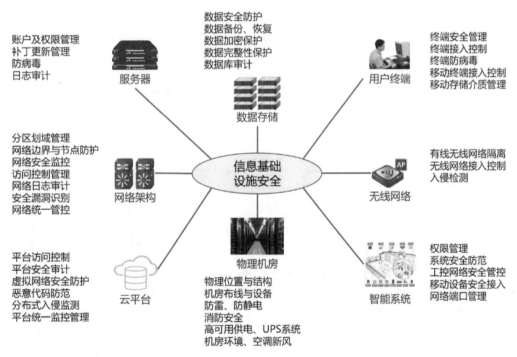

图 5-1 智慧医院信息基础设施安全

5.4.1 基础设施层安全

基础设施层的医疗云、机房设施、空调新风、供电系统、机房监控、网络设备、无线设备、服务器、存储设备、终端设备等，分别与等保2.0的"安全物理环境"、"安全通信网络"、"安全区域边界"和"安全计算环境"中的相关保护要求一致。基础设施层的安防监控、安全报警、智能门禁、停车车库、定位导航、视频会议、广播系统、智能照明、感知设备等，则与等保2.0的"物联网"安全扩展要求基本相同。

物联感知层的安全包括智慧医院重要控制系统中感知设备和执行设备的安全。一般来说，各种传感器的体积较小，在现有技术水平下无法附加认证设备，传感器本身容易受到伪造、假冒和复制攻击以及信息篡改、隐私泄露等威胁。例如，拒绝服务攻击方式经常发生在感知层与核心网络的连接点，当医院物联网的节点数量十分庞大，大量节点的数据传输需求会导致网络拥塞，产生拒绝服务攻击。

因此，保护感知设备的安全就是要保证智慧医院实现对基础设施、环境、设备和人员的识别，实现数据的采集与设备运行的监控，保证数据采集的安全和感知数据的实时准确性。而对执行设备的安全保护，则是应保证对基础设施、环境、设备和人员等要素的合规管理，并使控制过程的执行设备正常运行。

智慧医院运行数据集中存储于云平台上，使医疗云平台成为黑客的主要攻击目标，存在患者隐私和敏感数据泄露、恶意数据注入及高级持续性攻击等安全威胁。因此，要重视并强化医疗云平台的安全保护措施。近年来，使用密码技术保障云平台的安全已取得较好的进展，支撑了云平台的身份鉴别、访问控制、责任认定、数据加解密等安全需求，可有效保障医疗云上的业务系统和数据安全。

5.4.2 网络传输层安全

网络传输（通信）层实现信息传输和汇聚，在医院常见的有光纤网络、无线网络、VPN/专线、4G/5G网、RFID网、PSTN、数字电视、工控网络以及多网融合的网络设施和通信传输，该层面的安全对应等保2.0的"安全通信网络"要求。

由于医院混合网络的传输网络类型多样、传输节点多、数据量大，信息在传输、交换过程中易出现各种网络攻击事件。例如，恶意程序（像蠕虫）在无线网络环境和传感网络环境中有非常多入口，一旦入侵成功，再通过网络传播就变得非常容易，其隐蔽性、传播性和破坏性等比起TCP/IP网络来说更加难以防范。

因此，网络传输层的安全建设内容包括：建立安全合理的网络拓扑结构，强化访问控制安全，加强安全审计并尽可能使用智能审计系统，防止非法接入以确保网络边界的完整性，严密防范网络入侵攻击行为，防范和清除恶意代码，加强网络设备的安全防护，强化对网络边界、区域、节点的安全防护，确保网络的高可用性。

5.4.3 数据资源层安全

智慧医院的"数据资源层"建立有医疗大数据资源目录、数据仓库、基础数据库、专题数据库和共享数据库，与等保2.0的"安全计算环境"相对应。

对数据资源层的安全保护，是要确保经过网络传输和交换的数据不发生增加、篡改、丢失和泄露等问题。智慧医院的数据安全概念一般可划分为两个方面：数据安全保护和隐私信息安全。数据安全保护技术是为医院业务系统运行中的数据交换存储过程提供安全保护手段，隐私信息安全则是在数据安全的基础之上对患者个人敏感信息的保护。

有专家指出，数据资源层安全保护主要是保障两方面的安全，即数据内容安全和数据融合安全。数据内容安全是要确保医院的医疗、服务、管理、运营数据信息内容的安全；数据融合安全是要保证在数据融合过程中从数据采集与汇聚、数据整合与处理到数据挖掘与分析利用全过程的安全。

在大数据时代，智慧医院的医疗大数据面临的安全威胁更复杂，医疗大数据系统的数据安全保护，需要从防范非授权访问和数据泄露等方面入手，在身份管理、统一认证、访问控制、授权管理、操作审计等方面使用强有力的技术手段和治理措施。

随着《密码法》的正式颁布，密码技术在医疗大数据全生命周期将发挥有效的保护作用，从数据产生到传输、处理、存储到挖掘分析、交换共享、创新利用，密码技术能够有效保证数据的真实性、完整性、机密性和可追溯性。此外，密码作为区块链技术的核心技术之一，也将为医疗大数据治理和融合创新应用的安全保护提供利器。

5.4.4 支撑平台层安全

支撑平台层向应用层提供系统软件、工具软件和数据服务等支撑，以形成统一的医院信息化支撑平台。智慧医院支撑平台层有信息服务平台、数据采集处理系统、医疗大数据平台以及人工智能公共服务平台等，而近年发展起来的技术中台、数据中台和AI中台等，也属于支撑平台层，与等保2.0的"安全计算环境"相对应。

支撑平台层的安全最重要的就是系统软件资源的安全，主要指可为应用层的业务和数据运行提供公共支撑服务能力的基础软件的安全，包括操作系统、数据库系统、中间件和资源管理软件等。这些基础软件首先必须保障自身基础组件的安全，还要为运行在这些平台上的应用系统和数据提供安全机制保障。

对智慧医院数据中台的安全保护而言，一是要保证"数据的安全传输"，当数据从数据源调到数据中台或在数据中台的各服务组件间移动的时候，要避免受到窃听、篡改或恶意访问的风险；二是要做到"数据的安全汇聚"，要防止不同安全级别、不同格式内容、不同访问权限的数据在汇聚融合过程中出现安全问题；三是要提供"数据的安全服务"，确保数据用户与数据服务提供者互信且以安全可靠的方式实现数据的服务；四是要实现"数据的安全存储"，确保数据不会因为系统故障而导致数据被破坏或丢失；五是要加强"数据的安全监管"，避免因安全策略和控制措施不到位造成的数据越权访问、泄露、破坏和丢失等问题。

对智慧医院的 AI 中台安全保护来说，由于其运行依赖于语音、图像、视频流及其他实时数据，可能涉及大量重要的患者隐私数据，因此，保护运行（或存储）在内存、磁盘或闪存上的大数据，是 AI 中台必须配合信息安全保障体系的重要任务，这就要用到密码技术、身份验证技术等。

5.4.5 应用层安全

应用层覆盖了医院的医疗、服务、运营、管理等方面的全部业务，与等保 2.0 风"安全计算环境"相对应。

智慧医院的应用层安全一般包括应用系统的安全、网站安全、应用开发安全等方面。

智慧医院应用系统的安全保护要求可从以下方面进行评估：一是对应用软件的安全监控能力，智慧医院把现有信息化系统整合在一起，形成多层次、多系统、互为服务的应用系统架构，每个系统都必须安全可靠地运行，否则将影响其他系统的正常运行；二是不断提高应用系统的信息安全防御技术，如运行在内外门户层的应用系统，必须有比 Web 防御设备（如 WAF）更强大的、使用人工智能技术的加强版 Web 防御系统；三是要做好应用系统的信息安全审计，保证应用服务所承载的数据不被泄露、滥用且保持数据的完整性。

对网站安全要求，归入"门户层"一并考虑。

要确保应用系统开发工作的安全，应用系统须包含：身份认证功能，用户权限分配和管理功能，安全日志审计功能，确定数据机密性、完整性和可用性要求的功能，对数据处理过程进行监控和检查的功能（包括日志审计、完整性检查、出错检查），等等。

5.4.6 门户层安全

智慧医院门户网站和移动 App 应用是门户层的两个重要应用入口，是医院及医护人员与患者及其家属之间实现信息互动的窗口。

对智慧医院门户网站的安全保护，主要是防止网站页面被篡改或者网页被挂马，防范在线业务（如预约挂号）受到攻击，保护在线业务系统数据不被窃取，还要防止攻击者通过网站侵入医院内网，等等。因此，要建设和完善门户网站的信息安全监控体系，为加强信息内容安全管理、查处违法犯罪和防范网络攻击、病毒入侵、网络窃密泄密等提供技术支持。

目前，由于移动应用市场准入审核管理不严、手机病毒频发、个人隐私信息泄露严重、应用与数据安全监管力度较弱，这些都对智慧医院的运行带来很大的安全风险。因此，在移动互联网上传输的数据必须进行加密并严格要求验证用户名、密码和权限，下载数据必须符合医疗机构的网络安全策略要求并做身份验证，向第三方应用交换数据的过程必须得到患者的亲自授权，等等。

5.5 安全划域管控要求

对医院的网络与信息安全体系进行安全域划分，采取对应的安全技术措施，是对总体信息安全、数据安全实施分类分级保护的关键环节。

5.5.1 医院安全域划分

我们通过研究多家三甲医院的网络安全域划分情况，给出了一个智慧医院安全域划分的典型示意图，如图5-2所示。限于篇幅，图中无法将每个安全域内所需要的各种安全设备、系统描绘出来，在下面的文字内容中做了较为详细的说明。

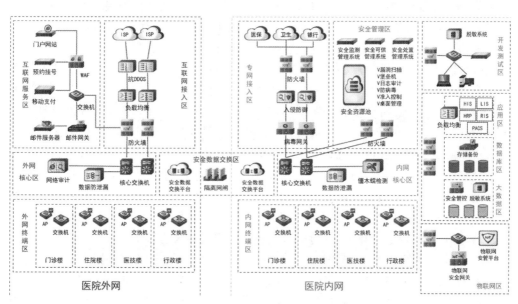

图5-2 智慧医院安全域划分典型示意图

5.5.2 医院内部网

（1）医疗专网接入。医疗专网接入是指医院依据医疗保险业务需求而接入的医保专网、卫健委业务专网和可能连接的银行专用网络，关注的安全问题主要涉及经上述专网流入、流出的医院数据流进行有效的控制、监督以及保障通信传输安全和通信设备安全等方面，具体包括：边界防护、访问控制、入侵防范、恶意代码防范、通信链路及节点设备的硬件冗余、通信设备及通信应用程序的可信验证等，采用的安全技术手段包括：

边界安全控制：在医疗专网接入区部署具有基于会话状态检测的访问控制功能的防火墙，默认拒绝所有进出通信，对于合法通信明确设置允许规则；启用应用识别和过滤功能，对进出网络的数据流实现基于应用协议和协议指令的访问控制。

网络入侵防御：在医疗专网接入区串接部署入侵防御设备或在边界防火墙上启用相应功能，实时发现和阻止从外部网络发起的网络攻击行为；在内部高安全等级网络区域边界防火墙上启用入侵防御功能，有效阻止来自其他网络区域的攻击流量。

病毒过滤网关：在医疗专网接入区串接部署病毒过滤网关或在边界防火墙上启用相应功能，对网络数据流中夹带的恶意代码进行检测和清除，并提供病毒库和检测引擎的自动升级更新。

链路及设备冗余：医疗专网接入区若采用单链路、单设备的结构则很容易发生单点故障导致业务中断，因此对于提供核心业务服务的信息系统，医疗专网访问路径上的任何一条通信链路、任何一台网关设备和交换设备，都应当采用可靠的冗余备份机制，以最大化保障数据访问的可用性和业务的连续性。

(2) 物联网接入。物联网分为感知层、网络传输层、处理应用层。对物联网的安全防护应覆盖感知层、网络传输层和处理应用层，由于网络传输层和处理应用层通常是由计算机设备构成，因此这两部分按照等保2.0的安全通用要求进行保护。

感知层接入要求：一是应在安全区域边界设置准入控制机制，能够对感知节点设备进行认证；二是应能限制感知节点和网关节点可访问的目标地址，避免感知节点和网关节点对陌生地址进行攻击；三是对感知设备上的软件进行配置或变更时，感知设备应验证对其升级或配置变更的用户的权限。感知层网关应在整个生命周期内具有唯一的设备标识，感知层网关与感知设备之间进行通信时应采用密码技术支持的鉴别机制实现双向身份鉴别；四是感知节点应在整个生命周期内具有唯一设备标识，感知节点与其连接的其他感知节点（包括路由节点）之间进行通信时应采用密码技术支持的鉴别机制实现双向身份鉴别；五是合法连接设备（终端节点、路由节点、数据处理中心）应在整个生命周期内具有唯一的设备标识，感知层网关与合法连接设备之间进行通信时应采用密码技术支持的鉴别机制实现双向身份鉴别。

(3) 核心业务区。核心业务区内主要有医院业务应用系统及数据库等，其安全保护要求有：一是应在核心业务区边界部署防火墙进行安全访问控制及安全检测，保证跨越边界的访问和数据流是通过边界防护设备提供的受控接口进行通信的；二是应对网站服务器、应用服务器、数据库服务器及相应的网络路由设备和边界安全设备，采用双机热备或多机集群的部署方式提供高可用性保障；三是对服务器操作系统（包括宿主机和虚拟机操作系统）、网络设备（包括虚拟网络设备）、安全设备（包括虚拟安全设备）、业务应用系统、数据库管理系统、中间件和系统管理软件，在登录管理时采用身份鉴别措施，对其用户进行权限控制和访问控制措施；四是对上述用户访问行为进行行为操作审计，并对审计记录进行保护，定期备份，禁止受到非预期的更改、删除等；五是在核心业务区内的操作系统、应用软件等应仅安装需要的组件和应用程序，关闭不必要的服务和高危端口，及时发现和修补漏洞；管理运维时通过事先设定的终端和网络地址接入进行运维管理；重要服务器或终端节点能检测到入侵行为并提供报警;六是应用系统服务器或终端应安装防恶意代码软件,并对防恶意代码库进行定期升级和更新,应采用免受恶意代码攻击的技术措施或主动免疫可信验证机制及时识别入侵和病毒行为,并将其有效阻断;七是在服务器、虚拟机系统上部署防病毒和终端安全系统,实现统一病毒查杀、漏洞管理、系统加固、软件管理、流量监控、资产管理等安全管控功能,有效保护用户计算机系统安全和信息数据安全;八是对重要数据进行本地和异地备份。

（4）管理业务区。与核心业务区安全保护要求基本相同,但对业务连续性的安全保障要求,比核心业务区对服务器、应用系统和数据库的安全保障要求稍低一些。

（5）数据中心区。与核心业务区安全保护要求相同,可以根据实际需要增加数据库审计系统。

（6）安全管理区。安全管理区是对网络与信息安全进行管理、控制的特设区域,应在安全管理区边界部署防火墙进行安全访问控制及安全检测,保证跨越边界的访问和数据流是通过边界防护设备提供的受控接口进行通信的。

（7）开发测试区。开发测试区是软件设计开发技术团队的工作区域,一是要在开发测试区的边界部署防火墙对边界进行安全访问控制及安全检测,保证跨越边界的访问和数据流是通过边界防护设备提供的受控接口进行通信的;二是对一些数据分析、挖掘、统计类业务应用开发测试过程中,需要遵循个人信息保护的相关法律,若确需使用患者个人信息,应采用有效的数据脱敏机制进行敏感信息的隐藏或替换,防止患者真实个人信息泄露。

（8）内网终端区。在内网终端部署区,一是应配置专业的网络准入控制设备来进行严格的网络接入监控;二是在内网终端系统上部署防病毒和终端安全系统,实现统一病毒查杀、漏洞管理、系统加固、软件管理、流量监控、资产管理等管控措施,有效保护用户计算机系统安全和信息数据安全。

5.5.3 医院外部网

（1）互联网接入区（含移动互联网）。在医院互联网接入区,安全问题主要包括对经过互联网流入、流出医院内网的数据流进行有效的控制和监督以及通信传输安全和通信设备安全等方面,具体包括:边界防护、访问控制、入侵防范、恶意代码、DDoS 攻击、对通信链路和节点设备的硬件冗余、对通信设备及通信应用程序的可信验证、互联网出口的带宽资源管理和远程接入等,采用的安全技术手段包括:

边界安全控制:应部署具有基于会话状态检测的访问控制功能的防火墙,默认拒绝所有进出通信,对于合法通信明确设置允许规则。启用应用识别和过滤功能,对进出网络的数据流实现基于应用协议和协议指令的访问控制。

网络入侵防御:应在医院互联网接入区串接部署入侵防御设备或在边界防火墙上启用相应功能,实时发现和阻止从外部网络发起的网络攻击行为;在内部高安全等级网络区域边界防火墙上启用入侵防御功能,阻止来自其他网络区域的攻击流量。

病毒过滤网关:在医院互联网接入区串接部署病毒过滤网关或在边界防火墙上启

用相应功能,对网络数据流中夹带的恶意代码进行检测和清除,并提供病毒库和检测引擎的自动升级更新。

链路及设备冗余:对在互联网上提供医院业务服务的信息系统,在接入区访问路径上的任何一条通信链路、任何一台网关设备和交换设备,都应采用可靠的冗余备份机制,以最大化保障数据访问的可用性和业务的连续性。

医院互联网出口可采用多运营商链路接入方式(如双回路),在实现链路相互备份的同时,建议部署负载均衡设备,自动选择最优路径,将来自内外网的流量分流到最佳的链路上,保证带宽有效利用。

医院互联网接入区应部署 VPN 设备,使内部用户及移动办公、远程运维人员可通过互联网登录到医院内部系统进行的业务交互操作或远程管理操作,采用 IPSEC 或 SSL VPN 技术保证重要、敏感信息在网络传输过程中的完整性和保密性。

(2)互联网服务区(demilitarized zone,DMZ)。医院互联网服务区一般部署着医院对外业务的应用代理服务器,如医院网站、微信移动预约、在线支付等应用代理。因此,要对 WEB 应用服务和网页内容进行防护,屏蔽对网站的攻击和篡改行为,实现防跨站攻击、防 SQL 注入、防黑客入侵、防网页篡改等功能,从而更有效地对网站服务器系统及网页内容进行安全保护。

(3)外网安全管控区。外网安全管控区集中部署了各种安全设备,应在安全管理区边界部署防火墙对边界进行安全访问控制及安全检测,保证跨越边界的访问和数据流是通过边界防护设备提供的受控接口进行通信的。

(4)外网终端区。应部署专业网络准入控制设备,对外网安装的终端进行严格的网络接入监控。

在外网终端系统上部署防病毒和终端安全系统,实现统一的病毒查杀、漏洞管理、系统加固、软件管理、流量监控、资产管理等安全功能,有效保护用户计算机系统安全和信息数据安全。

5.5.4 安全数据交换区

根据医院信息系统的业务功能、特点及各业务系统的安全需求,将医院网络横向拆分为医院业务内网和医院办公外网,可采用两台单向隔离网闸产品对内网、外网实现链路层隔离,实现安全可靠的数据交换。

5.6 数据资产保护要求

2019 年 11 月,中央首次在公开场合提出数据可作为生产要素按贡献参与分配,这将对数字经济的发展起到清晰的导向作用,指引企业和社会各界更加重视数据要素,珍惜数据本身的价值。

2021 年 4 月,《数据安全法》(草案)已公开征求意见,这正是智慧医院信息安全治理体系必须高度重视的重点保护内容。

5.6.1 数据资产定义

"数据资产"一词于1974年由查德·彼得斯（Richard Peters）提及。2018年，复旦大学教授朱扬勇等将数据资产定义为拥有数据权属（勘探权、使用权、所有权）、有价值、可计量、可读取的网络空间中的数据集。

"搜狗百科"解释，数据资产是指由个人或企业拥有或者控制的，能够为企业带来未来经济利益的，以物理或电子的方式记录的数据资源。

具体来讲，数据资产是指以个人或企业的照片、文档、图纸、视频、数字版权等等以文件为载体的数据，相对于实物资产以数据形式存在的一类资产。数据资产被认为是数字时代的最重要的资产形式之一。

以此类推，政府部门、事业单位和社会组织拥有的数据资源，也是这些机构的数据资产。因为数据成为和土地、资本、人力等一样的生产要素，成为一种可以按贡献参与分配的资产，所以，近年也有关于数据所有权的法律解释。

5.6.2 医院数据资产

在云计算、物联网、5G、AI等新技术的融合创新应用浪潮中，产生的大量数据不仅成为推动智慧医疗向未来高速发展的重要基础，数据作为一种生产要素正以"轻资产"形态成为医院的核心资产之一，也使医疗行业成为数据密集型、技术密集型行业。

智慧医院在医疗、服务、管理、运营过程中产生和积累的各种数据，是能为医院带来长远经济利益的数据资源。

医院的数据资产可以落地在三个层面：基础数据层、数据汇聚层、数据集市层。

基础数据层主要是医院信息系统（hospital informaeion system，HIS）、电子病历（electronic medical record，EMR）、实验室信息系统（aboratory information system，LIS）、医学影像系统（picyutr stchiving and communication system，PACS）、放射科信息系统（radiology information system，RIS）等系统产生的数据，形成智慧医院核心业务数据资产的数据库。

数据汇聚层完成对全院医疗、服务及管理数据的汇聚，对接来源于各个应用系统的结构化、半结构化、非结构化数据与流数据，支持对Hadoop分布式文件系统（hadoop distributed file system，HDFS）、网络文件系统（network file system，NFS）、超文本传输协议（hypertext transfor protocol，HTTP）等多类型数据进行清洗、比对、整合、计算与展现，形成医疗、服务、健康、公卫、社区、分级诊疗、影像、基因、病理、组学、医保、医联体、医共体、医院安防、医院管理等专题数据库。

数据集市层的任务是完成数据分类，根据临床、管理、科研、教学等不同应用方向，形成多个数据分中心，既能保证业务应用的相对独立性和最小冗余度，又能确保实现互联互通、信息共享。

5.6.3 数据资产保护要点

（1）实施分级管控。对存储在各类媒介上的数据资产，应明确机密、敏感和普通数据的分类，实施不同安全等级的安全策略和管控措施（如加密技术和脱敏技术），有效杜绝核心信息泄露或窃取事件的发生。

（2）数据加密保护。利用密码技术，通过服务器管控和统一身份认证才能访问含有数据资产的文件。即便因为计算机遭窃或内部人员通过U盘、电子邮件或即时通信工具把加密文档外传，都能保证数据资产不被窃取。

（3）防止内部泄露。通过密钥管理对数据访问权限进行限定，防止内部人员主动或被动泄露医院的核心数据资产，确保无法通过拷贝、打印、内存窃取、外传、光盘刻录等方式外泄这些文件内容。

（4）严控外部窃取。勤补漏洞打补丁，阻止黑客利用系统特定漏洞来窃取信息。严格遵守密码管理规定，确保即使通过黑客工具也无法窃取加密文档的内容。加强内部系统管理和操作培训，严密防范来自外界的攻击活动，如网络钓鱼诈骗、数据盗窃赎金勒索、鱼叉式网络钓鱼等。

（5）加强数据审计。加强全面的系统管理和数据、文档操作行为审计，详细记录系统管理员和用户操作加密文档、核心数据库的行为事件，对异常行为进行告警，提高数据审计系统的自动化、智能化能力，实现事件可追溯。

（6）数据资产保全。建立与数据资产价值相适应的安全保护系统，确保医院在医疗、服务、管理、运营各方面数据的备份、恢复、归档、迁移与异地容灾安全。加强医疗云安全运营中心的能力建设，提供覆盖数据全生命周期的全流程安全保障服务。

医院应根据智慧医院层次架构对数据资源的保护需求，全面梳理医院数据资产保护清单，制定数据资产分级保护要求，建立起与数据资产重要性相匹配的信息安全保护体系。

5.7 业务连续性保障要求

医院的智慧医疗、智慧服务业务曾被称为"准金融"系统，一是因为医院的救死扶伤特性决定了医院不能停业休息，二是因为信息技术已经像水电一样对医院的运行高度依赖，三是医院的可持续经营必须依靠医疗保险网络和费用结算系统，这也正是国家将医疗卫生行业明确定为关键信息基础设施的原因。

智慧医院作为现阶段信息化建设发展的最高形式，建立一个保障医疗服务和管理运营业务正常运行的业务连续性保护体系。

5.7.1 业务连续性定义

据"搜狗百科"的释义，我们将"企业"概念拓展到"医院"，可以将"业务连续性"定义为：计算机容灾技术的升华概念，一种由计划和执行过程组成的策略，其目的是保证医院包括临床、医疗、护理、服务、科研、财务、管理以及其他各种重要的功能完全在内的运营状况百分之百可用。可以这样说，业务连续性是覆盖整个医院的技术以及操作方式的集合，其目的是保证医院信息流在任何时候、任何需要的状况下都能保障重要、核心业务的连续运行。

业务连续性包含三方面的技术要素：业务状态数据的备份和复制，业务处理能力的冗余和切换，外部接口冗余和切换。

5.7.2 业务连续性评估指标

为医院的业务和流程提供业务连续性保障，一般有以下三方面的评估指标：

（1）高可用性，是指在本地系统出现故障的情况下，提供继续访问应用系统及数据的能力。

（2）连续操作，是指在发生外来灾难时，在所有设备与系统无故障的前提下，能够保持医院业务运行的能力。

（3）灾难恢复，是指当灾难破坏医疗生产系统时，在异地可以恢复数据和事务的能力。

在实际工作中，人们经常将业务连续性管理（business continuity mangement，BCM）和灾难恢复（disaster recovery，DR）两个概念弄混淆，两者之间有内在联系，但也有所不同。灾难恢复是恢复信息系统中数据的能力，要解决的是信息系统从灾难中恢复正常运行的问题；而业务连续性强调的则是一个机构保障业务不间断的能力。因此，业务连续性包含了灾难恢复。

5.7.3 容灾备份与"双活"系统

随着医院信息化建设的快速推进和应用需求的日益增长，医院数据中心（医疗云）的网络、存储、服务器等设备数量也不断增长，对于医院的HIS、EMR、PACS、RIS、LIS等核心业务系统来说，要求7×24小时安全可靠、稳定可用，医院领导也越来越重视建立业务连续性管理体系的问题，要通过建立起高可用的数据中心运行模式，建立医院信息化的容灾备份系统或"双活"系统，以减轻甚至消除因信息系统计划外停运导致的对医院核心业务持续运行的影响以及因数据丢失造成的经济损失。

保证业务连续性是容灾系统建设的核心任务。要保证医院业务或核心业务连续运行，前提是要做好容灾备份，而且要做应用级的容灾备份。只有这样，当系统因为磁盘损坏导致数据丢失、病毒入侵导致服务器失灵而宕机时，才能够保证业务不中断，减少医院运营损失。当然，如果一个容灾备份系统恢复数据和业务的时间过长，那就无法达到业务连续性的目标。

从容灾备份对业务系统的保护程度来分，可以将容灾备份系统分为：数据容灾和应用容灾。数据容灾是指建立一个异地的数据备份系统，该系统是本地关键应用数据的一个实时复制，在需要的时候可以将数据恢复到发生灾难之前的那一刻。应用容灾是在数据容灾的基础上，在异地建立一套完整的与本地生产系统相当的备份应用系统（可以是互为备份），在发生灾难时，异地远程系统迅速接管业务系统的运行。因此，数据容灾是抵御灾难的基本保障，而应用容灾则是容灾备份系统建设的目标。

一般来说，容灾备份系统建设有三种模式。第一种是主备数据中心模式，主备中心是由一个主生产中心和一个或多个容灾中心构成，通过数据复制能力实现容灾备份中心的应急数据服务能力。第二种是主辅数据中心模式，主辅中心是在主备中心的基础上，利用容灾备份中心进行查询测试等非实时业务，以提高容灾备份中心的资源使用率。第三种是双活或多活数据中心模式，双活数据中心是指两个或多个数据中心之间并没有明确的主备之分，都同时承担业务系统运行，并且互相做实时数据备份。

5.7.4 云平台的"双活"架构

双活云数据中心的主要建设模式是"两地三中心"，"两地"指同城和异地，"三中心"指生产中心、同城容灾中心和异地容灾中心。异地容灾中心是指在异地建设一个作为同城容灾中心的数据备份中心，当同城中心出现因不可抗力的自然灾害原因造成信息系统故障时，异地容灾中心可以利用数据来恢复业务运行。

通过研究国内某知名公司推出的端到端双活政务云数据中心解决方案，了解到利用两个均处于运行状态的云数据中心同时承担生产业务的方式来满足医疗行业业务连续性的需求，能够有效提高医疗云数据中心的整体支撑能力和系统资源利用率。但有一点要注意，按照该公司的设计理念，双活云数据中心需要一个非常复杂的系统级解决方案，必须从应用层、计算层、存储层、网络层、传输层和安全层6个层次对应地对双活系统进行设计和调试，才能实现真正的业务系统和数据的双活。

5.7.5 业务连续性管理

国家标准 GB/T 30146—2013/ISO 22301：2012 定义"业务连续性管理体系"为：用于建立、实施、运行、监视、评审、保持和改进业务连续性，是一个组织整个管理体系的一部分。

为了有效应对各种突发事件导致的智慧医院重要、核心业务运营中断，建立起应急响应、恢复机制和应急处置能力框架，保障业务能够不受影响地持续运营，必须建立起一个包括组织架构、管理策略、应急预案、应急资源、应急演练和应急处置等在内的医院业务连续性管理体系。

要制订完备的"业务连续性计划"，通过对风险的识别、分析和预警来帮助避免潜在事件的发生，有效地实施安全事件发生后的信息系统快速恢复操作，保证系统核心功能正常运行，将损失和恢复成本降至最低。

可以建立业务连续性管理或安全应急管理平台，利用风险管理、业务影响分析、策略管理、预案管理等模块实现对业务连续性管理全过程的管控,利用可视化的技术演练管理和灾难切换管理功能,提高面对灾难的应急处置能力和系统切换效率。

当然,实施业务连续性管理,首先还是要梳理并明确医院的重要、核心业务及其恢复的优先顺序,确定恢复的时间要求。医院各相关部门要针对突发事件的影响范围,在职责权限内建立不同层级的业务连续性管理策略和数字化应急预案,明确应急处置流程和恢复机制,定期组织应急培训和"无先兆"的技术演练,确保突发事件发生时应急预案得以快速准确地执行。

医院信息管理部门应全面梳理业务系统的连续性运行需求,在医疗云平台构建"双活"架构并进行业务连续性保障测试,部署核心业务系统,以确保医院各项重要业务与运营管理系统的安全可靠运行。

5.8 信息安全治理体系框架

通过研究国家卫健委的有关文件和 IT 业界的网络安全保障体系的相关资料,我们可以将智慧医院信息安全治理体系划分为"技术体系"、"管理体系"、"运营体系"和"应急体系"。为了加强在信息安全项目建设过程中的管理工作,有网络空间安全领域的专家建议将"管理体系"分为"建设管理体系"和"运行管理体系"两部分。

"运行管理体系"偏重于对网络与信息安全技术系统的运行维护工作进行系统化的管理,而"运营体系"的设计则体现了管理者对信息(数据)资产保护的重视,反映了他们希望强化安全知识管理以应对不断产生的信息安全威胁的思维。

当然,提出智慧医院信息安全运营体系的建设思路,一方面是借鉴了近年来很多地方政府推进数字化转型、利用社会资金建设和运营(如 PPP 模式)智慧城市、数字政府的做法,另一方面也是在专业人才培养、事业编制约束、管运责任划分、总体运维成本等多要素之间进行平衡的一个办法。

本书编著者有意将"技术体系"、"管理体系"和"运营应急体系"划分为三个维度加以分析,表明这三者之间存在的关联。可以形象地比喻,技术体系是安全的基础支撑,管理体系是安全的"四梁八柱",而运营应急体系则是保障安全的最后防线。

图 5-3 给出了智慧医院信息安全治理体系的框架示意图,相关的详细内容可参见第六章至第九章。

要建立全面完整、协调统一的智慧医院信息安全治理体系,除了要深刻领会和贯彻落实网络安全法规及标准之外,还应该学习参考动态网络安全体系的 P2DR 安全模型,利用该模型思维建立技术和管理相互协调的安全保障体系。P2DR 安全模型是指策略(policy)、防护(protection)、检测(detection)、响应(response)之间存在的相互作用的安全运行机制。

据搜狗百科的解释,"P2DR 模型是在整体的安全策略的控制和指导下,在综合运用防护工具(如防火墙、操作系统身份认证、加密等)的同时,利用检测工具(如漏洞评估、入侵检测等)了解和评估系统的安全状态,通过适当的反应将系统调

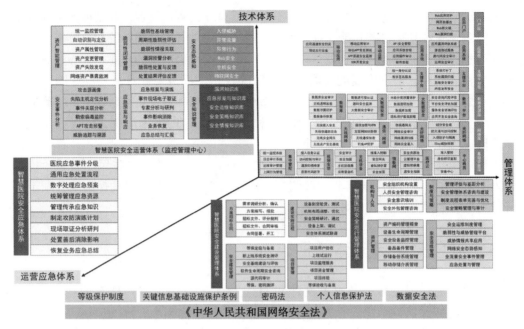

图 5-3 智慧医院信息安全治理体系框架示意图

整到'最安全'和'风险最低'的状态。"

图 5-4 给出的是 P2DR 安全模型的示意图。

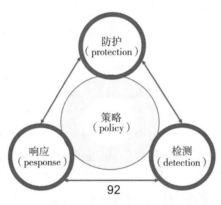

图 5-4 P2DR 安全模型

编者认为，在智慧医院的动态网络安全体系 P2DR 模型中，是通过安全策略的控制，由防护、检测、响应构成一个完整的、动态的安全管理（治理）循环，在建立安全防护（保障）技术体系的同时，利用检测（监测）工具如先进的网络安全态势感知系统，掌握整个医院信息系统面临的安全风险、威胁、漏洞等网络安全态势，然后通过采取恰当的响应措施，将医院信息网络和业务系统调整到"尽可能安全"或"最低风险"的运行状态。

这种安全思维和方法，可作为指导智慧医院建立并运行信息安全治理体系的基本遵循。

第6章 信息安全技术体系

建立"技术体系"的基本思路是：依据智慧医院的六层架构，对标相关法规（网络安全法、等保2.0、关保条例、保密法和个人信息保护法），通过分析安全风险与隐患，明确信息安全管控策略，安全策略要做到"严丝合缝"，联动互补；分层划域部署安全设备与系统，构成信息安全保障体系，在安全管理中心的指挥调度下，使信息安全运营管理和应急处置智能化。

6.1 技术体系框架

图6-1给出了智慧医院信息安全治理体系中的"技术体系"框架，这是按照智慧医院六层框架给出的对应各层的安全技术手段（产品功能），这些手段的名称代表的不一定是一个特定产品。随着网络安全技术的不断创新发展，有些产品会同时具备多项功能，甚至可以跨越层次去用不同的手段解决不同的问题。

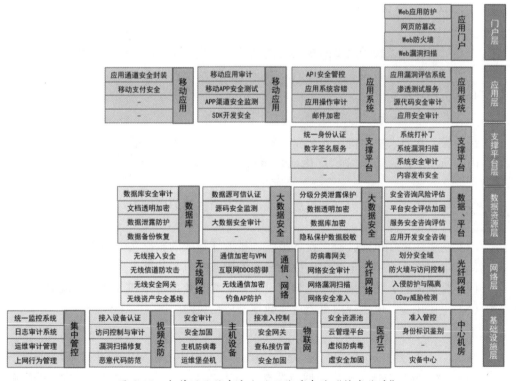

图6-1 智慧医院信息安全治理体系中的"技术体系"

在"基础设施层"，提出了在中心机房、医疗云、主机设备、物联网、安防视频等方面应采取的安全技术手段和措施共 23 项,也列出了统一集中管控所用到的技术系统。

在"网络通信层",给出了智慧医院在光纤网络、通信系统、无线网络中所使用的 16 项安全技术设备或系统。

在"数据资源层",提出了智慧医院建立的数据采集处理、数据交换共享平台、数据库以及医疗健康大数据方面所需要的 15 项安全技术设备或系统。

在"支撑平台层",列出了 6 项安全技术系统或措施。

在"应用层",针对 PC 端和移动端的应用,提出了共 13 项安全技术系统或措施。

在"门户层"也列出了 4 项安全技术系统或措施。

6.2 基础设施层安全

随着信息技术的飞速发展,医院 HIS、LIS、PACS、电子病历等信息系统的应用越来越广泛,使医院信息基础设施建设得到快速发展,同时也面临日益严峻的网络安全形势。信息基础设施是承载医院各应用系统的基础,也是驱动医疗服务智慧化和医院管理创新的基石,保障智慧医院信息基础设施的安全运行显得越来越重要。

6.2.1 中心机房网络安全

中心机房部署了数量众多的复杂硬件设备,承担着整个医院信息系统正常运行的重任。医疗业务功能的实现和信息的处理能力,以及硬件设备的稳定运行,首要条件是中心机房的环境安全。

6.2.1.1 风险分析

在等保 2.0 要求中,机房安全属于物理安全范畴,主要包括机房环境、设备和存储在内的所有支持智慧医院信息化系统运行的硬件设备的安全。机房的主要安全风险有:

(1)环境风险,自然灾害和机房场地选址不当引起的环境灾难事故和设备受潮等导致的硬件设备故障风险。

(2)防盗防破坏风险,机房设备被盗、被毁坏造成的数据丢失和数据泄露风险。

(3)电源供应风险,电源供应故障导致的设备断电和数据丢失风险。

(4)火灾风险,防火措施不足导致设备被破坏、业务暂停和数据丢失风险。

(5)电磁风险,电磁辐射可能造成数据被盗窃风险。

6.2.1.2 等保相关要求

按等保 2.0 标准三级要求,要从以下 10 个方面对中心机房安全进行规划和建设:

(1)物理位置选择,机房场地应选择在具有防震、防风和防雨等能力的建筑内,并且避免在楼层的顶层或地下室,否则应加强防水和防潮措施。

(2)物理访问控制,机房出入口应配置电子门禁系统,控制、鉴别和记录进入的人员。

（3）防盗窃和防破坏，对设备或主要部件进行固定，并设置明显的不易除去的标识；铺设通信线缆铺应在隐蔽安全处，并且设置放到报警系统或者进行专人值守。

（4）防雷击，要求建设机房接地系统，并将机柜、电子设备接到接地系统中，采取措施防止感应雷。

（5）防火，要求设置机房火灾自动消防系统，能够自动检测火情、自动报警，并自动灭火；机房应采用耐火等级的建筑材料；对机房不同功能区域划分，进行管理，区域之间采用隔离防火材料。

（6）防水和防潮，防止机房窗户、屋顶和墙壁被雨水渗透；防止机房内水蒸气结露和地下积水的转移与渗透；安装对水敏感的检测仪表或元件，对机房进行防水检测和报警。

（7）防静电，机房应采用防静电地板和必要的防静电措施。

（8）温湿度控制，设置温湿度自动调节设施，使机房温湿度的变化在设备运行所允许的范围之内。

（9）电力供应，在机房供电线路上配置稳压器和过电压防护设备，并提供短期的备用电力供应；应设置冗余或并行的电力电缆线路为计算机系统供电。

（10）电磁防护，电源线和通信线缆应隔离铺设，防止互相干扰，并对机房关键设备试试电磁屏蔽。

6.2.1.3 中心机房设计技术要点

参考标准包括：GB/T 2887—2011《计算机场地通用规范》、GB 50174—2008《电子信息系统机房设计规范》、GB 50057—2010《建筑物防雷设计规范》、GB 50343—2012《建筑物电子信息系统防雷技术规范》。

（1）物理位置选择。机房的防震、防风和防雨，是对机房所在建筑物的要求，对于B、C级机房要求抗震设防标准要符合当地抗震设防标准，A级机房要高于当地抗震设防标准。A级机房抗震不能低于乙类，B级不能低于丙类，C级不宜低于丙类抗震设防。机房位置的选择，要求不能设于地下室，也不能设在顶层，不能靠近建筑边缘。

（2）物理访问控制。按等保2.0标准三级要求，中心机房访问控制措施是在机房出入口必须设置专业的门禁系统，对进入机房的人员划分权限，进行身份识别，并记录出入人员信息，每天生成报表。

（3）防盗窃和防破坏。机房防盗窃和防破坏包含三条措施：一是信息系统设备采用标签进行标记，方便运维管理和识别；二是通信线缆，要求线缆不许布放在防静电地板下或走顶棚线槽；三是防盗报警措施，包括在机房安装报警系统和视频监控系统，对机房进行全方位、无死角的不中断监控，而且录像要有留存至少90天追溯时间。

（4）防雷击。中心机房防雷击主要是将机柜、电子设备进行等电位联结并接地，并采取措施防止感应雷。机房的防雷和接地设计，应满足人身安全及电子信息系统正常运行的要求，并应符合现行国家标准《建筑物防雷设计规范》GB 50057和《建筑物电子信息系统防雷技术规范》GB 50343 的有关规定。

（5）防火。等保 2.0 标准对中心机房防火措施有三点要求：一是机房要设置自动消防系统，可以实现自动检测、自动报警和自动灭火功能，一般是干粉，有条件的应选择气体消防。另外，机房还要部署手提干粉灭火器，并且对灭火器进行定期巡检，检查灭火设备是否过期，压力值是否在绿色范围，并填写巡检记录；二是对机房耐火材料的要求：按照要求机房的耐火等级不应低于二级。当 A 级或 B 级机房位于其他建筑物内时，在主机房和其他房间之间应设置耐火极限不低于 2h（2h 是耐火极限，指在标准耐火试验条件下，建筑构件、配件或结构从受到火的作用时起，到失去稳定性、完整性或隔热性时止的时间，用小时表示）的隔墙，隔墙上的门应采用甲级防火门。主机房的顶棚、壁板（包括夹芯材料）和隔断应为不燃烧体，且不得采用有机复合材料；三是要对机房按照不同功能进行区域划分和隔离，在发生火灾时，可优先确保重要设备安全。

（6）防水和防潮。机房防水和防潮主要技术措施有以下三点：一是对机房的窗户、墙壁和屋顶进行防水处理，一般都对机房窗户进行密封，对墙壁和屋顶防水处理；二是在机房内部署精密空调系统，控制机房的温湿度，防止机房内水蒸气结露和地下积水的转移与渗透；三是设置机房环境监控系统，对机房进行防水检测和报警。

（7）防静电。机房防静电主要有以下技术措施：一是首先机柜要做好接地防雷和防静电，重要设备都会有防雷模块，用铜导线接到机柜；在机柜配置防静电手环，操作时要先戴好；二是机房内所有设备可导电金属外壳、各类金属管道、金属线槽、建筑物金属结构等必须进行等电位连接并接地；三是机房应安装防静电地板，防静电地板应有静电泄放措施和接地构造，且应具有防火、环保、耐污耐磨性能。

（8）温湿度控制。机房应设置温、湿度自动调节设施，使机房温、湿度的变化在设备运行所允许的范围之内，一般采用专用精密空调系统对机房温湿度进行控制。

（9）电力供应。机房电力供应主要有以下技术措施：一是机房提供多路冗余供电，至少包括市电供应和 UPS 供电，要为机房准备发电机，以备特殊情况长期断电时的应急；二是 UPS 必须配置防雷模块和过载保护；三是 UPS 至少要有 2 路供电，能够维持机房重要设备断电后至少 2 小时以上供电。

（10）电磁防护。机房电磁防护主要有以下技术措施：一是机柜和设备接地，做好防静电；二是机房的电源线和通信线缆要分离铺设，之间的距离大于 0.5 m；三是应将重要的设备放入专业机柜中，并固定在指定插槽位置。

6.2.2 医疗云安全

随着云计算技术的发展以及国家对区域卫生信息化试点建设工作的推进，一些大中型医院与专业的云服务商进行合作，逐步建立起专有的医疗云平台，并将医院的应用系统迁移到医疗云平台上，以便享有云计算技术带来的按需服务、广泛的网络访问、资源共享、快速的可伸缩性和可度量的服务等优势特性。但是，由于医院业务托管在第三方数据运营服务商的医疗云平台中，医院也面临着对自身数据掌控减弱的隐忧，其中存储的数据大多涉及患者隐私，如果被泄露后果将不堪设想。因此，医疗云平台的安全问题已成为云计算服务能否得到用户认可的关键因素。

6.2.2.1 风险分析

医疗云平台的安全风险主要包括：

（1）传统安全风险。虽然云计算提供了一种新型的计算、网络、存储环境，但在系统、应用与传统部署方式方面却并未发生革命性的改变。在云计算平台上，认证和授权类、逻辑攻击类、客户端攻击类、命令执行类、信息泄露类的威胁仍然是不可忽视的，需要安全管理人员引起足够重视并及时加固。

（2）虚拟化安全风险。虚拟化技术为云计算服务提供了基础技术支持，解决了资源利用率、资源提供的自动扩展等问题。虚拟化技术在提供便利的同时也带来了大量安全风险，比如虚拟化自身的安全漏洞、虚拟机间流量交换等问题。

（3）虚拟机安全风险。同网段虚拟机之间通信属于二层环境，没有路由指向边界，虚拟机之间通信流量直接在内部进行交换，边界安全设备无法感知该部分流量，无法为该部分通信提供安全防护。如果云平台中某台虚拟机出现安全问题，可能对整个虚拟化环境产生严重的安全威胁。

（4）虚拟机迁移安全风险。在虚拟化环境中，虚拟机会随时迁移到其他服务器上，造成安全域边界的动态化，所以传统固定边界的防护手段在虚拟化环境中失效。当虚拟机迁移到新主机上，如果新主机上没有对应的安全保护策略，就可能对迁移后的虚拟机造成安全威胁。

6.2.2.2 等保相关要求

在对医疗云平台安全规划和设计时，应参照等保2.0云计算安全扩展要求，从以下11个方面进行规划和建设：

（1）安全物理环境。应保证云计算基础设施位于中国境内。在"网络架构"上：应保证云计算平台不承载高于其安全保护等级的业务应用系统；应实现不同云服务器客户虚拟网络之间的隔离；应具有根据云服务客户业务需求提供通信传输、边界防护、入侵防范等安全机制的能力；应具有根据云服务客户业务需求自主设置安全策略的能力，包括定义访问路径、选择安全组件、配置安全策略；应提供开放接口或开放性安全服务，允许云服务客户接入第三方安全产品或在云计算平台选择第三方安全服务。

（2）安全区域边界。对"访问控制"：应在虚拟化网络边界部署访问控制机制，并设置访问控制规则；应在不同等级的网络区域边界部署访问控制机制，设置访问控制规则。在"入侵防范"上：应能检测到云服务客户发起的网络攻击行为，并能记录攻击类型、攻击时间、攻击流量等；应能检测到对虚拟网络节点的网络攻击行为，并能记录攻击类型、攻击时间、攻击流量等；应能检测到虚拟机与宿主机、虚拟机与虚拟机之间的异常流量；应在检测到网络攻击行为、异常流量情况时进行告警。

（3）安全计算环境。对"身份鉴别"：当远程管理云计算平台中设备时，管理终端和云计算平台之间应建立双向身份验证机制。在"访问控制"上：应保证当虚拟机迁移时，访问控制策略随其迁移；应允许云服务客户设置不同虚拟机之间的访问控制策略。关于"镜像和快照保护":应针对重要业务系统提供加固的操作系统镜像或操作系统安全加固服务;应提供虚拟机镜像、快照完整性校验功能,防止虚拟机镜像被恶意篡改;应采取密码技术或其他技术手段防止虚拟机镜像、快照中可能存在的敏感资源被非法访问。关于"数据完整性和保密性":应确保云服务客户数据、用户个人信息等存储于中国境内,如需出境应遵循国家相关规定;应确保只有在云服务客户授权下,云服务商或第三方才具有云服务客户数据的管理权限;应确保虚拟机迁移过程中重要数据的完整性,并在检测到完整性受到破坏时采取必要的恢复措施;应支持云服务客户部署密钥管理解决方案,保证云服务客户自行实现数据的加解密过程。关于"数据备份恢复":云服务客户应在本地保存其业务数据的备份;应提供查询云服务客户数据及备份存储位置的能力;云服务商的云存储服务应保证云服务客户数据存在若干个可用的副本,各副本之间的内容应保持一致;应为云服务客户将业务系统及数据迁移到其他云计算平台和本地系统提供技术手段,并协助完成迁移过程。对"剩余信息保护":应保证虚拟机所使用的内存和存储空间回收时得到完全清除;云服务客户删除业务应用数据时,云计算平台应将云存储中所有副本删除。

(4) 安全管理中心。关于"集中管控":应能对物理资源和虚拟资源按照策略做统一管理调度与分配;应保证云计算平台管理流量与云服务客户业务流量分离;应根据云服务商和云服务客户的职责划分,收集各自控制部分的审计数据并实现各自的集中审计;应根据云服务商和云服务客户的职责划分,实现各自控制部分,包括虚拟化网络、虚拟机、虚拟化安全设备等的运行状况的集中监测。

6.2.2.3 医疗云安全建设技术要点

医疗云的方案设计主要包括云数据中心的安全保障和云租户的安全保障。

(1) 医疗云总体防护架构。医疗云的总体防护技术架构参见图6-2。

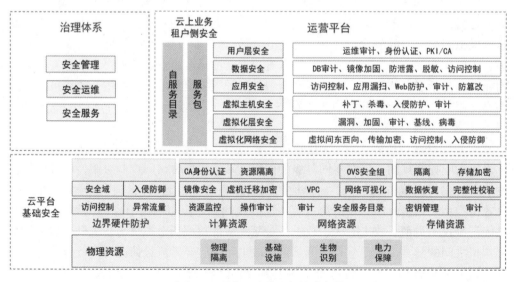

图6-2 医疗云总体防护技术架构

(2) 云数据中心安全设计。云平台侧基础安全能力——这对云上租户提供可信环境的有效保证,需要在云平台采用传统的物理设备部署模式。

互联网接入区安全设计——在边界处串联部署抗 DDoS、防火墙、入侵检测/防御、病毒过滤等安全产品,或集上述功能于一体的多功能安全网关产品,提供专业的抗拒绝服务攻击、访问控制、入侵防范、恶意代码防范等网络安全功能,均需采用双机热备部署方式。

网络核心区安全设计——在网络核心交换机上旁路部署网络审计系统、入侵检测系统,通过端口镜像监听流经核心交换机的所有数据流量,提供网络行为和内容审计、网络入侵行为检测和告警等功能。

安全管理区安全设计——该区域主要部署特定安全产品的管理服务器及通用的安全服务平台,如防病毒服务器、终端安全管理服务器、漏洞扫描平台、运维监控与审计平台、身份认证和权限管理平台、安全审计平台、安全管理平台等。需要在区域边界部署防火墙产品提供网络访问控制。

(3) 云租户安全设计。一般都采用安全资源池对云租户安全进行防护。安全资源池是由云安全管理平台、安全组件和资源池管理平台三大子系统组成。云安全管理平台对租户和管理员提供操作和管理界面,用户所有操作皆在云安全管理平台上进行;安全组件承担具体的安全功能,租户在租户自服务界面上按需开通和配置这些安全组件,以实现安全保障需求;资源池管理平台负责集群管理、计算虚拟化、网络虚拟化和存储虚拟化,为安全组件提供必要的基础技术资源支撑。云安全资源池的技术架构参见图 6-3。

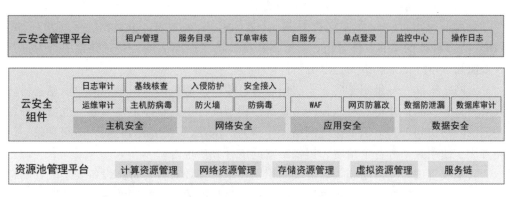

图 6-3 云安全资源池架构

(4) 云安全组件设计。安全组件是利用通用服务器硬件和虚拟化技术,使安全组件以虚拟机形态运行在宿主服务器上。安全组件是指承担一个或多个网络安全功能的载体,如防火墙组件、WAF 组件、负载均衡组件等。通过将安全组件虚拟化,可以实现安全组件的灵活调度和使用,即开即用,用完即可销毁。各种安全组件功能设计简述如下:

云防火墙——云防火墙采用下一代防火墙理念设计,包括基础路由、NAT、访问控制、入侵防御、网络防病毒、应用识别、抗 DOS/DDoS、APT 攻击防御等功能。可以提供更多维度的访问控制能力，如基于带宽、时间进行访问控制。

云 Web 应用防火墙——云 WAF 对用户网站进行安全防护，提供 Web 攻击防护和网页防篡改功能。云 WAF 可以提供对 OWASP 攻击的全面防御，同时可以主动对业务系统建立正向模型，用于防御未知的威胁和 0day 攻击。同时，云 WAF 整合了 DDoS 防御能力，可以有效地缓解针对 Web 服务器的 Synflood、CC、慢速攻击等各种拒绝服务攻击。

云负载均衡——云负载均衡集广域网加速、智能流控、服务器负载均衡和全局服务器负载均衡等功能于一体，同时结合 Web 应用防火墙、DNS 防火墙、DDoS 攻击防护及漏洞扫描等技术手段形成全方位的网络安全防护。在用户和应用之间建立快速、可靠和安全的访问通道，改善企业内部信息管理、互联网服务的质量。

云日志审计——云日志审计是基于系统采用主动、被动技术，实时采集网络中的海量日志，支持日志大规模集中存储或者分布式存储，实现海量日志全生命周期管理。系统实现合规审计、统计分析、全文检索、告警分析等功能，通过丰富的报表，协助管理者及时获悉全网整体运行态势。系统采集并存储的海量日志数据可供大数据分析平台进行深度分析。

云主机运维审计系统——以单点登录为核心、分布式技术为支撑，为用户提供弹性、高可用的管理方式和方便、灵活的使用场景，通过集中化账号管理、高强度认证加固、细粒度授权控制和多形式审计记录，使内部人员、第三方人员的操作处于可管、可控、可见、可审的状态，规范运维的操作步骤，避免误操作和非授权操作带来的隐患，有效保障医疗机构的软硬件资产（网络设备、安全设备、主机服务器、数据库等）的安全运行和数据资产的安全使用。

云数据库审计——系统支持对 Oracle、SQL Server、MySQL、Sybase、DB2、Informix 等多种数据库的审计分析，能够多角度分析数据库活动，并对异常的行为进行告警通知、审计记录和事后追踪分析。

云网络审计——是用于防止非法信息恶意传播，避免国家机密、商业信息、科研成果泄露的产品；并可实时监控网络资源使用情况，提高整体工作效率。也可以细粒度记录网络访问行为，识别违规网络操作行为。从发起者、访问时间、访问对象、访问方法、使用频率等各个角度，提供丰富的统计分析报告。

云基线管理——采用高效、准确的识别技术，实现对各类资产设备安全配置的自动化检查、分析等功能，并提供专业的核查报表与相关安全配置的建议，帮助用户及时发现安全配置的脆弱性，满足用户新业务系统上线检查、第三方入网安全检查、合规性安全检查、日常安全检查等多个维度的需要。

云 EDR——是基于主机杀毒的杀毒引擎支持静态特征匹配和动态沙箱分析技术，有效解决病毒、木马、漏洞、免杀逃逸等终端威胁。同时，系统实时监控每个服务器端/客户端的运行状态、攻击日志、病毒状态，最大限度地减小病毒传播的可能。

云 VPN——可以提供 IPSEC、SSL VPN 功能，满足用户安全打通本地和云端数据中心，实现安全的混合云计算以及云端数据中心安全运维接入需求。

云漏洞扫描——以漏洞规则库为基础，采用深度主机服务探测、口令猜解等方式相结合的技术，实现系统漏洞扫描、数据库漏洞扫描、WEB 扫描的漏洞评估系统。

6.2.3 物联网安全

随着医疗改革的不断深入，物联网技术在健康医疗领域中的应用几乎遍及各个环节，涉及从医疗信息化、身份识别、医院急救、远程监护和家庭护理、药品与耗材领域以及医疗设备和医疗垃圾的监控、血液管理、传染控制、视频监控等多个方面。物联网技术以其终端可移动性、接入灵活方便等特点，帮助医院更有效地提高整体信息化水平和服务能力。

6.2.3.1 风险分析

健康医疗服务领域的物联网应用中，数据安全、隐私保护与网络安全问题日趋明显，物联网安全风险主要包括：

（1）种类多、分布广、人流大，管理不当容易被恶意替换。智慧医院网络中使用的物联网设备种类多、分布广，往往缺乏有效的安全管理手段；医院人流杂乱，非法人员在网络中私接设备很难被发现。

（2）设备漏洞、弱密码普遍安全隐患大，容易被入侵。医疗设备安全漏洞多，且随着物联网技术在医疗行业的广泛应用，设备漏洞数量呈高发趋势；对应用层安全漏洞的攻击导致数据泄露、平台失效等安全事件频发。

（3）病毒、攻击、信息窃取以及生产厂商全球运维易存后门。医疗器械设备缺乏持续的安全监测措施，造成表面安全的错觉；由于设备"碎片化"的特点，现有安全手段无法对海量物联网设备实施统一的安全管控。

（4）与医院办公网混在一起难以区分，容易导致处置不及时。物联网设备已成为各类僵尸病毒的重点攻击对象；物联网和其他系统之间缺乏边界隔离，一台设备感染后可迅速东西向感染网内其他设备。

6.2.3.2 等保相关要求

（1）安全物理环境。感知节点设备物理防护——感知节点设备所处的物理环境应不对感知节点设备造成物理破坏，如挤压、强振动；在工作状态所处物理环境应能正确反映环境状态（如温湿度传感器不能安装在阳光直射区域）；在工作状态所处物理环境应不对感知节点设备的正常工作造成影响，如强干扰、阻挡屏蔽等；关键感知节点设备应具有可供长时间工作的电力供应（关键网关节点设备应具有持久稳定的电力供应能力）。

（2）安全区域边界。接入控制——应保证只有授权的感知节点可以接入。

入侵防范——应能够限制与感知节点通信的目标地址，以避免对陌生地址的攻击行为；应能够限制与网关节点通信的目标地址，以避免对陌生地址的攻击行为。

（3）安全计算环境。感知节点设备安全——应保证只有授权的用户可以对感知节点设备上的软件应用进行配置或变更；应具有对其连接的网关节点设备（包括读卡器）进行身份标识和鉴别的能力；应具有对其连接的其他感知节点设备（包括路由节点）进行身份标识和鉴别的能力。

网关节点设备安全——应具备对合法连接设备（包括终端节点、路由节点、数据处理中心）进行标识和鉴别的能力；应具备过滤非法节点和伪造节点所发送的数据的能力；授权用户应能够在设备使用过程中对关键密钥进行在线更新；授权用户应能够在设备使用过程中对关键配置参数进行在线更新。

抗数据重放——应能够鉴别数据的新鲜性，避免历史数据的重放攻击；应能够鉴别历史数据的非法修改，避免数据的修改重放攻击。

数据融合处理——应对来自传感网的数据进行数据融合处理，使不同种类的数据可以在同一个平台被使用。

6.2.3.3 物联网建设技术要点

（1）医疗物联网安全防护架构。物联网作为医院业务网的延伸，将原有的医疗业务端延伸和扩展到任何物品之上，从而实现了医务人员和患者到物品，物品到物品之间的信息交换和通信。

医院物联网的安全防护架构可参见图6-4。

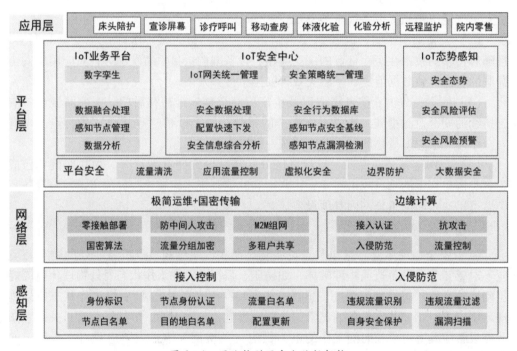

图6-4 医院物联网安全防护架构

各层实现的主要功能包括：

感知层——主要完成医院物联网最后一段覆盖的信息采集工作，通过各类医疗器械、移动终端、门诊自助机、医用传感器、RFID标签等实现环境感知或工业控制；感知层的技术方案目前比较灵活多样，一般包括Lora、NB-IoT、WiFi、485等通信技术。

网络层——主要通过各种通信网络完成数据的回传工作，使用例如3G/4G网络、有线等通信技术，通过加密隧道等实现数据的加密传输。

平台层——主要对物联网终端、安全以及业务进行集中管理。

应用层——把感知层得到的信息进行处理，并在此基础上实现具体的应用控制，如智能化识别、定位、跟踪、监控和管理等。

（2）感知层安全。设备标识——接入的物联网终端设备、感知层实体应具备可用于识别的物联网系统中的唯一身份标识，该标示应通过专有的密钥管理平台分发，为每个设备生成唯一密钥，以标识私钥代表设备身份，防止设备伪造。

准入控制——具备通过第三方独立的准入控制系统，对接入的感知层终端进行身份审核，杜绝口令的网络传输，防止身份伪造。

网络控制——能够对承载网络进行实时监控，对其访问的网络资源进行控制与审查，具体包括：基于 IP 地址、网段的资源访问控制；基于 TCP、DUP 端口的资源访问控制；基于终端/终端组的资源访问控制。

入侵防护——应具备对感知层接入终端，进行入侵防护监控和处置的能力，并满足以下要求：拒绝和丢弃不可鉴别的感知层终端发来的数据；支持对恶意攻击和异常行为的检测，并具备入侵报警能力；支持网络传输的病毒/木马的监测能力。

（3）网络层安全。等保 2.0 要求在物联网感知层、网络传输层、处理应用层都有相应的安全防护措施，实现数据源认证、异构网络安全接入、应用和数据安全等。因此，应在网络层部署基于等级保护三级要求的相应传统安全设备，如：防火墙、入侵防御、防病毒网关、Web 应用防火墙、抗 DDoS 设备等安全产品。

（4）应用平台层安全。有可靠的认证机制和密钥管理方案，包括 PKI 和对称密钥的有机结合机制；需要具备高强度数据机密性和完整性服务能力；具有入侵检测和病毒检测能力；具有访问控制和灾难恢复机制；应建立保密日志跟踪和行为分析以及恶意行为模型；具备有效的数据库访问控制和内容筛选机制；要有不同场景的隐私信息保护技术；具备有效的计算机取证技术；具有安全的计算机数据销毁技术。

6.2.4 主机设备安全

6.2.4.1 风险分析

医院内部网络应用日益复杂，主要体现在网络分布广泛、终端数量庞大、业务应用系统越来越多等方面，虽然都部署了防火墙、漏洞扫描等网络边界安全设备，但由于智慧医院业务运行安全性需求越来越高，边界防御产品无法对员工的个人行为进行管制，主机设备的安全运行无法得到保障，使得单位内部网络日常运营存在重大安全隐患，大量敏感信息也受到严重威胁。计算机设备的安全风险包括：

（1）主机设备行为审计风险。安全事件发生后无法进行事件还原与追溯；所需保护的敏感文件是用户的核心资产，但却无法跟踪记录流转与操作，责任追究缺乏强有力的依据；无审计记录，更没有一个对安全事件能及时响应的安全告警与管理平台，内部终端所暴露的安全风险无从得知。

（2）终端设备信息安全风险。U 盘、光盘等介质随意接入现象相当普遍，由此造成的病毒泛滥和泄密事件屡见不鲜；外来设备随意接入网络，造成病毒传播、信息泄露等安全隐患；终端补丁更新不及时，系统漏洞普遍存在，黑客攻击得心应手；随意运行的第三方应用软件产生众多隐形"后门"；终端接口外设未监控使用，非授权人员可任意导出数据，产生信息外泄风险；敏感文件随意存储拷贝，一旦被黑客、敌对势力或竞争对手得到，极易造成严重危害；政府内网或涉密网终端，非法接入互联网，造成信息泄露；终端发生异常操作行为，不能及时发出报警和采取有效的应对措施；终端用户私自使用第三方软件占用网络资源带宽，造成网络的拥塞；终端软硬件资产无法准确统计，资产生命周期无法跟踪操作，资产发生变更后无管理登记措施；终端设备发生问题，IT管理员不能远程桌面支持。

（3）主机设备运维管理风险。智慧医院的主机数量众多，系统运维人员为便于记忆口令会采用较简单的口令或将多个系统的口令设置成相同的，危害到系统的安全性；根据安全规范的要求，设置主机设备系统账号的口令策略是一件费时费力的工作，要保证按期、安全地执行账号密码策略，现实工作中存在很大困难。

6.2.4.2 等保相关要求

（1）身份鉴别。应对登录的用户进行身份标识和鉴别，身份标识具有唯一性，身份鉴别信息具有复杂度要求并定期更换；应具有登录失败处理功能，应配置并启用结束会话、限制非法登录次数和当登录连接超时自动退出等相关措施；当进行远程管理时，应采取必要措施防止鉴别信息在网络传输过程中被窃听；应采用口令、密码技术、生物技术等两种或两种以上组合的鉴别技术对用户进行身份鉴别，且其中一种鉴别技术至少应使用密码技术来实现。

（2）访问控制。应对登录的用户分配账户和权限；应重命名或删除默认账户，修改默认账户的默认口令；应及时删除或停用多余的、过期的账户，避免共享账户的存在；应授予管理用户所需的最小权限，实现管理用户的权限分离；应由授权主体配置访问控制策略，访问控制策略规定主体对客体的访问规则；访问控制的粒度应达到主体为用户级或进程级，客体为文件、数据库表级；应对主体、客体设置安全标记，并依据安全标记和强制访问控制规则确定主体对客体的访问。

（3）安全审计。应启用安全审计功能，审计覆盖到每个用户，对重要的用户行为和重要安全事件进行审计；审计记录应包括事件的日期和时间、用户、事件类型、事件是否成功及其他与审计相关的信息；应对审计记录进行保护，定期备份，避免受到未预期的删除、修改或覆盖等；应对审计进程进行保护，防止未经授权的中断。

（4）入侵防范。应遵循最小安装的原则，仅安装需要的组件和应用程序；应关闭不需要的系统服务、默认共享和高危端口；应通过设定终端接入方式或网络地址范围对通过网络进行管理的管理终端进行限制；应提供数据有效性检验功能，保证通过人机接口输入或通过通信接口输入的内容符合系统设定要求；应能发现可能存在的已知漏洞，并在经过充分测试评估后，及时修补漏洞；应能够检测到对重要节点进行入侵的行为，并在发生严重入侵事件时提供报警。

（5）恶意代码防范。应采用主动免疫可信验证机制及时识别入侵和病毒行为，并将其有效阻断。

6.2.4.3 主机安全防护技术要点

1）主机系统安全防护。

（1）安全需求。防范病毒肆虐——计算机病毒已不再是单纯的破坏系统或炫技的方式，而是被赋予了更多的用处，例如盗取个人信息、商业机密、国家机密，如最常见的就是利用木马病毒盗取账号与文档资料，等等。背后有着非常庞大的利益链条，臭名昭著的勒索病毒，制作者就是利用病毒获得非法利益。

边界防护无法抵御内部威胁——主机设备作为智慧医院信息资产的核心载体，边界防护设备在网络的各个入口提供安全防护保障，但对于勒索病毒的横向传播和移动存储介质等来源于内部的威胁来源，网络边界的安全防护变得束手无策，这时的主机安全防护重要性就显得极为突出。

传统特征匹配面对新型威胁失效——随着攻击方式的多样化和新型病毒及病毒变种的快速增长，传统基于特征匹配的查杀方式出现了被动及后知后觉的问题，特征库的更新永远赶不上新病毒出现的速度，同时，一些无文本等新型攻击方式，没有载体，无特征可以匹配，传统杀毒软件也变得难以招架。

运维管理难度大——医院一般人员缺乏相关的网络安全专业知识、安全意识薄弱，很难依靠个人来保障终端整体安全；运维人员又面对终端数量多、距离远、管理成本高等问题，同时企业内部业务类型不同，需要的防护措施也不尽相同，进一步增加了管理难度。

针对上述需求，主机安全防护方式主要采用主机安全防护系统（EDR）和运维堡垒机来解决问题。

（2）主机安全防护系统（EDR）。主机终端安全防护系统（EDR）是基于全生命周期理念对终端进行安全防护，从预防、防御、检测、响应四个阶段展开：

预防阶段——通过集中管控平台对终端进行统一管理，通过安全策略的多样化配置对系统进行加固，通过协议和端口的组合策略实现主机侧微隔离。同时，可根据实际需要，下发漏洞扫描和修复任务，在威胁来临前做好相应的预防措施。

防御阶段——采用勒索病毒诱捕、黑客入侵拦截、关键位置保护等多维度的防御技术，针对所有的威胁入口设计独特的防护策略，实时动态感知针对系统的威胁行为，有效实现多层次主动防御。

检测阶段——采用基因识别和行为分析相结合，对病毒进行精准判断，同时，对攻击和文件行为进行检测，高效分析是否会对终端造成威胁。

响应阶段——根据前期检测和分析的结果，可以实现病毒的自动查杀和恶意文件隔离，也可以根据需求将扫描结果交给用户自行判断是否处理，对隔离文件还可以恢复使用。及时拦截入侵行为，对于漏洞利用的攻击行为提供虚拟补丁拦截措施。

2）主机运维审计安全。

（1）安全需求。在智慧医院中面临的安全威胁风险多以有章不循、屡禁不止、检查监督不力等内部风险控制和运行管理方面的安全漏洞为主。因此，加强计算机网络的内部管理和监控，是保证计算机系统安全生产的重中之重。尽管信息管理部门采用了多种技术手段，如会话加密、数字证书、防火墙、虚拟专用网等，但运维管理仍存在较多的安全隐患，特别体现在针对核心服务器、网络基础设施的运维管理上，具体表现在以下几方面：

对服务器的运维缺乏必要的审计手段，仅能通过监控录像、操作系统日志结合手工记录操作日志等管理办法，无法追溯操作人员在服务器上的操作过程、了解操作人员的行为意图。

对服务器的维护管理依赖于操作系统的口令认证，口令具有可被转授、被窥探及易被遗忘等弱点。此外，在实际工作中还存在多人共用一个账号等现象，使得管理存在很大的安全漏洞，直接威胁服务器安全。

由于外包服务商、厂商技术支持人员、项目集成商等在对医院核心服务器、网络基础设施进行现场调试或远程技术维护时，无法有效地记录其操作过程和维护内容，因此，极易出现泄露核心机密数据或遭到潜在的恶意的破坏。

（2）主机运维审计系统。管理解决的是面的问题，技术解决的是点的问题，管理的模式决定了管理的高度。

随着主机设备越来越多，维护人员也越来越多，我们必须对运维操作进行集中管理。只有集中才能够实现统一管理，也只有集中统一管理才能把复杂问题简单化。集中管理包括：集中的资源访问入口、集中账号管理、集中授权管理、集中认证、集中审计等。

主机运维审计系统通过自动化运维框架支持多节点发布、远程任务执行，无需在被管理节点上安装附加软件，可使用各种内置模块、自定义脚本进行功能扩展来完成特定任务，如资产信息获取、自动探测、命令执行、脚本任务、文件分发等，灵活方便地运用于 DevOps 的开发、测试、实施、监控、分析工作中。

6.2.5 网络安全集中管控

6.2.5.1 管控需求

智慧医院网络安全集中管控中心指对医院网络的安全区域边界、安全通信网络和安全计算环境以及网络中系统的安全策略、安全机制实施统一管理、监控的平台。

在传统的医院网络安全项目建设中，不少医院习惯于采用"被动防御"策略，面对安全威胁施加针对性防护措施，而缺乏统一规划和集中管理，各种安全设备各自为战，安全资源利用效率低，威胁响应迟缓，难以形成高效的安全防护体系。

随着医院信息化建设的深入推进，智慧医院需要摸索出适应"互联网+"时代的网络安全保障体系，必须遵循等保2.0要求，通过集中管控能力建设加强医院的网络安全运营能力，以适应互联网时代的网络安全特征和需求。

6.2.5.2 集中管控技术要点

在对智慧医院整体网络安全进行规划设计时，应划分一个特定的管理区域，即安全管理域，对部署在网络中的各种安全设备或安全组件进行统一管控，可参见图5-2 智慧医院安全域划分典型示意图。

（1）整体网络集中管理。在安全管理域，按照一体化、标准化、智能化、可视化要求建设一套安全管理系统,通过收集医院网络内的资产、流量、日志、网站等相关的安全数据,经过存储、处理、分析后形成资产态势、风险态势、安全态势及告警,辅助医院信息管理部门掌握医院的整体网络安全态势。及时掌握网络安全威胁、风险和隐患,及时监测漏洞、病毒木马、网络攻击情况,及时发现网络安全事件线索,及时预警通报重大网络安全威胁,及时处置安全事件,提升智慧医院的安全风险威胁发现能力,加快风险解决速度。

(2) 安全运维集中管理。在安全管理域部署运维审计系统,统一管理系统用户身份权限,合理地把相关人员划分为不同类别或组,授予不同角色对各种模块的访问权限。对系统管理员进行严格的身份鉴别,只允许其通过堡垒机的命令或操作界面进行系统管理操作,并对这些操作进行审计。

(3) 日志集中管理。在安全管理中心部署一套日志审计系统,医院网络内所有终端、服务器、网络设备、安全设备、应用系统、数据库和中间件均开启自身日志记录功能,对医院全网的用户行为和重要安全事件进行审计,由日志审计系统通过Syslog、SNMP Trap、NetFlow、Telnet/SSH、WMI、FTP/SFTP/SCP、JDBC、文件等采集方式,统一收集审计对象海量的日志数据,从不同角度进行安全信息的可视化分析,以统计报表形式向审计管理员展示。

(4) 病毒防护集中管理。在安全管理域部署统一的防病毒系统管理服务器和升级服务器,确保全网具有一致的防病毒策略和最新的病毒查杀能力。

(5) 系统补丁集中管理。在安全管理域部署主机监控与审计系统(含补丁管理服务器),针对厂商最新发布的补丁或针对已发现漏洞的补丁及时进行更新,确保全网具有一致和最新的漏洞修复能力。

场景1 医疗云平台安全保障要点

在政策、需求、技术和环境的共同驱动下,智慧医院的智慧医疗、智慧服务、智慧管理三大领域的数字化应用正在加速构建,医疗云正成为智慧医院统一部署、减少维护、降低成本的重点选择。

一、云平台面临的安全问题

医疗云平台的建设之初,安全就是首要问题。云平台的运营方必须保证云平台互联网区域的业务系统和内部网上信息系统的安全。常规的云安全解决方案存在以下不足:

(1) 需要做网络改造,流量要绕道指定的安全设备,处理效率低,也增加了运维难度。

(2) 以网络为中心,缺乏业务可视化,无法跟随敏态业务动态调整变更。

(3) 多云环境部署难度增加,给多种安全方案的集成工作带来了更高的使用门槛。

在医疗云上部署传统的硬件 IDS/IPS 系统，由于处理能力的限制，当网络流量较高时，只能选择性地对部分数据包进行检测，容易造成漏判。此外，由于传统的防火墙和 IDS/IPS 设备价格昂贵、难于管理、容量受限，并不适合大规模在医疗云上部署。

由于防火墙使用时间越长，规则就会增长越多，有的甚至达到成千上万条。在传统的防火墙模式下，必须针对所有数据包运行所有的规则，这就给防火墙的处理性能带来越来越大的压力。对于入侵检测，也需要针对网络数据包用一大堆入侵模式进行检查分析。

要实现对虚拟机的安全保护能力随着虚拟机的迁移而自动迁移，传统的硬件方案就需要配置多套硬件，且需要用手工或脚本来同步多台设备之间的配置功能，以把多个数据中心的虚拟网络整合成一个整体，这样才能实现安全策略和规则跨数据中心生效。

二、安全需求分析

针对以上问题，正确的做法是，我们应建立一个云原生（也称"云内"）安全架构，而不是用安全设备进行"堆砌"或者采用"引流"的安全保障措施。具体的云内安全需求可描述如下：

（一）微分段负载安全

医疗云平台的东西向流量占 80% 以上，采用传统 IP 地址进行分段隔离不能满足云内业务敏捷性的要求。因此，必须实现 IP 解耦，应该能够基于虚拟机名称、虚拟操作系统、用户身份、容器标签、虚拟机属性等信息，就能建立起一个基于业务的云内安全屏障。

（二）分布式入侵防御机制

高级威胁防护在云内一直是很难解决的问题，如何适应云内资源的弹性需求以及分布式部署需求，网络安全厂商/公司往往采用流量旁路牵引、部署虚拟机安全防护设备等方式去解决，这不仅带来流量的大量消耗，增加云内系统运维难度，最终也难以解决东西向流量安全威胁的防护问题。云原生安全理念和技术架构的出现，既能保证业务敏捷性，又能便捷部署云内网络架构。

（三）可视化管理需要

云内安全平台的可视化管理有助于提高安全管控能力，通过机器学习和分析处理云内数据包的流向流量信息，就可以实现对于网络流量的深入洞察与分析。通过建立一个业务流量分析模型，提供策略检测、策略推荐、策略合规建议，实现云内安全的可视、可控、合规。

（四）统一安全管理要求

为了保证健康医疗数据的安全，医疗云平台一般会采用混合云的方式，一方面保留对医院数据的安全性和管理权，另一方面保障在 SaaS 平台的冗余性和稳定性，业务可以在多平台自由切换。

采用混合云方式建立的医疗云平台，私有云、公有云、容器云和物理服务器融为一体，面对这类复杂场景，就需要加强统一管理、统一安全策略、实现业务及入侵防御措施在混合云内自由迁移。

三、合规性评估

等保2.0（GB/T 22239—2019）对云计算安全的扩展要求如下：

（一）安全区域边界

1. 访问控制

（1）应在虚拟化网络边界部署访问控制机制，并设置访问控制规则。

（2）应在不同等级的网络区域边界部署访问控制机制，设置访问控制规则。

2. 入侵防范

（1）应能检测到云服务客户发起的网络攻击行为，并能记录攻击类型、攻击时间、攻击流量等。

（2）应能检测到对虚拟网络节点的网络攻击行为，并能记录攻击类型、攻击时间、攻击流量等。

（3）应能检测到虚拟机与宿主机、虚拟机与虚拟机之间的异常流量。

（二）安全计算环境

1. 访问控制

（1）应保证当虚拟机迁移时，访问控制策略随其迁移。

（2）应允许云服务客户设置不同虚拟机之间的访问控制策略。

四、云平台安全保障要点

（一）零信任机制保障微分段负载安全

依照零信任安全模型为工作负载提供东西向安全防护能力，为每个VM、容器Pod、裸金属服务器提供安全保护，安全策略分布式下发到虚拟转发内核，防止威胁快速传播，精细化网络安全策略管理。

通过云原生安全的构建方式，在不中断业务、不改变现有网络架构的基础上，灵活插入微分段安全策略，可以基于虚拟机的属性包括但不限于名称、标记、操作系统类型等实现动态安全分组，简化安全策略的运维管理，提供VM或容器Pod东西向安全隔离。

与身份认证系统结合，实现基于身份的分布式防火墙。数据中心的安全管理员可以通过调用登录的用户信息设定用户访问业务范围，实现从用户到业务的安全防护。一方面实现同一服务器上不同业务间的安全隔离；另一方面实现对业务访问者的直接认证，摆脱以往通过IP和位置的烦琐安全部署方式，可增强数据中心的安全防御体系。

（二）实现云内分布式入侵防御

1. 分布式的弹性架构，灵活应对性能压力

采用分布式架构提供入侵检测和入侵保护功能，它能够对每个虚拟机提供安全检测和保护。访问虚拟机的网络流量可就近做分布式入侵保护，而不再需要把流量导向到集中式的IDS/IPS设备，彻底消除"发夹式"流量。分布式入侵防御架构提升了处理性能，当网络流量超出现有处理能力时，可以利用空闲的服务器进行横向扩容。

2. 为应用提供针对性检测，效率和准确性更高

云内分布式入侵防御可提供更智能的规则应用和检测粒度，因为它更了解Web层、应用层和数据库层之间的区别。对不同的工作负载使用那些适用的规则，在Web层只检测Web相关的规则，在应用层和数据库层也是如此，这就大大减少了每一台虚机上应用的规则数量，在显著提高吞吐量的同时提高了检测的准确度，大大减少了误报。这也是传统的硬件系统与软件定义解决方案之间的主要区别。

3. 支持虚拟机迁移

在云内分布式安全防御模式下，对虚拟机的安全保护能力可以随着虚拟机自动迁移，实际上针对虚拟机的防火墙规则和IDS/IPS规则都是一些全局性的设置，虚拟机迁移到一台新的服务器上后，这些规则能够即时生效。

4. 易于部署和使用

采用云内分布式入侵防御模式，防火墙和IDS/IPS部署模式会随着每个工作负载消耗或释放容量而线性调整，可充分利用所有计算资源，不需要专用设备来约束流量以避免加剧东西向网络的拥塞。网络、防火墙和IDS/IPS规则只需定义一次就可全局使用。这些规则附在虚拟机上，当创建新的工作负载时会自动应用正确的规则，当工作负载释放时规则会自动失效，而当工作负载移动时规则就会随之迁移并保持状态。这种模式使安全策略、合规性管理变得更加容易，可大大简化安全体系结构。在云平台中，容器Pod工作负载甚至是动态生成和消除的，可能有成千上万个虚拟机对象需要安全保护，只有软件定义的安全解决方案才能胜任新一代容器应用的安全保护。

（三）管理可视化与合规检测

1. 推荐网络隔离安全策略

通过对云内网络数据流量的分析，可以提取出网络数据的流量模式，例如把同一个应用的几个节点划分在同一个安全组和网络微分段中，以保证它们之间的正常通信。基于这个分析结果，会自动整理出一组相应的防火墙规则，经管理员审核批准后就可以发布生效，从而利用网络微分段对节点之间的通信进行保护。

2. 检查和维护安全策略合规

利用整个网络中所有节点之间的通信记录，可以对节点之间的网络通信是否符合安全规定进行合规性检查，并提示管理员做出相应的整改和修复动作。

3. 简化安全事件的排查工作

当网络通信发生故障或异常情况时，可视化展现能够让管理员更方便地进行故障排查，管理员可根据数据的流动方向和节点之间的跳转情况，帮助快速定位故障原因。

（四）混合云的统一管理

医疗业务上云面临着数据中心私有云、公有云、容器云和裸机多种资源混合部署和使用的情况，需要进行统一的安全管理，支持医院内部多样化的应用部署形态，提供一致的安全管理策略和安全防护能力，要满足合规与监管要求，实现公有云与私有云之间、私有云与内网系统之间的有效隔离与防护，保障各项业务的安全运行。图场景1-1给出了医疗云内多样化的应用部署形态示意图。

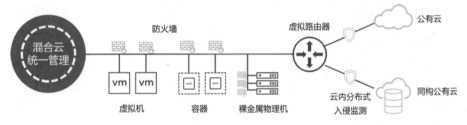

图场景1-1 医疗云内多样化的应用部署形态

对于一个准备上云的医院来说，建立一个混合云统一安全管理平台，使其具备为所有虚拟机、物理机、任意容器应用、私有云及公有云提供一致性的网络及安全策略支撑能力，适合各种异构虚拟化基础设施，平台的部署方案参见图场景1-2。

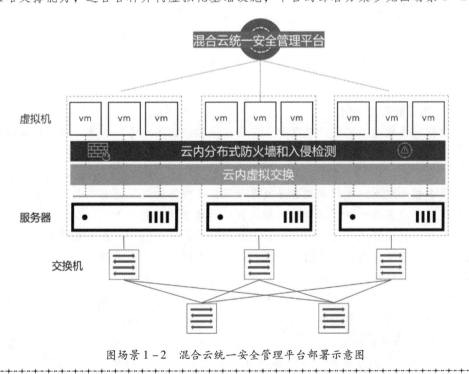

图场景1-2 混合云统一安全管理平台部署示意图

场景2 物联网系统实施安全监管流程

随着信息技术与网络的发展,物联网技术广泛应用到医疗业务场景里,大量的物联网设备接入到医院的核心网络,网络资产类型、网络结构、网络应用以及网络边界都与传统的IT环境不同。随之而来的网络安全风险,我们也必须从一个全新的视角来审视,重新定义万物互联趋势下网络安全防护技术与体系。

一、安全需求分析

(一)物联网设备分类

通常,可以将医院物联网设备分为三大类:

1. 非智能终端类

非智能终端类也称"哑终端",一般没有数据处理的能力,只能通过网络上报传感数据,或接受操控数据。例如,打印机、复印机、摄像头、门禁系统、停车场管理系统等,该类终端功能单一,从硬件到软件都已经固化,无法进行改造和扩充,智能程度微弱。

2. 智能终端类

该类终端功能强大,有专用的操作系统,可以调整内部的软件、应用参数设置,或者重新改造来满足不同的应用需求。例如,PDA、自助终端、医护终端等。

3. 医疗监测设备类

现代医学设备的发展,使得各种医疗健康的监测、检测仪器设备成为连接医院网络的物联网设备,这些设备通常需要一台计算机设备及专用软件实现仪器设备与计算机之间的数据交换、处理,数据则存储进相关的数据库。

(二)网络安全需求

1. 面临的安全风险

物联网终端众多,资产情况难以掌握,同时缺失运维手段、事件监测通报以及应急处理机制,因此需要梳理出网络中的物联网终端的资产状况并实现可视化呈现。

大多数物联网终端部署位置分散且暴露,易被接触而又没有纳入管理,容易招致物理攻击、篡改和仿冒,需要对物联网终端建立身份基线并进行审核。

物联网终端普遍存在弱口令、留有维护后门、安全漏洞以及大量开放端口等安全风险,容易被恶意代码感染成为僵尸主机,进而构成僵尸网络,因此,必须对物联网终端的安全威胁态势进行评估并建立起有效的防护措施。

不同的物联网终端和业务系统常常部署在同一网络架构中,缺乏有效的安全隔离,因此,需要对不同类型的物联网设备进行有效的安全隔离。

2. 安全管理需求

(1)资产识别方面:医院存在大量医疗设备和临床设备,分散于各个科室。

信息化部门需要掌握医院物联网资产运行状态和使用情况。

（2）传输安全方面：在网络传输过程中，物联网设备与平台间通信内容要保证传输报文的完整性，防止发生重发攻击、篡改和伪造等风险。

（3）认证安全方面：必须禁止未经认证的设备接入，通过身份认证的外部终端只能访问指定的网络资源，只能进行被允许的操作，防止非授权的访问。

（4）安全管控方面：物联网设备在运行过程中，需要实现系统弱口令及高危端口检测、违规传输内容解析与过滤、失陷反连行为发现与拦截及仿冒入网接入阻断等。

3. 集中管控需求

由于物联网设备数量众多，分布广泛，升级维护工作量大，应通过集中管理平台来实现设备的统一配置、统一升级、统一维护，实时监测物联网设备及网络的运行状态，应建立可视化平台对全网物联网设备的安全运行态势进行全局呈现。

二、相关法规及标准

《国务院关于印发"十三五"卫生与健康规划的通知国发〔2016〕77号》要求全面实施"互联网＋"健康医疗益民服务，促进云计算、大数据、物联网、移动互联网、虚拟现实等信息技术与健康服务的深度融合，提升健康信息服务能力。

《中华人民共和国网络安全法》由全国人民代表大会常务委员会于2016年11月7日发布，自2017年6月1日起施行。第二十一条提出：国家实行网络安全等级保护制度。网络运营者应当按照网络安全等级保护制度的要求，履行下列安全保护义务，保障网络免受干扰、破坏或者未经授权的访问，防止网络数据泄露或者被窃取、篡改。

《信息安全技术　网络安全等级保护基本要求》（GB/T 22239—2019）（也称"等保2.0要求"）扩大了安全保护对象，将云计算、移动互联、物联网、工业控制系统纳入等保范围内。

《中华人民共和国密码法》于2020年1月1日正式实施，第二十七条明确：法律、行政法规和国家有关规定要求使用商用密码进行保护的关键信息基础设施，其运营者应当使用商用密码进行保护，自行或者委托商用密码检测机构开展商用密码应用安全性评估。商用密码应用安全性评估应当与关键信息基础设施安全检测评估、网络安全等级测评制度相衔接，避免重复评估、测评。

三、安全建设思路

（一）技术路线

基于威胁发现、安全管控和数据可视化的技术路线，建立统一的医院物联网系统安全管控平台，构建医院物联网系统安全防护架构。

1. 威胁发现

通过实时监测网络原始流量，以白名单为主线，采用黑白名单相结合机制，达到在不同物联网场景下的安全防护效果。

在医院物联网业务场景下，以白名单学习机制为主，同时辅以黑名单机制。其中白名单以基线防护为主，支持多维度的学习能力，从资产、网络到应用都可以学习并审批。资产层面支持物联网设备指纹学习及基线建立，网络层面支持业务流自动学习，形成网络行为基线白名单，应用层面支持业务内容学习，形成业务行为基线白名单。黑名单以脆弱性分析、异常和入侵检测为主，其中，脆弱性分析能够发现物联网资产的高危端口和漏洞，异常检测支持入侵检测特征库黑名单，发现医院物联网场景下的网络扫描行为和攻击行为。

2. 安全管控

物联网安全防护架构应具备安全管控能力，实现内容级细粒度的管控阻断和全面的准入手段等技术，有效地对冒用或非法行为进行阻断。

3. 数据可视化

通过数据可视化技术，基于图形化全面呈现立体的物联网终端和系统信息，包括网络拓扑图、业务连接关系等信息，实现对正常的网络流量连接关系、业务关系及风险动态进行可视化监管。

（二）平台应有的管控能力

1. 资产管理

具备资产发现能力，能够快速发现网络中资产的数量和基本信息；具备资产识别能力，能够获取网络资产中的详细信息，比如厂商品牌、操作系统、设备类型等深层次的指纹信息；具备资产检测能力，包括物联网资产的脆弱性检测和仿冒检测，脆弱性检测包括弱口令检测、高危端口检测及网中网检测等。

2. 网络学习

具备实时分析网络原始流量的能力，使用机器学习、高级分析等技术构建反映正常网络行为的模型，构建行为基线；行为基线构建完成后，实时监听网络中的流量，当流量中的报文违反了行为基线时实时报警；医院管理人员可以根据报警信息进行异常 IP 阻断操作；具备智能化的运维思路，通过网络流量自动发现资产间的连接关系、通信协议，同时通过数据可视化技术，实现对正常的网络连接关系和业务关系以及风险动态进行可视化查看和管理；具备医院物联网业务场景下在线流量模型的进一步人工梳理功能，通过多维度过滤、查询和自动聚类分析，向导式生成基于放通、禁止等多种策略。

3. 入侵检测

具备基于数据流的入侵检测能力，通过实时监测原始网络流量，实现网络会话的实时跟踪监测，高效匹配内置入侵检测特征库，对于木马、蠕虫、shellcode、exploit、XSS 等攻击行为进行高精度的检测。

4. 安全控制

具备安全控制能力，包括访问控制策略、流量监控策略、带宽策略、地址转换、地址绑定、DDoS 攻击防护、流量行为防护、会话控制和异常隔离等多种防护手段。

5. 漏洞扫描

具备对物联网内各种主流操作系统、设备厂商、应用服务等多种插件库的漏洞扫描能力，获取网络设备操作系统信息、开放端口的响应数据等形成支持库，提高主机漏洞暴露能力。

6. 高可用性

为避免单点故障造成网络中断，需要提供多种保障机制，包括软硬件 Bypass 机制、HA 机制、多系统备份机制、端口冗余机制，最大限度地保障医院物联网网络稳定。

7. 加密与认证

具有国密算法的加密与认证能力，通过隧道加密防护机制，防止数据窃取及篡改，保障医院物联网数据的机密性、完整性及可用性，避免明文的物联网设备传输发生数据泄露。

8. 集中管理与可视化

通过集中管理技术，可以对医院物联网内的防护设备进行统一的配置、升级、日常维护，实时监测设备运行状态。具备对医院物联网内的物联网终端及设备的安全态势进行全局呈现，动态展示各终端及设备的指纹信息、IP、健康状态、告警信息等。

（三）安全监管流程

物联网系统安全监管流程见图场景2-1。

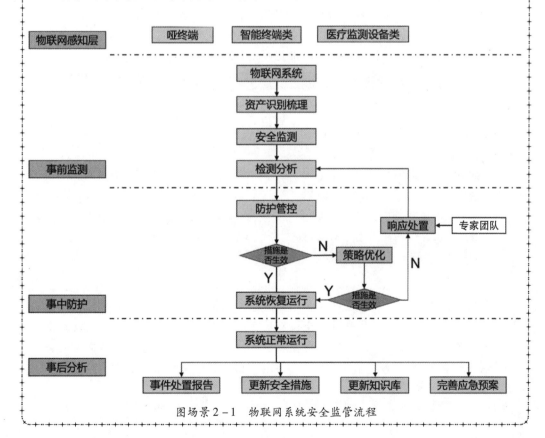

图场景2-1 物联网系统安全监管流程

场景3 医疗设备入网安全管理思路

随着医疗设备的引进与开发，医疗行业愈发意识到物联网技术在行业中的巨大作用，医疗设备可以将原始数据转化为不同对象间简单、易共享、可交互的信息。互联互通的医疗设备，以及配套的采集与传输的医疗数据、互联技术、软件系统，共同构成了医疗物联网（internet of medical things，IoMT）。

一、安全需求分析

（一）各科室医疗设备联网的需求

一方面，由于部分医院管理规范缺失，各业务科室采购医疗设备后自行配置IP入网，导致诸如智能输液泵、医疗穿戴设备、移动查房终端、智能巡检机器人等医疗物联网设备随着业务的发展爆发式增长（参见表场景3-1），医院信息科难以建立清晰的资产台账，导致内网资产管理混乱，出现安全风险无法及时精准定位，降低了安全事件的处置效率。

另一方面，由于医院环境开放，来往人流混杂，如自助挂号机等设备暴露在大众可接触的场所，难以进行完善的安全管控。对不法分子而言，仅通过仿冒IP/MAC插拔网线即可私接入网，进而攻击并窃取医院内部核心敏感数据。

表场景3-1 医院联网设备连接方式

资产类型	联网方式	是否远程运维
中央监护系统	有线	否
呼吸机	无线	否
血透机	有线	否
监护仪	无线&有线	否
心电图机	无线	否
B超机	有线	否
放射类设备	有线	部分远程运维
检验类设备	有线	部分远程运维
自助类设备	有线	否

针对医院网络中接入的各类IoMT设备，首先需要进行资产梳理和身份识别，通过主动扫描、被动监听等手段，全面发现在网设备的真实数量，并通过设备指纹信息比对等多种技术手段，精准识别在网设备的身份信息，并基于此建立起一套医院物联网设备的台账（包含设备类型、厂家、IP/MAC地址等信息），实现对前端接入设备的统一资产管理。

(二) 发现医疗设备安全隐患的需求

感知层的医疗设备操作系统有多种，包括安卓、Linux、嵌入式 Windows。首先，而设备供应商重功能、轻安全的产品理念，导致医疗设备无法拥有完备的安全防护能力，这使得医疗设备易遭到攻击。其次，许多 IoMT 设备由于未进行更新补丁和漏洞修复，甚至为了使用简单直接使用弱口令密码，导致极易被攻击入侵。如门诊楼的自助挂号机承载了挂号、缴费等核心业务，但是往往插拔网线就能实现患者个人信息和缴费信息窃取。

一方面，需要发现医院物联网设备自身存在的安全风险，包括系统漏洞、弱口令等。通过网络扫描、基线核查等技术手段，对医院物联网设备进行全面深入的风险评估，摸清当前现状及安全风险，开展安全加固。

另一方面，需要对物联网设备运行过程中的网络行为进行持续监测，及时发现异常行为。攻击者对医疗物联网设备发动攻击行为时，会在网络中进行探测、传输和下载等行为，同时网络中的流量组成会掺杂除正常业务流量以外的成分外，流量路径也会发生异常等。因此，需对 IoMT 设备的行为进行持续监测，发现异常行为及时告警和处置。

(三) 管控厂商联网远程运维的需求

IoMT 设备供应商主动提供全球运维服务，典型的有西门子、GE、飞利浦、迈瑞生物等。大型医疗设备自带外网通信组件通过远程连接到云端，医院一般需要提供 3 个内网 IP 给到 IoMT 设备厂商，理论上通过外网可以和内网所有网络通信，见图场景 3-1。

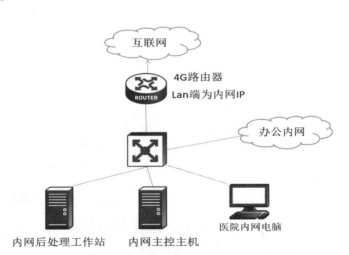

图场景 3-1 医疗设备直连互联网

境外运维厂商的运维云平台可能由于自身漏洞或弱密码等原因，被攻击入侵导致患者敏感数据泄露；同时，由于审计管控手段的缺失，近年来也相继发生多起远程运维人员违规获取病患数据的案例。

一方面，针对医院网络边界模糊、私接仿冒频发的现状，需要构建起清晰的医院网络安全边界，无论是科室新采购的联网医疗设备入网，还是老设备更新替换上线，都需要通过医院信息科室的统一审批确认后才能正式接入网络，统一分配规范化的网络 IP 地址。针对外部非法设备或仿冒接入行为能够有效识别并拒绝入网。

另一方面，针对各科室医疗设备远程运维现象普遍且无法杜绝的情况，必须对各厂商具体运维行为进行监控。

（四）安全事件闭环处置的需求

医院网络规模庞大、拓扑复杂，物联网设备分散在各个院区、楼栋和科室，一旦发生安全事件，需要有相应的技术手段进行远程封堵、阻断、冻结等止损性处置，避免安全事件进一步扩散造成二次损害，同时为医院开展恢复性处置创造条件。

二、相关法规及标准

《信息安全技术 网络安全等级保护基本要求》（GB/T 22239—2019）（也称"等保2.0要求"）扩大了安全保护对象，将云计算、移动互联、物联网、工业控制系统纳入等保范围内。

《GB/T 37044—2018 信息安全技术 物联网安全参考模型及通用要求》
《GB/T 36951—2018 信息安全技术 物联网感知终端应用安全技术要求》
《GB/T 37093—2018 信息安全技术 物联网感知层接入通信网的安全要求》
《食品药品监管总局关于发布医疗器械网络安全注册技术审查指导原则的通告》

三、设备入网安全管控

（一）管控思路

针对医院物联网安全的四大安全风险，分别设计了四大安全措施，即摸清家底、发现风险、有效管控、闭环处置，为相互递进完善的关系，见图场景3-2。

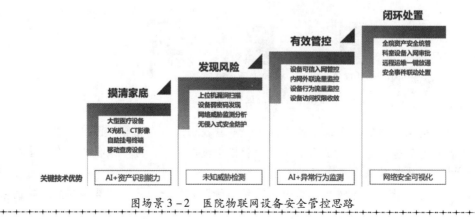

图场景3-2 医院物联网设备安全管控思路

首先是"摸清家底",通过相关技术手段对医院 IoMT 设备进行发现和识别,梳理出 CT 机、DR 机、PDA 查房终端等具体设备类型,并识别出具体厂商品牌,在此基础上标注出设备所属科室、位置,并建立起医院的物联网设备台账。

其次是"发现风险",通过扫描等方式发现 IoMT 设备自身的安全隐患,包括但不限于设备漏洞、弱口令、配置风险等,同时将 IoMT 设备与数据中心各业务系统服务器的网络交互行为进行监测,以确保设备为安全运行状态,一旦出现异常行为能够快速发现并告警。

最后是对 IoMT 设备进行"有效管控",利用网络安全准入技术对所有新接入设备进行身份合法性确认,只有医院新采购设备才能审批入网,外部可疑设备或仿冒替换设备无法接入医院网络。

最后是"闭环处置",通过安全管理平台监测 IoMT 运行安全状态,在发现威胁或异常后能够远程进行快速联动处置。

图场景 3-3 给出的是医疗物联网设备安全管控架构图。

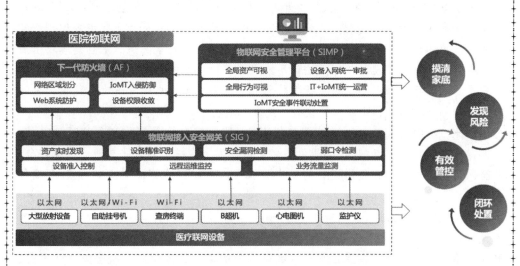

图场景 3-3 医疗物联网设备安全管控架构图

(二)摸清家底能力设计

1. 资产发现能力

资产发现是医院物联网安全建设的基础,通过技术手段综合分析识别出核磁共振、CT 机、监护仪、血糖仪、移动查房 PDA 及可疑 IP 地址,为安全管控提供有效数据支撑。通过定期扫描与流量分析,进行 IoMT 设备状态监测,为大数据安全防护系统提供监测数据。

2. 身份识别能力

通过对所有 IoMT 设备进行主动探测、被动监听和手动设置等手段,发现与识别医疗物联网中的各类设备的资产信息,获得的设备属性包括设备 IP 和 MAC 地址、品牌、型号、所属地址组、部门、发现时间等信息。具体识别方式分为主动识别和被动识别两种。

（1）主动识别。通过主动探测指定网段内的设备信息，根据不同设备的TCP/IP协议栈的差异，与已知的内置设备指纹库匹配得出具体的操作系统信息，通过本机的ARP信息获取设备的MAC，再根据IEEE标准规范，用MAC匹配对应的厂商。通过内置脚本，完成探测并识别其他哑终端设备类型。考虑到设备扫描时间真空，通过定期扫描（比如每天全网扫描一次、每两小时重新扫描到的但没有解析的设备）使接入网络的设备无法隐藏。

（2）被动识别。被动识别就是不主动发送数据包，通过抓取流量信息进行分析获取相应的设备信息，如对数据包中指定字段的分析，可以提取厂商、主机名特征标识，将这些信息作为终端类型识别的指纹，与一个事先维护的已知终端厂商标识库匹配，确定终端厂商、主机名信息。

（三）风险发现能力设计

1. 脆弱性扫描

由于IoMT设备种类繁多，厂商开发阶段大多重功能、轻安全，导致很多IoMT设备自身存在大量系统漏洞。此外，厂商维护人员、科室人员为了使用方便，经常会使用简单的弱口令密码对设备进行管理，大大增加了安全隐患。一旦黑客攻击成功，将可能导致医疗设备故障无法使用或者医疗设备上的病患信息被窃取。更为严重的是，黑客可以利用漏洞来执行非授权指令，将IoMT设备当作攻击跳板，进一步向后端HIS、EMR、数据库等核心系统发起攻击。

因此，必须通过技术手段检测扫描IoMT设备存在的漏洞信息，除通用系统、中间漏洞外，还应重点扫描IoMT设备特有的漏洞，在被黑客攻击前进行漏洞修复。从全网角度审视医院物联网设备的安全脆弱性，将识别的结果同步对科室/厂商维护人员提出整改意见。

2. 异常行为监测

攻击者对医院IoMT设备发动攻击时，将会留下探测、传输和下载等行为痕迹，同时网络中的流量会掺杂除正常业务数据以外的成分，流量路径也会发生异常等，因此有必要对医疗设备状态进行持续的监控和分析。图场景3-4给出了基于设备行为画像发现异常情况的示意图。

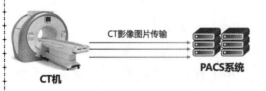

图场景3-4 基于设备行为画像发现异常

为业务行为建立画像，并通过分析技术将设备的实时行为与画像进行比对，一旦发现设备基本信息如设备类型、设备品牌、科室等发生变化，行为异常情况如协议异常、访问行为异常等问题，以及设备离线和失联状态等状态异常情况，就须通过网络感知发现，定位判断是否被伪冒替换，是否存在陌生入侵设备。基于行为和流量分析的能力基础，建立合法白名单模型，当发生异常行为时即可立即识别，并对非法网络行为进行告警。

（四）有效管控能力设计

1. 设备准入控制

通过设备入网统一审批管控，无论是科室新上线医疗设备，还是外部人员私接入网，都需要由管理员确认并审批准入后，由系统管理员进行规范化的 IP 地址管理。

实际项目中建议优先采用 802.1X 的方式实现准入控制。802.1X 系统为典型的 C/S 结构，包括三个实体：客户端、接入设备和认证服务器，有以下几个特点：

（1）安全性高，认证控制点可部署在网络接入层或汇聚层。

（2）需要使用认证客户端，可以进行安全检查并根据检查结果控制接入。

（3）技术成熟，被广泛应用于各类型网络。

用户接入二层网络就需要进行认证，认证通过之后才能访问内网资源。

2. 远程运维监控

目前，大部分医院的 IoMT 设备供应商主动提供全球远程运维服务，典型的有西门子、GE、飞利浦等，通过设备自带外网通信组件，或者提供外置 4G 网关的方式，将 IoMT 设备远程连接到外网云端。

这种"双网打通"运维模式对医院的网络安全治理体系带来严峻的挑战，可能导致内部敏感患者数据泄露；在医疗设备远程运维需求无法杜绝"一刀切"的情况下，必须依照国家颁布的数据安全法等法规要求，对各厂商具体运维行为进行监控管理，包括但不限于什么时间接入、访问了什么系统、执行了什么操作、上传了多少数据等等，确保厂商远程运维过程可信可控，必要时进行主动阻断。

（五）闭环处置能力设计

传统的网络安全体系建设基于合规要求，以技术和管理两条主线构建医院安全防护能力，以防御能力的构建为主。但这种思路存在以下问题：

一是协同联动能力缺失。当发生网络攻击时，设备间通常无法联动协同作战，在安全威胁的定位、关联分析、取证、闭环处置维度均存在困难。二是威胁无法有效识别。由于安全威胁的不断升级变化，传统静态防护规则无法有效保障安全，必须提升安全监测与处置响应的能力，依靠共享威胁情报、异常流量分析、大数据及人工智能关联分析等机制和技术手段，有效对抗未知的安全威胁。三是威胁无法快速处置。面对快速变化的新威胁，医院信息科室无法摆脱频繁救火的困局，需要进行精细化的安全治理与安全运营管理，不断升级运营服务手段，在有效定位威胁的同时快速处置安全威胁。

针对上述问题，通过安全设备之间的联动协同及深度关联分析，实现全网快速发现和精准定位安全威胁，快速向边界防护系统、接入网关等网络安全设备直接下发安全策略，拦截网络攻击行为，防止安全威胁扩散，争取快速解决安全问题。

场景4 医院工控系统安全隐患及安全防护要点

随着工业控制系统(以下简称"工控系统")在各关键领域的广泛应用,工控系统已成为中国关键信息基础设施的重要组成部分。近年来,伴随着国家数字化转型的战略目标,以数字化为引擎打造的医疗行业智能医药自动分拣系统、智能楼宇自控系统等解决方案,为智慧医院打造了更加安全、高效和可持续发展的运行环境,提升了医院精细化管理水平。医疗工控系统广泛采用通用的网络设备和IT设施,并以各种方式接入互联网,从而打破了这些系统原有的封闭性和专用性。由于医院工控系统在初期建设时更多考虑的是各自系统的可用性,并未考虑系统之间互联互通带来的安全风险和安全保护,致使病毒、木马等各种安全威胁有可能向医疗卫生行业迅速扩散。

一、安全需求分析

(一)医院典型工控系统

1. 智能医药自动分拣系统

智能医药自动分拣系统运用 PLC 对其进行编程控制,实现药品的自动分拣,使医院药房发药效率得到了大大提高,降低了差错率和药师的劳动强度,减少了医院的支出,并且使医院药房看起来更加美观,符合社会发展的方向。

2. 楼宇自控系统

楼宇自控系统可对医院楼内的机电设备进行集中监测和统一控制管理,系统监控范围包括空调冷源系统、空调及通风系统、给排水、配电、照明及电梯等。通过楼宇自控系统的控制和管理,使医院达到环境舒适、降低营运成本、提高设备安全和节约能源的效果。由于医院的专业特殊性,楼宇自控系统还需对一些医用专有设备如正压送气设备、负压吸引设备以及制氧送氧设备等进行统一监控和管理,提高医疗设备安全运行系数,确保医疗设备的高可靠运行。楼宇自控系统的网络结构为分布式网络,由管理层网络和监控层网络组成,采用冗余备份方式。通过监控层内的控制器来检测各前端设备的数据,并把相应的数据信息通过 BACnet、Lon Works 等工业标准协议上传给管理层内的数据库服务器,通过系统平台的逻辑分析及判断,下达相应指令给前端控制器,实现对前端设备的控制。

(二)医院工控系统面临的安全威胁

1. 医院办公网和自动化系统网络通信安全风险

(1)网络中攻击流量、异常流量和协议非法指令无法感知。
(2)工控网络内部服务器/主机与自动化系统网络连接安全风险。
(3)网络流量明文传输。
(4)数据传输缺少正确性校验,数据包存在被篡改风险。

2. 工控系统服务器和主机安全风险

（1）操作漏洞和服务系统漏洞（DCS 服务器、MES 服务器、上位机、SSH、VNC、FTP）。

（2）服务器开放服务漏洞（SSH、VNC、FTP 等），服务器或主机开放了不必要的端口和服务。

（3）DCS 等应用软件漏洞，上位机组态软件安全漏洞。

（4）应用程序缺少白名单管理，存在非法进程和线程注入等安全风险。

3. 自动化系统安全风险

（1）自动化操作系统安全漏洞（XP、Linux、VxWorks 等）。

（2）PLC 软硬件系统安全漏洞、自动化 HMI 软件安全漏洞。

（3）自动化数据采集端口、API 接口安全风险。

（4）自动化系统 USB 移动介质使用安全风险（病毒木马、内部违规等）。

4. 数据库系统安全风险

（1）数据库系统自身安全漏洞

（2）外部攻击威胁

（3）内部泄密风险

二、医院工控系统安全合规要求

2010 年 6 月发生的伊朗"震网"（Stuxnet）病毒事件，充分反映出工控系统信息安全面临的严峻形势。2011 年 10 月 27 日，工信部信息安全协调司发布了《关于加强工控系统信息安全管理的通知》（451 号文），强调：工业控制系统信息安全，事关工业生产运行、国家经济安全和人民生命财产安全，为切实加强工业控制系统信息安全管理，必须充分认识加强工业控制系统信息安全管理的重要性和紧迫性。

2016 年 10 月 17 日，工业和信息化部发布《工控系统信息安全防护指南》（以下简称《指南》），从 11 项 30 个要点详细明确了安全防护工作的指导方针，为工业企业制定工控安全防护实施方案提供了指导方向。《指南》对技术要求包括：结构安全方面的边界安全防护、远程访问安全；行为安全方面的安全监测和应急预案演练；本体安全方面的安全软件选择与管理、物理和环境安全防护、身份认证、资产安全、数据安全；安全持续性方面的配置和补丁管理、供应链管理、落实责任等。《指南》中涉及管理的内容包括：安全软件管理、配置和补丁管理、身份认证管理、供应链管理等。

2016 年 12 月 27 日，国家互联网信息办公室发布了我国首个关于网络空间安全的战略《国家网络空间安全战略》，提出坚持技术和管理并重、保护和震慑并举，着眼识别、防护、检测、预警、响应、处置等环节，建立实施关键信息基础设施保护制度；提出加大管理、技术、人才、资金等方面投入，依法综合施策，切实加强关键信息基础设施安全防护；提出建立实施网络安全审查制度、加强供应链安全管理、提高产品和服务的安全性和可控性等相关管理要求。

自2017年6月1日起施行的《中华人民共和国网络安全法》，是我国建立严格的网络安全治理指导方针的一个重要里程碑。它界定了关键信息基础设施和个人信息的基本概念，规定了关键信息基础设施、个人信息的具体范围和安全保护要求，明确了关键信息基础设施运营者应当履行的义务、网络运营者收集和使用个人信息的规则及其保护个人信息安全的义务与责任，提出了关键信息基础设施与安全同步建设的原则，明确了网络运营者收集使用个人信息应当遵循合法、正当、必要的原则，对攻击和破坏我国关键信息基础设施的境外组织和个人提出了相应的惩治措施。

2019年12月1日，《信息安全技术 网络安全等级保护基本要求》（等保2.0要求）正式实施，等保2.0要求作为一个普适性的制度，不再只针对党政机关重要部门和央企、国企等重点企业，所有的网络运营者（所有拥有或管理网络的中国企业）都必须贯彻落实这个制度，开展网络安全等级保护成为未来企业合规运营的必经之路。

三、医院工控系统安全防护体系建设要点

在保证工控系统可用性的前提下，对医院工控系统进行安全防护，实现"垂直分层、水平分区，边界控制、内部监测"的安全治理方式。

"垂直分层、水平分区"即对工控系统的垂直方向划分为四层：现场设备层、现场控制层、监督控制层、生产管理层；水平分区指各工控系统之间应该从网络上隔离开，处于不同的安全区。

"边界控制、内部监测"即对系统边界即各操作站、工控系统连接处、无线网络等要进行边界防护和准入控制等；对工控系统内部要监测网络流量数据以发现入侵、业务异常、访问关系异常和流量异常等问题。

医院工控系统安全防护建设应依据工控网络安全"分级分域、整体保护、积极预防、动态管理"的总体安全策略，以等保2.0要求和《工控系统信息安全防护指南》的技术规范为主要依据。

以智能楼宇自控系统为例，首先从工控系统的运行环境上通过管理手段及技术措施对工控系统进行整体加固，再通过对工控系统的网络边界隔离、分区分域防护、网络流量监测与审计、主机安全防护、数据库安全防护、统一安全管理上的安全防护，形成如图场景4-1所示的安全防护体系。

（一）网络边界防护

实施网络边界隔离、分区分域防护措施。目前的智能楼宇自控系统等自动化系统与医院办公网之间缺少有效的安全隔离措施，同时工控系统网络内部生产执行层、过程监控层、现场控制层等各区域之间也缺少有效的安全隔离措施。这可能导致工控系统受到来自办公网络的安全攻击，工控网内部监控管理层对现场工控设备的非法访问也将影响工控系统的正常运行。在网络边界上部署工业防火墙加强防

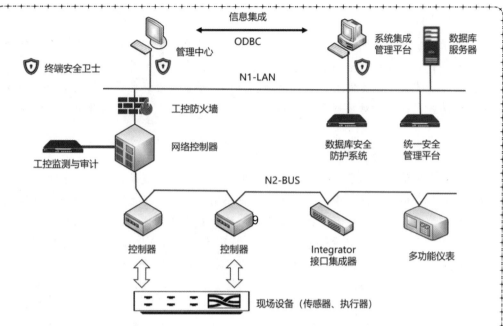

图场景 4-1 医院楼宇自控系统安全防护体系结构

护，在各区域之间部署工控防火墙进行有效的安全隔离，防止来自工控网外部及内部不同安全域之间的未授权非法访问、攻击等行为。

（二）工控主机安全防护

通过对智能楼宇自控系统的现场触摸式工控机、工程师站、监控计算机、服务器及虚拟服务器等主机系统进行安全防护，实现对工控主机的恶意代码防护、外设端口的管理以及操作系统的安全加固，全面提升工控主机安全防护能力。

针对工控系统的现场触摸式工控机、工程师站、监控计算机、服务器及虚拟服务器等工业物理主机及虚拟主机，采用"白名单"机制对主机操作系统进行安全防护。"白名单"机制是为主机操作系统建立一个轻量级的"白环境"，改变传统防病毒的"黑名单"思维，可有效阻止包括震网病毒、Flame、Havex、BlackEnergy等在内的工控恶意程序或代码在工控主机上的感染、执行和扩散。同时，采用"白名单"机制还可以通过对底层驱动的接管，对工控主机外设端口进行管控，避免控制系统因移动存储介质的随意使用感染恶意代码，或引起关键信息的扩散。通过对用户口令、进程、端口等进行统一管理，提升操作系统的安全防护能力。

（三）工控入侵检测

为了及时检测和发现工控系统中的入侵行为，需要对医疗系统工控网络与办公网络边界处的交换机上的所有实时传输数据进行监视，通过对网络中的协议状态检查和智能关联分析，为控制系统提供全面的信息展现和安全预警，为改善工控网络的风险控制环境提供决策依据。入侵检测是网络边界隔离防护的合理补充，实施网络中协议识别、入侵行为检测、安全策略管理、日志及告警管理、系统及系统数据管理等。

（四）数据库安全防护

为了保护工控系统数据库的安全，满足分类分级数据安全防护要求，应该建立一套专门针对数据库安全的数据库安全防护系统，具有虚拟补丁、SQL 防注入、访问控制等功能引擎，提供黑白名单及例外策略、潜在风险评估及防护、用户访问权限控制功能，提供针对数据库漏洞的虚拟补丁服务，具有实时监控数据库活动及告警功能。

（五）统一安全管理

统一安全管理即实现工控网络、系统安全策略统一配置及分发、日志收集等功能，可对各区域工控网络中的边界隔离、网络监测审计、工控主机安全防护等设施进行集中配置管理，实现对工控网络中的安全防护策略管理，提供对系统及主机的统一配置、全面监控、实时告警、流量分析等功能，降低医院工控系统的运维成本，提高安全事件响应效率，全面提升医院工控系统的信息安全保障能力。

建立对智能楼宇自控系统的安全防护体系的思路和路径，可以推至医院其他工控系统的安全防护体系建设中。设想一下，在统一的安全管理平台的监测管控之下，完全能够实现对所有医院工控系统安全防护体系的统一集中管控运营模式。

6.3 网络传输层安全

智慧医院的信息共享与交换，已成为医院信息化建设的一个主题。这意味着医院信息平台和业务系统的运行将越来越依赖基础网络的安全可靠运行，网络上承载的流量也从最初的单一流量逐渐过渡到日益复杂的流量，各种涉及患者隐私、医院关键运营数据的信息在网络上进行交换与传递。一旦网络发生故障，将会对医院业务运营造成巨大的经济损失和信誉损失，甚至导致医疗事故和医患纠纷发生。

6.3.1 风险分析

能对智慧医院网络构成安全威胁的风险较多，主要分为安全通信网络和安全区域边界两大类。

6.3.1.1 安全通信网络风险

（1）网络结构。智慧医院网络结构是否合理，直接影响能否有效承载医院业务运行需要。因此，网络结构需要具备一定的冗余性，带宽能够满足医院业务高峰时期数据交互需求，而且应合理地划分网段和 VLAN。

（2）通信完整性和保密性。由于网络协议及文件格式均具有标准、开放、公开的特征，数据在网络传输和存储过程中，不仅面临信息丢失、信息重复或信息传送的自身错误，而且会遭遇信息攻击或欺诈行为，导致最终信息收发的差异性。因此，在信息传输和存储过程中，必须确保信息内容在发送、接收及保存过程中的一致性，在信息遭受篡改攻击的情况下，应提供有效的察觉与发现机制，实现通信的完整性。数据在传输过程中，为了能够抵御不良企图者采取的各种攻击，防止信息遭到窃取，应采用加密措施保证数据的机密性。

6.3.1.2　安全区域边界风险

（1）边界防护。网络边界的完整性如果被破坏则所有控制策略将失去效力，因此需要对智慧医院内部网络中出现的内部用户未通过准许私自联到外部网络的行为进行检查，维护边界完整性。

（2）访问控制。对于智慧医院各安全域边界最基本的安全需求就是访问控制，对进出安全区域边界的数据信息进行控制，阻止非授权及越权访问。

（3）入侵防范。各类网络攻击行为既可能来自互联网等外部网络，医院内部也同样存在。通过安全措施，要实现主动阻断针对信息系统的各种攻击，如病毒、木马、间谍软件、可疑代码、端口扫描、DOS/DDoS等，实现对网络层以及业务系统的安全防护，保护核心信息资产免受攻击危害。

（4）安全审计。在智慧医院安全区域边界需要建立必要的审计机制，对进出边界的各类网络行为进行记录与审计分析，可以和主机审计、应用审计以及网络审计形成多层次的审计系统，并可通过安全管理中心集中管理。

（5）恶意代码与垃圾邮件防范。互联网上病毒的发展呈现出以下趋势：病毒与黑客程序相结合，蠕虫病毒更加泛滥，病毒的传播途径更多地以网络（包括 Internet、广域网、局域网）形态进行传播，因此，病毒防范的手段也需改变，迫切需要网关型产品在网络层面对病毒予以查杀。

6.3.1.3　无线网络安全风险

智慧医院建设了无线局域网作为有线网络的补充，医护人员和管理人员使用移动终端接入无线局域网，在医院内任何位置方便地开展医疗服务和管理工作。由于无线网络天然的开放性和无线标准的安全先天不足的原因，导致无线网络安全问题变得日益严峻，在无线安全接入、无线信道的攻击、钓鱼AP、无线数据传输等方面都存在巨大的安全隐患，所以必须增强智慧医院无线网络的安全防护。

6.3.2　等保及关保要求

网络传输层安全是智慧医院信息化建设的重要组成部分，等保2.0要求的三级标准中也对安全通信网络和安全区域边界建设提出了以下要求：

6.3.2.1　安全通信网络

（1）网络架构要求。应保证网络设备的业务处理能力满足业务高峰期需要；应保证网络各个部分的带宽满足业务高峰期需要；应划分不同的网络区域，并按照方便管理和控制的原则为各网络区域分配地址；应避免将重要网络区域部署在边界处，重要网络区域与其他网络区域之间应采取可靠的技术隔离手段；应提供通信线路、关键网络设备和关键计算设备的硬件冗余，保证系统的可用性。

（2）通讯传输要求。应采用校验技术或密码技术保证通信过程中数据的完整性；应采用密码技术保证通信过程中数据的保密性。

6.3.2.2 安全区域边界

（1）边界防护。应保证跨越边界的访问和数据流通过边界设备提供的受控接口进行通信；应能够对非授权设备私自联到内部网络的行为进行检查或限制；应能够对内部用户非授权联到外部网络的行为进行检查或限制；应限制无线网络的使用，保证无线网络通过受控的边界设备接入内部网络。

（2）访问控制。应在网络边界或区域之间根据访问控制策略设置访问控制规则，默认情况下除允许通信外受控接口拒绝所有通信；应删除多余或无效的访问控制规则，优化访问控制列表，并保证访问控制规则数量最小化；应对源地址、目的地址、源端口、目的端口和协议等进行检查，以允许/拒绝数据包进出；应能根据会话状态信息为进出数据流提供明确的允许/拒绝访问的能力；应对进出网络的数据流实现基于应用协议和应用内容的访问控制。

（3）入侵防范。应在关键网络节点处检测、防止或限制从外部发起的网络攻击行为；应在关键网络节点处检测、防止或限制从内部发起的网络攻击行为；应采取技术措施对网络行为进行分析，实现对网络攻击特别是新型网络攻击行为的分析；当检测到攻击行为时，记录攻击源IP、攻击类型、攻击目标、攻击时间，在发生严重入侵事件时应提供报警。

（4）恶意代码和垃圾邮件防范。应在关键网络节点处对恶意代码进行检测和清除，并维护恶意代码防护机制的升级和更新；应在关键网络节点处对垃圾邮件进行检测和防护，并维护垃圾邮件防护机制的升级和更新。

（5）安全审计。应在网络边界、重要网络节点进行安全审计，审计覆盖到每个用户，对重要用户行为和重要安全事件进行审计；审计记录应包括事件的日期和时间、用户、事件类型、事件是否成功及其他与审计相关的信息；应对审计记录进行保护，定期备份，避免受到未预期的删除、修改或覆盖等；应能对远程访问的用户行为、访问互联网的用户行为等单独进行行为审计和数据分析。

6.3.3 网络传输层安全技术要点

6.3.3.1 安全通信网络技术要点

（1）安全域划分。为了实现智慧医院信息系统的分级划分与保护，需要依据等级保护的相关原则，规划与区分不同安全保障对象，并根据保障对象设定不同业务功能及安全级别的安全区域，以根据各区域的重要性进行分级的安全管理，见图5-2。

智慧医院需根据各项业务的性质和特点，将信息系统分成若干业务子系统，分别确定安全保护等级。信息系统是进行等级保护管理的最终对象，为体现重点保护重要网络安全，有效控制信息安全建设成本，优化信息安全资源配置的等级保护原则，在进行信息系统的划分时应考虑以下几个方面：①相同的管理机构——信息系统内的各业务子系统在同一个管理机构的管理控制之下，可以保证遵循相同的安全管理策略。②

相似的业务类型——信息系统内的各业务子系统具有相同的业务类型，安全需求相近，可以保证遵循相同的安全策略。③相同的物理位置或相似的运行环境——信息系统内的各业务子系统具有相同的物理位置或相似的运行环境，意味着系统所面临的威胁相似，有利于采取统一的安全保护。④相似的安全控制措施——信息系统内的各业务子系统因面临相似的安全威胁，因此需采用相似的安全控制措施来保证业务子系统的安全。

根据智慧医院信息系统的业务功能、特点及各业务系统的安全保障需求，将网络横向拆分为医院业务内网和医院办公外网，采用隔离网闸对内网、外网实现链路层隔离。其中，智慧医院内网划分专网接入区、核心交换区、安全管理区、核心业务区和终端接入区共五个安全域；医院外网划分互联网接入区、DMZ 区、核心交换区和终端接入区共四个安全域。对于安全级别较高的安全域，如核心业务区、安全管理区和DMZ 区，与其他安全域之间采用防火墙实现安全隔离。

（2）高可用网络架构。单线路、单设备的网络结构很容易发生单点故障导致业务中断，因此对提供医院关键业务服务的信息系统，应用访问路径上的通信链路、网关设备和交换设备等应尽可能采用可靠的冗余备份机制，以最大化保障数据访问的可用性和业务的连续性。

在智慧医院网络拓扑中，除了互联网接入链路应采用多运营商链路互备、关键业务系统应采用多服务器热备之外，对于医院网络重要安全域链路及相关的网络路由交换设备、安全网关设备等均采用冗余热备的部署方式，以提升网络系统的整体容错能力，防止出现单点故障。同时，需要重新评估业务高峰期时的网络流量、并发用户和新建网络连接等性能数据，必要时增加网络带宽、设备处理性能，保证网络带宽、网络设备的业务处理能力满足业务高峰期需要。

（3）通信传输。在智慧医院办公外网的互联网接入区，部署 VPN 系统实现对通信数据的安全加密，对通信过程中的整个报文或会话过程进行加密，实现用户接入信息的加密传输，保证重要、敏感信息在通信传输过程中的完整性和保密性。

为了保障医院外部人员安全接入内部网络，同时又能提供灵活的接入方式，VPN设备必须符合国密局制定的《IPSEC VPN 技术规范》，支持国家商用密码算法 SM1、SM2、SM3、SM4，并且支持用户名口令、数字证书、指纹、短信、硬件特征码五种因素的组合捆绑认证，以确保用户身份的可信。

6.3.3.2 安全区域边界技术要点

1）边界防护。

（1）防火墙受控接口提供跨边界通信。在医院业务内网与卫生专网的网络边界、办公外网与互联网的网络边界，分别以主备模式部署 2 台下一代防火墙；在业务内网的安全管理区与核心交换区的区域边界部署 1 台下一代防火墙。在防火墙配置基于端口的访问控制策略，并启用入侵防御和防病毒安全检测引擎，确保所有跨越网络边界的访问和所有流入、流出的数据均通过其受控接口进行通信，接受安全检查和处理。

在业务内网的核心业务区与核心交换区的区域边界，以主备模式部署 2 台下一代防火墙，仅对防火墙配置基于端口的访问控制策略，确保所有跨越网络边界的访问和所有流入、流出的数据均通过其受控接口进行通信。

（2）网闸确保内外网安全隔离。在业务内网与办公外网之间部署 2 台双向网闸，以白名单机制提供数据库同步、文件同步以及协议访问功能，对内外网交互的信息进行落地、还原、扫描、过滤、防病毒、入侵检测、审计等一系列安全处理，以有效防止黑客攻击、恶意代码和病毒渗入，同时防止内部机密信息的泄露。在保证内外网络有效隔离的基础上实现内外网之间安全、受控的数据交换。

（3）准入系统确保入网终端安全可信。通过在内网、外网核心交换区部署准入控制系统，提供多种身份验证方式，完善医院实名制准入机制，并对入网终端进行多样化的入网要素校验与审核，对全网接入终端进行可信接入认证与检测，确保接入终端的安全性、唯一性、可控性，为智慧医院构建可信终端入网体系，防止非授权终端接入医院内部网络。此外，应关闭医院网络中所有路由器、交换机与安全设备等相关设备的闲置端口，进一步降低非法终端入网的风险。

（4）非法外联监控与治理。在安全管理区部署主机监控与审计系统控制中心服务器，同时在每个接入终端上部署一个客户端，自动监测医院业务内网主机的非法外联行为，实时监测内部网络终端通过调制解调器、ADSL、双网卡等任意连接设备非法外联互联网的行为，并及时向运维管理人员发出告警信息，进行断开网络、自动重启等管控措施。

2）访问控制。

在智慧医院业务内网与卫生专网的网络边界、办公外网与互联网的网络边界，分别以主备模式部署 2 台下一代防火墙；在医院业务内网的安全管理区与核心交换区的区域边界部署 1 台下一代防火墙；在医院业务内网的核心业务区与核心交换区的区域边界以主备模式部署 2 台下一代防火墙；在医院业务内网与医院办公外网之间部署 2 台双向网闸。

网闸采用的是白名单机制，默认阻断所有数据，通过策略对需要交换的数据放行，并检测数据的安全性。在网络或区域边界部署的下一代防火墙，根据各网络或区域访问需求，配置基于源地址、目的地址、源端口、目的端口、协议、应用协议和应用的访问控制策略，还需要在访问控制策略之后配置一条禁止所有网络通信的策略，实现白名单机制。防火墙应具备冗余策略检测功能，能支持策略命中分析、策略冗余分析、策略冲突检查，并可在 Web 界面显示检测结果，比如：红色为冗余策略，绿色为冲突策略等。

3）入侵防范。

（1）外部入侵攻击防御。在智慧医院互联网接入区，部署专业的入侵防御系统；在业务内网与卫生专网的网络边界、办公外网与互联网的网络边界部署下一代防火墙；在业务内网的安全管理区与核心交换区的区域边界部署下一代防火墙。防火墙开启入侵防御功能模块，并提供入侵攻击特征库的自动或手动升级，实时发现和阻止从外部网络发起的网络攻击行为，阻止来自其他网络区域的攻击流量对重要区域造成影响。记录攻击行为的攻击源 IP、攻击类型、攻击目标、攻击时间等，向运维管理人员发送告警信息。

（2）DDoS 攻击防御。在智慧医院办公外网与互联网的网络边界处，部署抗

DDoS 攻击系统，准确检测出源自互联网的各种混合复杂的 DDoS 攻击，在不影响正常医疗服务业务流量的情况下，对潜在攻击进行精确识别、实时阻断清洗，既保证合法业务流量的传输，也减轻出口网关设备的性能压力，保障医院业务系统的持续性和稳定性。

（3）内部入侵攻击检测。通过在智慧医院内网、外网的核心交换区旁路部署 1 台入侵检测系统，提供入侵攻击特征库的自动或手动升级，并在交换机上设置端口镜像，将流经交换机各个重要通信端口的进出双向数据流量镜像置入侵检测系统的监听端口，实现对网络攻击行为的全方位检测和立体呈现。记录攻击行为的攻击源 IP、攻击类型、攻击目标、攻击时间等，同时向运维管理人员发送告警信息。

（4）新型网络攻击检测与分析。在智慧医院业务内网核心交换区旁路部署 APT 监测系统，提供各种虚拟模拟运行环境，为不可信代码程序提供虚拟化的内存、文件系统、网络等资源，隔离运行未知或可疑代码并对其进行分析，从而有效发现利用新爆发漏洞（0Day/NDay）的恶意代码或未知的新型恶意代码，并与网络或区域边界部署的下一代防火墙进行联动阻断，从而实现对未知新型威胁的有效防御。

（5）Web 攻击检测与防御。在 DMZ 区于智慧医院门户网站服务器前串接部署 Web 应用防火墙，屏蔽对门户网站的攻击和篡改行为，实现防跨站攻击、防 SQL 注入、防止黑客入侵、网页防篡改等功能，并提供规则库的在线升级和离线升级，从而更有效地对门户网站服务器系统及网页内容进行安全保护，记录攻击行为的攻击源 IP、攻击类型、攻击目标、攻击时间等，同时向运维管理人员发送告警信息。从应用和业务逻辑层面真正解决 Web 网站安全问题。

4）恶意代码和垃圾邮件防范。

（1）防恶意代码技术保障关键网络节点安全。对所有网络或区域边界都需要防范恶意代码攻击，主要有两种方式：一是部署专业的防病毒网关；二是部署下一代防火墙，开启防病毒功能模块。

在智慧医院的互联网接入区部署专业的防病毒网关，在业务内网与卫生专网的网络边界、办公外网与互联网的网络边界部署下一代防火墙，在业务内网的安全管理区与核心交换区的区域边界部署下一代防火墙。防火墙开启防病毒功能模块对进出的网络数据流进行病毒、恶意代码扫描和过滤处理，提供病毒代码库的自动或手动升级，彻底阻断外部网络的病毒、蠕虫、木马及各种恶意代码向网络内部传播。

（2）防垃圾邮件技术保障邮件服务器安全。在 DMZ 区部署安全邮件网关，采用实时 SMTP 通信协议行为分析技术，对进入医院网络的邮件先进行通信行为解析，判断行为合法后才投递到 DMZ 区邮件服务器，以有效防御大量的邮件滥发攻击，有效拦截含有木马程序、间谍程序、病毒等的恶意邮件，不会造成邮件服务器负载过重。

5）安全审计。

（1）互联网行为审计。在互联网接入区以透明串接模式部署上网行为管理，对医院办公外网终端访问互联网的行为进行分析、审计和控制，防止医院内部员工上班时间的违规操作或在网上发表违规言论，设置日志归并时间为 6 个月以上，保存至少 6 个月的访问日志，以便协助公安调查取证。

(2) 网络协议审计。在核心交换区部署网络审计系统，通过旁路侦听的方式进行数据采集，分析网络中的数据包、流量信息，通过对相关协议进行分析，对医院网络内所有终端网络通信行为和内容进行记录和统计，帮助发现网络中的异常流量和违规行为。

(3) 日志统一收集与分析。智慧医院网络内的所有终端、服务器、网络设备、安全设备、应用系统、数据库和中间件等，均应开启自身日志记录功能，对医院全网的用户行为和重要安全事件进行审计，由日志审计系统通过 Syslog、SNMP Trap、NetFlow、Telnet/SSH、WMI、FTP/SFTP/SCP、JDBC、文件等采集方式，统一收集审计对象海量的日志数据，从不同角度进行安全信息的可视化分析，以统计报表形式向审计管理员展示。

场景5 基于零信任体系的智慧医院安全管理

传统的网络安全边界防护机制，能够有效地防御外来安全威胁。但是，对于具有可信身份的访问实体的异常访问行为，却不能有效识别与防御。对此，我们迫切需要一种新的网络安全防护理念。

一、零信任体系背景

过去，各大医院将 IT 基础设施部署在受边界安全设备（如防火墙、IPS、网闸）保护的内网中，医务人员只能在内网中访问医院资源。现在，医院用户/实体能够通过移动通信技术、IoT 等技术从医院不受控的互联网（外网）访问到医院内网的资源，医务人员能否访问医院的资源，变得与其所处的网络位置无关，内外网区分不再明显。

随着医院信息化的不断发展，IT 基础设施及办公的内外网边界逐步模糊，网络架构从"有边界"转向"无边界"，这使得基于边界防护设计的网络安全防护体系难以奏效。医院需要开放更多的资源，让医务人员、合作伙伴等能够通过互联网进行访问；医务人员、合作伙伴等会通过不受信的网络访问医院资源，并使用更多的不易受控的终端设备。如果黑客以这些终端设备作为突破口，获取可信身份凭证，窃取了可信身份，这个获得了可信身份的黑客，就能够突破基于边界的网络安全防御机制，直接访问医院的应用和数据资源。

为更好地应对无边界趋势下的网络安全问题，基于零信任理念的安全防护体系应运而生。不论用户的网络位置如何，零信任解决方案都会遵照"从不信任、总是认证"的理念，对访问实体进行持续地认证与信任评估，执行尽可能精细的访问控制，防止未经授权的访问实体访问机构的数据与服务。

二、医院网络风险及需求分析

（一）风险分析

1）远程办公接入访问不安全。医院基于 VPN 技术在远程办公员工与内网之间构建一条通信加密链路，用以保障远程办公员工安全接入内网。基于这种技术设计的远程办公接入措施，未充分考虑员工的本地系统运行环境安全，以及 VPN 技术体系存在的固有缺陷。

远程办公员工的客户端本地没有安全防护措施。恶意攻击者入侵本地系统后，能够监控客户端的资源访问行为，读取客户端资源访问结果。恶意攻击者还可以利用通过认证的员工的身份凭证，直接访问后端的应用系统。

VPN 技术体系存在以下安全问题：

（1）通过 VPN 认证的员工，以 VPN 为网络入口，能够访问到办公业务系统。由于 VPN 不做细粒度的网络访问控制，职员也能够访问到一些办公不需要的业务系统。

（2）VPN 设备的公网 IP、访问端口会暴露在公网上。恶意攻击者能够探测到这些开放的端口，发起诸如资源耗尽的针对性攻击。

（3）传统 VPN 技术对于认证过后的访问流量不再做深入检测，会直接放行，其中可能会混杂着攻击流量。

（4）传统 VPN 技术仅在初次认证时赋予其应用访问权限。在后续的访问过程中，不论访问人员做任何操作，已经给予的应用访问权限都不会动态变更。

2）内网网络访问控制不严格。医院内网中，终端访问业务系统以及服务器访问服务器间的网络访问控制不严格。仅基于区域边界防火墙的网络访问控制策略，无法做到细粒度的网络访问隔离。

运维终端、办公终端接入医院内网不需要施行网络准入认证。根据自动获取的 IP 地址或者手动配置 IP 地址就能够接入至内部网络中。恶意攻击者通过修订 IP 地址的方式就能够获取网络访问权限，访问医院的业务系统资源。

内网中存在默认受信区域，受信区域内服务器间的网络访问不受限。在受信区域内部，恶意攻击者如果获取了其中一台设备的访问权限，他就能以这一台服务器作为跳板横向攻击同区域内其他的服务器。这类攻击行为，无法利用区域间的访问控制策略进行约束。区域内受攻击的服务器，也无法快速有效地规避或阻断攻击。

3）内网资源访问控制不完善。在医院现有的安全防护体系中，由于授权访问管控不完善，访问实体能够持续地拿到业务系统、应用接口、数据等资源的访问权限。恶意攻击者窃取访问实体的可信身份凭证之后，利用该身份的资源访问授权，就能够持续地发起攻击。

开发人员在堡垒机上做身份认证。堡垒机基于开发人员的用户角色进行应用级别的访问授权。身份认证通过后，开发人员以堡垒机为跳板机对后端数据服务器进行访问。恶意攻击者拿到开发人员的身份凭证之后，能够持续地访问后端数据服务器的数据资源。

（二）需求分析

（1）保障远程安全访问资源。构建安全可靠的互联网接入环境，保障医院远程医护与管理人员能够接入内网。远程人员能在一个受控可信的终端环境发起访问，随时随地安全可靠地接入医院内网，访问医院的办公业务系统。

远程人员终端系统中潜在的安全风险能够被识别，并能够通过加固进行安全修复。若被界定为高风险的远程访问终端，将不被允许发起访问请求。

采用新技术改进现有 VPN 技术体系，在互联网与内网间构建虚拟专用网络的同时，更加有效地抵御互联网攻击，阻断恶意访问流量。

（2）限制非许可的网络访问。在网络区域边界控制的基础上引入网络准入控制和主机网络控制，屏蔽非许可的网络访问发生。

所有设备接入医院内网中，默认都是不信任的网络接入设备，都需要进行准入认证。只有通过了准入认证的设备，才被认为是一个可信的访问实体，能够利用医院的网络基础设施，对医院的资源进行访问。

设备不再默认信任网络内部业务区域内其他设备的访问流量。其他设备的访问流量只有满足本机的访问控制策略，才被允许访问本机上的业务应用。重点业务应用系统的设备上都有独立的访问控制策略，将默认受信缩小至单个设备，可实现主机级乃至应用级的网络访问隔离。

（3）强化资源访问授权控制。在资源的访问过程中，依据访问实体的信任与风险情况，按照最小授权原则授予访问实体被访问资源的访问权限，并进行动态调整，避免授予的权限被过度使用，实现 API 资源、数据资源的强力访问授权控制。

三、零信任体系

零信任体系以身份认证为基石，结合大数据关联分析、机器学习等先进技术，持续认证访问主体的身份，评估访问实体存在的风险与信任度，动态调整访问授权策略，自适应执行安全接入策略，阻断非授权访问实体对访问资源的网络访问可达性，给予受信访问实体以恰当的最小资源访问权限，实现资源的安全可信访问。

（一）零信任体系技术框架

零信任体系技术架构分为基础设施层、零信任核心层、安全管理层。

（1）零信任核心层，它是整体技术架构最主要的部分，负责访问请求的接入与控制。基础设施层为零信任层的访问控制提供安全能力支撑，协助其实现身份认证、安全加密、异常行为分析。安全管理层进一步拓展零信任核心层的安全管理能力，实现终端风险管控、数据安全管控、身份权限管控、资产安全管控、安全响应管控、态势展示管控。

(2) 零信任核心层，它可以进一步分为决策层与执行层。决策层以大数据技术为基础，从风险与信任两个维度分析访问主体存在的安全风险与信任度，动态生成与管理访问认证策略、访问授权策略、访问接入策略，并能调度执行层设备执行安全访问策略。执行层根据决策层的访问接入策略，对访问请求执行阻断、放行、限流等具体操作。

零信任体系技术架构如图场景 5-1 所示。

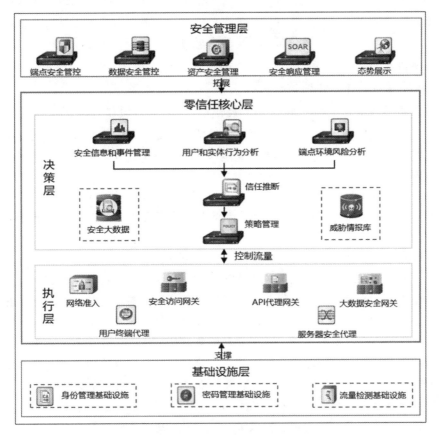

图场景 5-1　零信任体系技术架构

（二）零信任体系功能架构

零信任体系功能架构分为支撑层、执行层、决策层、业务层。

(1) 支撑层，提供基础的身份管理（如 CA 认证、权限管理、多因子认证等）、密码管理（密钥管理、密钥计算、密钥适配等）、流量检测（Web 攻击、网络入侵、僵木蠕等）等能力，相关能力能够在执行层、决策层、管理层中得到应用。

(2) 执行层，根据决策层的安全策略实现网络访问控制（终端入网审批、终端入网认证、黑白名单管控）以拒绝非授权的网络接入，实施细粒度的资源访问控制（应用访问控制、API 访问控制、数据访问控制），提供服务器端和用户端代理服务。

（3）决策层，在全局管控执行层设备（如运行状态监控、全局链路拓扑、设备信息管理、访问审计管理等）的基础上，以身份信任推断（风险评估、风险等级、信任评估、策略等级）为核心，结合安全风险（如用户实体行为、安全事件关联、终端环境安全、网络流量安全等）分析，动态生成和管理资源访问的安全策略（含认证管理、授权管理、会话管理、配置管理等）。

（4）业务层，面向医院的业务层，零信任能够为业务应用、API、数据和网络等资源实现精准的访问授权管控以及细粒度的网络隔离，集中管控安全事件、业务数据、信息资产和访问终端存在的网络安全风险，从可信维度与风险维度两个维度展示医院内全局网络安全态势。

（三）零信任体系访问授权设计

举例说明，零信任对应用、API、数据等资源的访问授权过程进行严格控制。

用户从零信任客户端发起对业务应用的访问，首先需要进行身份认证。用户会输入身份认证信息，发起认证请求。接入代理接管零信任客户端的认证请求，将其发送至策略管理。

策略管理利用信任推断评估访问用户的身份可信度以及应当适配的安全访问策略级别。策略管理根据信任推断结果，制定安全访问策略，将认证请求发送至认证系统进行认证。

认证通过后，认证系统将为用户授予用户令牌，明确用户能够访问的应用。与此同时，策略管理还会完成业务应用 API 间的访问授权，并将 API 的访问权限与用户令牌相绑定。此后，用户能够从零信任客户端选取需要访问的应用，发起访问业务应用请求。

接入代理还会接管零信任客户端发起的应用访问请求，并交由策略管理完成用户令牌的鉴权。鉴权得到通过后，零信任客户端发起的应用访问请求会经由应用前置、API 代理服务，向业务应用后置请求具体的业务资源或功能。

业务应用后置携带用户令牌、应用识别码、应用令牌请求等信息，向认证系统进行认证。这次认证过后，根据授权策略，权限系统将反馈应用令牌。基于应用令牌，用户能够顺利访问应用功能。用户访问具体数据时，还需获得数据级令牌，才能具有访问业务数据的权限。

用户的整个资源访问期间，信任推断会持续评估用户的风险与信任状态，动态调整认证方式、授权级别，实现精准的权限管控。

零信任体系的详细授权交互过程如图场景 5-2 所示。

认证通过后，认证系统将为用户授予用户令牌，明确用户能够访问的应用。与此同时，策略管理还会完成业务应用 API 间的访问授权，并将 API 的访问权限与用户令牌相绑定。此后，用户能够从零信任客户端选取需要访问的应用，发起访问业务应用请求。

接入代理还会接管零信任客户端发起的应用访问请求，并交由策略管理完成用户令牌的鉴权。鉴权得到通过后，零信任客户端发起的应用访问请求会经由应用前

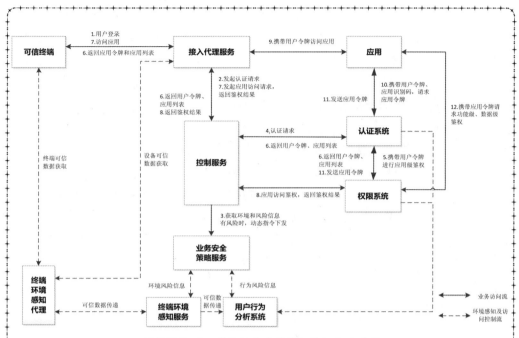

图场景 5-2 零信任体系的详细授权交互过程

置、API 代理服务，向业务应用后置请求具体的业务资源或功能。

业务应用后置携带用户令牌、应用识别码、应用令牌请求等信息，向认证系统进行认证。这次认证过后，根据授权策略，权限系统将反馈应用令牌。基于应用令牌，用户能够顺利访问应用功能。用户访问具体数据时，还需获得数据级令牌，才能具有访问业务数据的权限。

用户的整个资源访问期间，信任推断会持续评估用户的风险与信任状态，动态调整认证方式、授权级别，实现精准的权限管控。

场景 6　医院跨区网络安全体系

2017 年 4 月 12 日，国务院总理李克强主持召开国务院常务会议，讨论推进医联体与医共体建设，以深化医疗体制改革为群众提供优质便利的医疗服务。

医联体和医共体是将同一个区域内的医疗资源整合在一起，通常由一个区域内的三级医院牵头与二级医院、乡镇医院、社区医疗服务机构组成的一个医疗共同体，二级医院、乡镇医院、社区医疗服务机构同时接入医联体云平台或者三级医院网络进行资源共享，目的是推动医疗资源下沉，实现患者双向转诊，逐步缓解看病难。医联体和医共体发展模式使得三级医院、二级医院、乡镇卫生院和社区医疗服务机构的联系更紧密、更有组织性，充分实现三个不同层次的医疗技术资源互补。但由于基层医疗机构信息化服务能力相对不足，网络环境复杂，存在多网混用的情况，网络安全难以保障，导致信息系统尚未完全互联互通，患者转诊通道不畅通，难以支撑分级诊疗的目的。

此外,大型三甲医院在建设分院的过程中,其网络安全保障体系建设的不同步或因为技术性差异或因为安全策略设置上的不同,都可能产生医院跨区网络互联的安全问题。

一、跨区网络安全风险分析

(一)医联体云平台和三级医院的安全风险分析

(1)医联体与医共体进入医联体云平台和三级医院的网络流量可能掺杂着网络攻击,由于在医联体云平台和三级医院与卫生网边界缺少流量分析和防御网络攻击手段,无法及时发现异常网络攻击行为。

(2)医联体与医共体的参与单位接入联网后,因接入的基层医院和医疗机构网络安全建设水平参差不齐,将可能造成医联体云平台和三级医院的数据泄露。

(3)医联体云平台和三级医院的业务系统、数据库边界如果缺少安全防护隔离措施,则难以抵挡网络攻击。

(4)医联体云平台和三级医院如果缺少终端认证措施,缺少终端接入前的终端检查以及终端管理手段,危险终端接入后可能导致网络瘫痪。

(5)医联体云平台和三级医院如果缺少操作系统、数据库、网络设备、安全设备等漏洞发现手段,导致不能及时修补漏洞。

(二)接入的医疗服务机构安全风险分析

接入医联体和医共体的各种医疗机构在网络安全系统建设水平上的参差不齐,主要安全风险如下:

(1)信息化建设基础薄弱,有些医疗机构无内外网隔离,无区域逻辑隔离,无专业管理人员,接入后容易造成医联体和医共体整体网络安全的威胁。

(2)缺少网络攻击防御手段,无法及时发现和防御木马、DDoS等常见攻击。

(3)终端安全无专业版杀毒软件,病毒库更新不及时,病毒查杀专业性不足;终端无专业终端安全系统,没有接入验证手段。

二、合规性要求

以下解决方案中提出的具体技术措施,主要是为了满足等保2.0三级要求中的安全通信网络、安全计算环境的入侵防范要求、访问控制要求、安全审计要求,同时要达到《网络安全法》第二十一条对数据安全的要求。

(一)部署流量分析系统的合规性

第三级基本要求-安全通用要求-安全区域边界-入侵防范:

(1)应在关键网络节点处检测、防止或限制从外部发起的网络攻击行为。

(2)应在关键网络节点处检测和限制从内部发起的网络攻击行为。

(3)应采取技术措施对网络行为进行分析,实现对网络攻击特别是未知的新型网络攻击的检测和分析。

（4）当检测到攻击行为时，记录攻击源 IP、攻击类型、攻击目的、攻击时间，在发生严重入侵事件时应提供报警。

（二）部署数据防泄露系统的合规性

《网络安全法》第二十一条对数据安全做出明确说明：网络运营者（包括政府、医院、学校等）应当按照网络安全等级保护制度的要求，防止网络数据泄露或者被窃取、篡改，采取数据分类、重要数据备份和加密等措施。

（三）部署下一代防火墙、边界防火墙的合规性

第三级基本要求－技术要求－安全区域边界－网络架构安全：

应避免将重要网络区域部署在边界处，重要网络区域与其他网络区域之间应采取可靠的技术隔离手段。

第三级基本要求－技术要求－安全计算环境－访问控制：

（1）应在网络边界或区域之间根据访问控制策略设置访问控制规则，默认情况下除允许通信外受控接口拒绝所有通信。

（2）应删除多余或无效的访问控制规则，优化访问控制列表，并保证访问控制规则数量最小化。

（3）应对源地址、目的地址、源端口、目的端口和协议等进行检查，以允许/拒绝数据包进出。

（4）应能根据会话状态信息为进出数据流提供明确的允许/拒绝访问的能力。

（5）应对进出网络的数据流实现基于应用协议和应用内容的访问控制。

（四）部署数据库防火墙、数据库审计系统的合规性

第三级基本要求－技术要求－安全计算环境－安全审计：

（1）应启用安全审计功能，审计覆盖到每个用户，对重要的用户行为和重要安全事件进行审计。

（2）审计记录应包括事件的日期和时间、用户、事件类型、事件是否成功及其他与审计相关的信息。

（3）应对审计记录进行保护，定期备份，避免受到未预期的删除、修改或覆盖等。

（4）应对审计进程进行保护，防止未经授权的中断。

（五）部署终端杀毒系统的合规性

第三级基本要求－技术要求－安全计算环境－恶意代码防范：

应采用免受恶意代码攻击的技术措施或主动免疫可信验证机制及时识别入侵和病毒行为，并将其有效阻断。

（六）部署漏洞扫描系统的合规性

第三级基本要求－技术要求－安全计算环境－入侵防范：

应能发现可能存在的已知漏洞，并在经过充分测试评估后及时修补漏洞。

（七）部署终端准入系统的合规性

第三级基本要求-技术要求-安全区域边界-边界防护：

（1）应能够对非授权设备私自联到内部网络的行为进行检查或限制。

（2）应能够对内部用户非授权联到外部网络的行为进行检查或限制。

第三级基本要求-技术要求-安全计算环境-入侵防范：

（3）应通过设定终端接入方式或网络地址范围对通过网络进行管理终端进行限制。

三、跨区网络安全防护解决方案

智慧医院与医联体、医共体互联互通网络环境下的安全体系参见图场景6-1。

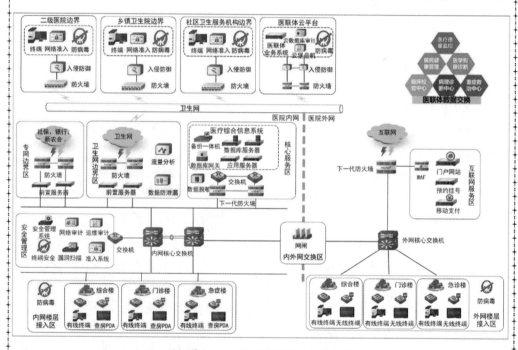

图场景6-1 医院跨区网络安全体系

（一）三级医院卫生网边界安全措施

1. 流量分析系统

在三级牵头医院的卫生网边界区部署一台流量分析系统，基于用户粒度的精细化行为分析，实现跨区网络用户宏观共性特征的统计和单个用户微观个性特征的精确识别，为网络健康度分析提供数据基础，对医联体与医共体接入单位流入网络流量实时监控与安全检测分析，及时发现数据异常情况，通过历史数据的回溯与对比，分析网络状态、安全状态、性能状态并预测未来流量趋势。

2. 数据防泄露

在三级牵头医院的卫生网边界区部署一台网络数据防泄露系统，对进入医联体与医共体网络中的数据进行深度内容分析，可以对通过 HTTP、FTP 等协议上传的文件进行实时检测，可以针对通过邮件发送的敏感内容如敏感主题、敏感正文、敏感附件等进行检测，即以内容检测技术将通过网络传输的敏感内容进行识别和管理控制。

(二) 三级医院核心服务区安全防护措施

1. 下一代防火墙

在三级牵头医院核心业务区边界部署两台高端万兆下一代防火墙，满足后期医联体与医共体下级互联单位访问业务量以及网络安全性要求，并根据二级医院、乡镇卫生院、社区医院等医共体互联业务系统特点，开放特定地址、特定端口、特定协议，实现医联体与医共体参与单位与三级医院内网系统、终端之间的逻辑隔离与访问控制，并且可以实现单向或双向控制，对一些高层协议实现较细粒度的访问控制。

2. 数据库防火墙

在三级牵头医院核心服务区部署一台数据库防火墙，防止医共体参与单位攻击与篡改数据库，实现主动、实时的数据库安全防护，具备黑白名单、高危操作风险识别、用户访问权限控制、数据库攻击检测、数据库状态监控、操作行为审计、综合报表等功能。

3. 数据脱敏

在三级牵头医院核心服务区部署一台数据脱敏服务器，综合多项数据脱密技术和算法，在保证随机性的同时还能保留数据的原始特性以及参照完整性，从而可大大降低在进行系统开发、系统测试、产品培训和医疗健康大数据应用等场合下提供的业务数据库中的隐私数据、敏感数据的泄密风险。

(三) 医联体云平台安全防护措施

医联体云平台主要运行的业务应用系统包括患者门诊挂号、基本信息管理、门诊收费、药库管理、住院药房、门诊药房、财务管理、物资管理、患者住院管理等，可满足当前基层医疗机构信息化建设的要求。医联体云平台的安全防护与三级牵头医院的网络安全防护同等重要。

1. 边界防火墙

在医联体云平台连接卫生网边界部署一台防火墙，根据医联体与医共体互联业务系统需求开放特定地址、端口和协议，实现与三级医院内网系统、终端之间的逻辑隔离与访问控制，并且可以实现单向或双向控制，对一些高层协议实现较细粒度的访问控制。

2. 入侵防御

为了抵御跨区网络中的攻击流量，可在云平台连接卫生网边界部署一台入侵防御系统，对医联体网络中的外部攻击和误操作进行实时检测和防御。

3. 云数据库审计

部署在云平台安全资源池内，实时对数据库的访问和操作行为进行审计。采用多核、并发审计、文件式存储等技术，多角度分析数据库活动，并对异常的行为进行告警通知、审计记录和事后追踪分析。

4. 终端杀毒软件

主要对云平台上的虚拟机服务器系统进行终端安全和常规病毒查杀,保障云平台医联体服务器主机的安全。能够实时监控每个服务器端/客户端的运行状态、攻击日志、病毒状态,最大限度地减少病毒传播的可能。

5. 云漏洞扫描

部署集系统漏洞扫描、数据库漏洞扫描、Web 扫描于一体的综合漏洞评估系统(云漏洞扫描),可通过对系统漏洞、服务后门等攻击手段主动发现,采用智能遍历规则库和多种扫描选项的组合手段,深入检测出系统中存在的漏洞和弱点,根据扫描结果,提供测试用例来辅助验证漏洞的准确性,同时提供整改方法和建议,帮助管理员修补漏洞,全面提升医联体云平台整体安全性。

(四) 医联体与医共体参与单位网络安全防护措施

1. 边界防火墙

二级医院、乡镇卫生院、社区卫生服务机构的信息化基础薄弱且经费不足,因此,建议在各单位连接卫生网边界部署一台防火墙,根据医联体与医共体互联业务系统开放特定地址、端口、协议,实现与三级医院内网系统、终端之间的逻辑隔离与访问控制,可以实现单向或双向控制,对一些高层协议实现较细粒度的访问控制。

2. 入侵防御

为了规避二级医院、乡镇卫生院、社区卫生服务机构与三级医院互联互通网络中的攻击流量,应在各单位连接卫生网边界部署一台入侵防御系统,对医共体网络中的外部攻击和误操作进行实时检测和防御。

3. 终端准入控制

可在二级医院、乡镇卫生院、社区卫生服务机构的网络中部署一台终端准入控制系统,医院终端入网时可根据不同的用户划分不同的网络区域,分配不同的网络访问权限,同时还可以对入网请求的终端进行合规性检查和评估,并根据客户制定的检查标准,对不满足条件的终端提供修复向导,以达到对终端接入网络的认证、检查、管控等效果,使违规终端不能接入内部网络。

4. 终端杀毒

二级医院、乡镇卫生院、社区卫生服务机构的电脑终端为医联体与医共体网络病毒主要来源,可在接入单位内部署一套杀毒软件,对常规病毒进行防御。

场景 7 互联网边界安全管控要点

在 2015 年 3 月 5 日举行的十二届全国人大三次会议上,李克强总理在政府工作报告中首次提出"互联网+"行动计划,大大推动了健康医疗业务与互联网的深度融合,医疗卫生行业在利用互联网、移动互联技术实现预约挂号、自助交费、医生随访、移动护理、院外康复和家庭病床等方面取得了快速的发展和积极的成效。

一、互联网边界存在的安全问题

一方面,IP 网络的广泛使用使得医院网络的拓扑结构越来越复杂,应用环境多种多样,使用网络的人员及需求变化多端;另一方面,由于 IP 协议自身的局限性,数据网络的安全性、可靠性及可管理性存在很多安全风险,如黑客侦听、网络病毒和入侵攻击等安全威胁以及网络使用权限控制、网络使用监控统计等安全管理问题日趋严重,直接影响了医疗卫生行业的数据业务的服务质量和网络的正常运营。

而随着智慧医院在互联网应用方面的需求不断增加,来自互联网的安全威胁也日益增多,参见图场景 7-1。

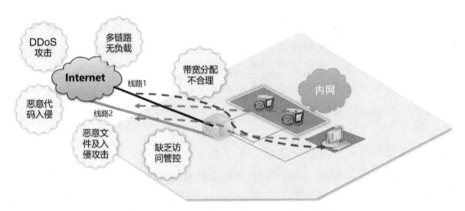

图场景 7-1　互联网边界安全风险威胁

简要介绍如下:

(1) 网络拓扑复杂,安全管理面临挑战。医院信息系统及网络架构复杂,IT 设备种类多而杂,随着互联网+健康医疗的推进使医院的安全边界越来越模糊,对信息安全管理工作带来极大挑战,员工安全意识淡薄,医院信息安全规章制度不完善,监管工作不到位。

(2) 互联网出口管理面临的问题。不少医院的互联网出口通常存在多条运营商链路,跨运营商线路访问资源时,会出现网络访问缓慢、服务质量下降等问题,需要合理规划互联网访问流量走向,避免因路由混乱造成的访问延迟、网络不稳定等问题。

(3) 网络攻击对医院运营造成重大威胁。高级(先进)持续性威胁(APT)攻击分为三个阶段,即信息收集阶段、攻击阶段和渗透控制阶段。从目前已知的 APT 攻击看,基于钓鱼邮件和钓鱼网站的攻击仍然是 APT 攻击中的常用方式。钓鱼邮件中常带有恶意代码(甚至 0day 漏洞)的文档附件,与社工相结合(如冒充上司或熟人发送的邮件),植入恶意代码的成功率很高。在众多攻击手段中,恶意文件特别 0day 文件的邮件投递和传播,仍然是比较流行的攻击手段之一。

（4）来自网络外部的风险和犯罪日益增多。医院内部用户打开互联网发送来的带病毒的电子邮件，就可以触发附件所带的病毒。这些病毒数量剧增、质量提高，通过网络快速传播，可在短短几小时内传遍整个医院。全球从2018年开始爆发的勒索病毒，医院行业就成为"重灾区"。

（5）拒绝服务攻击（DDoS）成为愈演愈烈的攻击手段。DDoS攻击利用TCP/IP协议的漏洞，消耗目标主机的带宽资源，使其过度负载，会造成目标服务器链路彻底瘫痪。当前运营商、企业、医院及政府机构等重点用户时刻都面临着被攻击的威胁，而可预期的更为强大的攻击工具也会成批出现，DDoS攻击将会数量更多、破坏力更大、更加难以防御。

二、互联网边界防护的合规性要求

我国已将医疗卫生行业纳入关键信息基础设施的安全保护类别，和网络安全的重要性一样，总体国家安全观所提出的大多数安全领域都与医疗卫生体系的安全密切相关，包括国土安全、军事安全、经济安全、社会安全、生态安全、核安全、生物安全等，这些领域发生的任何安全事件都需要医疗卫生和疾病控制领域调动资源参与到救死扶伤。因此，实施包括网络安全保障在内的防护措施以确保医疗卫生行业的安全运营是至关重要的。

智慧医院的网络与信息安全建设，必须高度重视网络安全法规政策及行业标准的合规性要求，遵循及参考《网络安全法》《网络安全等级保护基本要求》《关键信息基础设施安全保护条例》《数据安全法》等安全法规和政策。《网络安全等级保护基本要求（GB/T 22239—2019）》（以下简称"等保2.0"）对移动互联以及"安全通信网络""安全区域边界"提出了技术要求和管理要求，是医疗卫生行业建设互联网边界安全防护体系的基本遵循。《关键信息基础设施安全保护条例》（以下简称"关保条例"）明确了医院作为关键信息基础设施之一，要在网络安全等级保护制度基础上，实行重点保护。

因此，加强对医院互联网边界的安全管控建设，是贯彻落实国家法规与政策要求的重要技术保障措施。

三、互联网边界安全管控要点

1. 应具备智能负载和选路由能力

传统链路选择只能根据链路带宽、通断等情况，做静态的选择，这并不符合网络链路的实际情况。基于链路质量的实时选择，应能够实时监控每个应用在每条链路的运行情况，根据业务在当前链路的丢包率、延迟、抖动作为参考，设置一个链路质量分配算法，使关键应用优先选择质量最佳链路。当链路质量发生变化时，可以实时调整应用使用的链路，最大限度地减少链路瓶颈和拥塞。应能够使用户通过监视器实时查看链路质量，分析造成网络延迟的原因，做到对网络情况的可视化管理。

2. 应具备流量管控能力

应能够支持基于接口的虚拟线路，网络管理员可以规定每个线路的带宽，作为流量控制的基准条件，使网络管理员对不同部门及其下级机构设置具有层级关系的流量控制策略。可按照不同的用户、应用、地址和时间设置带宽限制、带宽保障、每 IP 带宽等，并可允许在最大带宽范围内进行智能带宽借用（弹性带宽），在网络线路不繁忙时最大限度地利用网络带宽资源。

3. 应具备强大的应用识别和用户识别能力

在医院的内网已建立数十甚至上百个应用系统，因此需要针对这些应用进行审计、流量统计和控制。不同的应用类型体现在会话连接或数据流上的状态各有不同，基于这一系列流量的行为特征，通过分析会话连接流的包长、连接速率、发送/接收的流量比例、包与包之间的间隔等信息来识别应用类型，要求不仅能够准确、高效地识别出网络流量的应用类型，还要能够精准地识别出应用的行为。在准确识别应用类型的基础上，能对应用进行深入、全面和准确地控制。

4. 应具备检测恶意代码的能力

恶意代码的利用，仍然是已知网络攻击的最常用手段。对互联网边界的安全管控，应能够通过特征检测、静态仿真、Yara 规则等多种方式，及时发现隐藏在"正常文档"中的恶意代码，以有效阻止 0day 漏洞文件的传播。

5. 应具备阻止非法入侵行为的能力

应能够通过综合多种手段发现入侵行为，如对系统和 Web 的入侵行为、敏感信息探测、SQL 注入、XSS 注入、暴力破解、口令穷举探测等。结合多种技术和算法，可发现和阻止非法入侵行为，防止网络和系统信息的泄露。通过与恶意代码动态检测技术相结合，对攻击行为和攻击方式进行分析，提取攻击行为特征以进行阻断。

6. 应具备非法链接过滤技术

应能够将系统获取的网络数据，按标准的以太数据结构、IP 数据结构、TCP/UDP 数据结构进行 TCP 的会话查找，包括每条会话相对应的源和目的 MAC 地址、源和目的 IP 地址、源和目的端口地址、连接次数等。能对相同的源和目的地址将该连接的发生次数进行累计计算，通过预设的算法以 1 秒钟为单位时间进行流量统计，如果上 1 秒钟的流量大于事先约定的阈值，则立即进入流量识别模式，如果连接请求可以在知识库搜索到则直接放行，反之则直接阻断。

7. 应具备事件关联分析与归并处理能力

对用户的多种网络行为进行关联分析和归并处理，是提高威胁检测精度的有效手段。

比如，一个用户首先对 HTTP 服务进行慢速 CGI 扫描，服务端反馈的结果证明其运行了可能含有漏洞的某个 CGI，之后该用户又发送了包含 Shell Code 的请求，从这两次行为独立去分析，每个行为都不能绝对地将其界定为恶意行为。但是，如果将两个行为联系起来，则基本可以确定该行为的高风险等级。

在大规模的监测系统应用中，针对可能出现一个网络异常行为在多个监测点作为事件报告而形成事件洪流的问题，数据关联性分析应采用基于统计分析的二次事件分析技术，对不同时间、不同地点、不同事件的大量信息进行统一的归并处理，以便能够准确地报告出正确的网络安全事件。

6.4 数据资源层安全

网络数据安全已成为上至国家安全和发展，下至每个公民切身利益的重大问题。2017年6月起实施的《网络安全法》以法律条款的形式对网络数据安全保护要求进行了固化，明确了网络运营者应采取技术措施和其他必要措施维护网络数据的完整性、保密性和可用性。

网络数据安全也是智慧医院生存和发展的重要基石，智慧医院业务越来越依赖于信息的支撑。在这些业务系统中，存在着包含患者敏感信息的海量业务数据，如果这些患者敏感数据发生外泄等安全事件，轻则影响医院业务开展，重则将可能影响医院的声誉。因此，保障数据资源层的安全也是智慧医院的重要任务。

6.4.1 风险分析

我们可以将智慧医院数据层安全划分为平台及数据安全、大数据安全和数据库安全防护三个部分，各个部分主要有以下安全风险：

6.4.1.1 平台及数据安全风险

随着智慧医院进入"互联网+"时代，医院内部的平台及数据面临新的挑战，数据安全的重要性和技术性也在不断加强，就需要专业的数据安全人员对平台及数据开展风险安全风险评估、安全加固等数据安全管理工作，但大多数医院缺少专业的技术人员，无法支持医院的数据安全管理工作。此外，医院业务平台及数据处于一个相对开放的环境中，由于各类应用系统的复杂性和多样性导致系统漏洞层出不穷，病毒木马和恶意代码网上肆虐，黑客入侵和篡改信息系统的安全事件频繁发生。

医院业务平台及数据安全成为医院信息化建设一大安全课题。受资金、人才等因素的影响，医院业务应用系统安全问题更为突出，很多业务应用服务器成为黑客危害其他网络安全和攻入内部网络的跳板。造成这些安全问题的主要原因是业务系统开发人员的安全编程意识和能力严重不足，给攻击者留下大量可乘之机；有些已运行的业务系统由于难以更改、更改成本过高或系统已加密及版权问题等原因无法更改也是造成系统安全问题的原因。

因此，智慧医院数据资源层的平台及数据安全防护工作，应能够提供数据安全、平台安全、服务及应用开发四个方面的建设，由数据安全专业人员通过风险评估、安全咨询等服务对医院的数据安全、平台安全、服务和应用开发等部分的安全威胁、存在的弱点、造成的影响，以及三者综合作用而带来风险的可能性进行评估。

6.4.1.2 大数据安全风险

智慧医院在开展大数据应用业务、提供大数据服务的同时，也面临着大数据带来的诸多安全隐患问题，由于数据集中管理、数据对外服务等新的应用场景，给大数据应用业务带来新的安全问题，如隐私泄露、大数据开源组件漏洞、数据可用性和完整性破坏等，大数据安全问题已成为阻碍医疗大数据应用的关键。

因此，要通过部署大数据安全防护系统的数据分类分级、数据加密、数据脱敏、访问控制、数据防泄露、日志审计等技术手段，对智慧医院大数据平台中的数据提供全生命周期的安全保护。

6.4.1.3 数据库安全风险

数据库中存储着大量的患者隐私信息和医院运营、财务信息，其使用者既有来自互联网的用户、合作伙伴，也有来自医院内部的医护及管理人员。如果数据库在使用过程中缺乏必要的安全技术防护手段，将使得存储在数据库里的大量有价值的或敏感的数据安全性无法得到有效保障。如医院内部人员可以利用医院网络对数据库进行刺探、获取、删除或者篡改重要的数据和信息；对数据库的误操作将导致读取敏感信息、业务数据，甚至导致信息外泄事件发生；非授权人员（如黑客）对数据库进行恶意入侵，获取或者删除数据库里的数据，导致健康医疗数据的泄露和丢失。

智慧医院数据库安全防护需求包括：

（1）安全审计。对数据库运维操作进行细粒度的审计监控；对数据库操作访问进行全面审计；准确定位安全事件发生地点；保护数据库安全，对用户数据库服务器进行安全判断、攻击检测。

（2）文档加密。医院业务数据库中包含了大量重要数据和敏感信息，因此应提供透明解密的能力，从而保证只有合法用户才能访问到重要和敏感数据。

（3）数据备份存储。应提供数据库数据、业务系统数据、操作系统等数据的备份、存储能力，通过完善的数据生命周期管理技术，保证所有的备份数据均处于合理的、合规的、安全的状态。

6.4.2 等保及关保要求

等保2.0对数据安全的具体要求描述如下：

（1）应在网络边界、重要网络节点进行安全审计，审计覆盖每个用户，对重要的用户行为和重要安全事件进行审计。

（2）审计记录应包括事件的日期和时间、用户、事件类型、事件是否成功及其他与审计相关的信息。

（3）应采用密码技术保证重要数据在传输过程中的保密性，包括但不限于鉴别数据、重要业务数据和重要个人信息等。

（4）大数据应用应能审计到大数据平台对其资源的操作等。

（5）数据采集、导出实施身份鉴别等。

(6) 提供细粒度的访问控制策略，包括分类分级、数据标记等。

(7) 溯源数据完整性、合规性、真实性、保密性、可重现等。

6.4.3 数据资源层安全技术要点

6.4.3.1 平台及数据安全

1) 安全咨询风险评估。数据安全咨询风险评估服务主要是指识别重要数据资产，明确数据安全保障对象；找出重要数据面临的安全隐患，避免数据泄露；找出数据安全与等级保护及网络安全法之间的差距；提供数据安全整改建议；提高人员对数据保护的安全意识及专业技术知识。

数据安全咨询风险评估方法：主要是从安全管理和安全技术两方面着手，以医院敏感数据为中心、以数据生命周期为主线，关注敏感数据场景、承载敏感数据的业务流程、敏感数据流转、相应业务活动中涉及的各类业务执行人员及权限，分析并评估相关业务处理活动中存在的权限提升、信息泄露、用户冒用、数据篡改，行为抵赖等数据安全威胁及风险。以数据为核心的安全体系框架，参见图6-5。

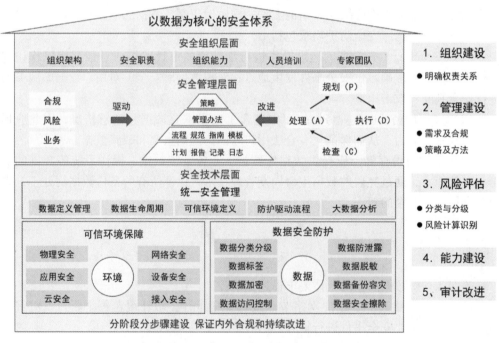

图6-5 以数据为核心的安全体系框架

(1) 组织建设：明确数据权责关系，确定具体接口人、参与人。

(2) 管理建设：明确业务流程、合规需求及风险情况，给出数据安全管理的策略、要求、标准规范及实施指南。

(3) 数据安全治理评估过程包括：数据分类及分级标准制定；数据资产清单及

权责梳理；数据资产价值及治理目标确定；数据使用过程及生命周期梳理；业务环境及脆弱性分析；安全控制措施及审计；总结并测算风险，确定数据安全能力成熟度等级。

（4）数据安全能力建设：确定数据安全治理目标；编制数据安全治理方案，包含技术及管理两方面，明确措施及优先级，考虑长期数据资产管理问题；数据安全能力建设，基于数据集进行细粒度管控，并保持策略一致性，明确各措施执行周期；数据安全能力验证及应急演练。

（5）数据安全审计及持续改进：整体环节加强安全审计监督；数据安全治理服务持续跟踪。

2）平台安全评估加固。数据及平台系统的安全加固范围包括：主机操作系统、网络设备、数据库系统和应用中间件系统，其工作流程参见图6-6。

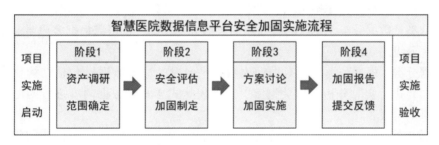

图6-6 安全评估加固流程

主要包括四方面的内容：

（1）调查与评估：对信息系统资产进行调研，明确系统所涉及资产；与客户进行讨论，确认加固实施范围。

（2）安全评估：对加固范围内的设施实施安全评估，以明确可以实施的加固措施；根据明确的加固措施制定安全加固方案。

（3）安全加固：与客户对安全加固方案讨论，确定最终加固对象和措施；安全加固实施。

（4）加固报告：提交安全加固报告。

3）服务安全咨询评估。国家卫健委明确："针对医疗信息系统厂商、外包运维服务商对医疗信息系统的维护操作进行统一管理与操作监管，防止利用信息系统的高级权限，非法盗取医疗数据。""医院及卫计各单位使用核心业务系统的操作提供操作记录留档，对处方药品统计操作、医疗信息查询批量导出等行为进行重点监管和操作告警。"

4）应用开发安全评估。应用开发安全评估主要是指对系统开发过程中的编码阶段、测试阶段、交付验收阶段以及各阶段系统源代码提供安全审计检测服务。利用数据流分析引擎、语义分析引擎、控制流分析引擎等技术，采用专业的源代码安全审计工具对源代码安全问题进行分析和检测并验证，从而对源代码安全漏洞进行定级，给出安全漏洞分析报告，帮助软件开发的管理人员统计和分析当前阶段应用软件安全的风险、趋势，跟踪和定位软件安全漏洞，提供软件安全质量方面的真实状态信息。审计过程包括审计准备、审计实施、审计报告、改进跟踪。

（1）审计准备阶段：对待审计的源代码基本情况进行摸底调研，并准备检查清单。

（2）审计实施阶段：代码审查会被执行，相关资料会被检查。

（3）报告阶段：包括审计结果的总结陈述等活动，如有必要进行相关问题澄清和相关资料说明。

（4）改进阶段：改进部分工作由源代码开发团队进行，主要对审计出的问题进行修复。对安全缺陷代码修改后，会再次进行审计。

6.4.3.2 大数据安全

（1）数据分级分类泄露保护。大数据安全防护系统可支持敏感数据识别，对进入大数据平台的数据，在经过大数据安全防护系统传输时，进行实时数据识别，并进行数据分类、数据分级。系统内置通用的数据分类规则，也可以根据客户要求配置数据分类、分级的规则。

数据分类：根据分类规则对访问大数据平台时的输入数据（包括结构化、非结构化数据）进行实时分析，以关键字、正则表达式方式对数据内容进行匹配，形成分类结果展示报表。

数据分级：根据分级规则对访问大数据平台时的输入数据（包括结构化、非结构化数据）进行实时分析，以关键字、正则表达式方式对数据内容进行匹配，形成分级结果展示报表。

数据防泄露：对从大数据平台输出的结构化、非结构化数据，根据预置的泄露防护规则，基于关键字、正则表达式识别数据内容，采取泄露阻断、泄露审计措施。

（2）数据、数据库透明加密。当大量的从医院业务采集来的数据存储在大数据平台上时，由于敏感数据都集中到这个平台，因此这个平台的数据、数据库风险控制成为重中之重。

由于有一些应用场景是数据源用户希望能够使用大数据平台的计算资源优势来支撑自身的数据计算，因此数据源用户也非常重视自身被采集的数据是否在大数据平台中受到严格保护。为保密性要求，可能还需要保证自身的数据在大数据平台是安全存储的，只有合法用户才能访问到数据，非法用户访问不到数据。基于这种需求，大数据平台本身需提供一种数据透明加密机制，支持通过 AES、3DES、国密等高强度加密算法，对存储在大数据平台中的非结构化、结构化等形式数据提供安全保障。大数据安全防护系统的数据加密功能需要支持对常用开源大数据平台 HADOOP 中的 HDFS、HBASE、HIVE 支持加密存储，并且需要支持在程序、用户访问大数据中存储的数据时，提供透明解密的能力，从而保证只有合法用户才能访问到敏感数据。

（3）隐私保护数据脱敏。大数据平台中一个关键的应用是通过对大量的敏感度不高的数据进行挖掘、分析之后形成有价值的、敏感度较高的数据，并以 REST、JDBC、Thrift 等协议提供给其他组件、用户、应用调用。

从敏感数据安全保护的视角分析，首先对敏感数据访问进行用户鉴权才能提供访问，其次还需提供对敏感数据的细粒度脱敏，最小粒度应为字段级别。从而可保证用户按需、按权限才能访问到特定的数据，其他的数据应变换成非敏感数据，也就是数据脱敏。

大数据安全防护系统提供的数据脱敏功能是动态脱敏，是根据访问用户及权限的不同，返回不同的数据。动态脱敏功能可以通过内置的敏感字段库自动发现要脱敏的数据，并且内置大量的脱敏算法，用户使用时，仅通过界面即可完成脱敏算法、脱敏规则、脱敏任务配置及任务执行等。

大数据安全防护系统可支持对 SQL 和非 SQL 的动态脱敏。

动态脱敏适用于运维人员访问大数据资源或应用系统访问大数据资源的时候，在数据展示过程中，应通过动态数据脱敏对展示的数据进行脱敏。

针对敏感数据的访问来源（IP、端口号、账号、查询条件等），采用不同的访问策略，利用内置的丰富的脱敏算法、脱敏规则以及脱敏敏感数据域，可灵活实现差异化的脱敏。

（4）数据源可信认证。大数据安全防护系统针对大数据平台的组件（如 Hive、Hbase、Elasticsearch、MapReduce、Redis、Zookeeper、Solar 等）的使用、管理、应用系统接口调用等访问行为，从账号管理、认证管理、授权管理、权限控制等方面进行访问控制。访问大数据平台的各类人员账号、授权关系和权限控制等应实现集中管理，首选采用 Kerberos 认证方式，大数据安全防护系统负责进行账号创建，同步至 Kerberos 认证服务器进行访问认证。

用户通过业务系统或管理人员对大数据系统的所有操作，均由大数据安全防护系统转发给实际大数据系统。大数据安全防护系统会根据数据访问策略对请求进行分析，并根据策略符合情况采取放行、阻断、审计措施。

大数据安全防护系统可提供通过界面配置实体级授权，针对不同角色进行授权，以及对特定角色基于时间、IP、数据源等进行授权。采用基于行为的访问控制模型，更加适合大数据实现细粒度访问控制的自主授权、动态授权和跨域授权的需求，通过制定基于主体属性、客体属性和环境属性的细粒度访问控制授权策略来灵活设定用户对数据的使用权限，集中进行操作权限管理，可基于数据类型、操作、账号、角色、数据属性进行授权。

（5）大数据安全审计。通过大数据安全防护系统可支持用户在大数据平台中记录数据访问日志、数据安全日志、用户登录日志、用户操作日志、平台服务日志、非法访问日志、边界访问日志等。

大数据安全防护系统可通过代理方式实现对所有针对大数据平台的操作进行日志记录，并通过高危预警、行为基线对可能存在的高危访问、异常行为进行审计。

高危预警：根据高权限角色进行删除库、表、数据等操作；操作权限角色进行修改、复制、提取；对普通权限用户越权访问、提权等操作行为，定义一些高危执行规则，根据实时采集、分析的日志内容进行匹配，当匹配到动作与预置的高危规则一致时，判定为高危行为，并进行预警。

行为基线：系统通过自学习当前用户、应用访问大数据平台的行为，并进行日志审计记录。通过人工判断，建立白名单机制的行为基线。当新产生的访问行为日志符合行为基线时，仅进行日志记录或者忽略，当新产生的访问行为日志不符合行为基线时，进行异常行为记录。

（6）部署示意图。在智慧医院大数据安全防护系统中，通过将大数据安全防护系统软件部署到大数据平台各节点，在各节点部署 HIVE、HBASE 等安全组件的协议代理，并且将管理界面也同时部署到各节点，从而为用户提供按需伸缩、扩展性能良好的大数据安全管控体系，见图 6-7。

大数据安全防护系统可以建立在新的大数据平台上，通过类似网关的形式为其他大数据系统提供安全防护。

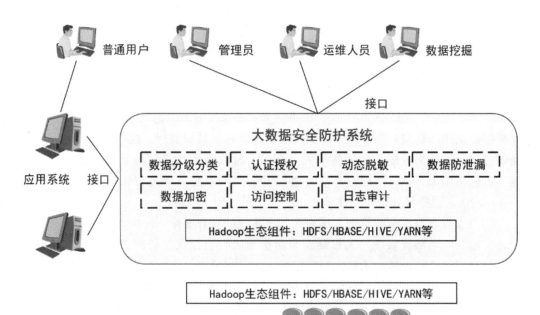

图 6-7 大数据安全防护系统部署示意图

6.4.3.3 数据库安全

智慧医院的数据库安全，主要通过建立包括数据库安全网关系统、文档加解密管控系统、数据防泄露系统等来实现。

（1）数据库安全网关系统。数据库安全防护技术主要有对数据库操作行为的审计、数据库访问控制类技术。由于数据库操作行为审计是一种旁路接入数据库网络，并对操作行为进行事后审计的技术，所以它可以满足政策合规性的要求。但是，当数据库遭遇攻击行为时，无法进行实时的危险行为阻断，使核心业务区的数据库面临较大的安全风险，这就需要采用数据库安全网关技术来进行安全防护。数据库安全防护技术架构参见图 6-8。

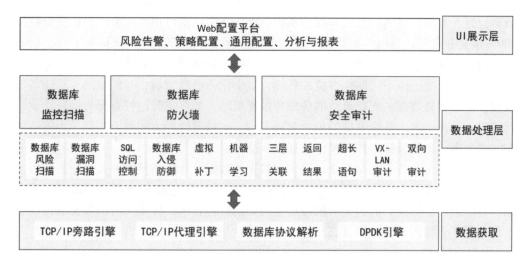

图 6-8　数据库安全防护技术架构

数据库安全网关技术是针对关系型数据库保护需求而产生的一种数据库安全主动防御技术，数据库安全网关部署于应用服务器和数据库之间，用户必须通过该系统才能对数据库进行访问或管理。

数据库安全网关所采用的主动防御技术能够实时监控、识别、告警、阻挡绕过网络边界（Firewall、IDS/IPS 等）防护的外部数据攻击，防范来自内部的高权限用户（DBA、开发人员、第三方外包服务提供商）对数据的窃取、损坏等行为，从数据库SQL 语句精细化控制的技术层面，提供一种主动安全防御措施。同时，可结合独立于数据库的安全访问控制规则帮助用户应对来自内部和外部的数据安全威胁；数据库安全网关自带虚拟补丁功能，可以为数据库提供虚拟补丁，避免数据库遭到漏洞的利用攻击；数据库安全网关能够对所有访问行为进行记录审计，提供审计记录留存，为安全事故的定责提供依据。

（2）文档加解密管控系统。文档加解密管控的核心是策略集中管理服务器，用以支持整体系统的安全策略管理、系统加密算法及密钥管理以及系统日志和审计管理。

医院医务人员在工作过程中，针对不同类型的敏感文档，通过加密和具体应用权限管理来统一实现支持和管控，通过与数据库服务器部署的客户端控制软件进行交互配合完成终端使用用户的身份识别以及对于不同类型的电子文档的加解密控制、权限控制、离网终端控制和终端加密文档操作记录日志回收等功能。

采用文档加密技术对机密文件外泄风险进行防控；对核心文件提供加密功能，并提供多重加密算法，保证核心文件不会被窃取、外泄；对文件的权限则进行细粒度加密控制，例如只读、打印、修改、复制、再授权等权限控制；对受保护文件，在合理使用范围内也可以进行内容安全的控制，例如复制粘贴、打印、拖曳、拷屏等保护；对所有的文档操作过程均提供详细的审计日志；对需要外发的文件则提供文档外发支持，采用对加密文件提供授权的方式，可以控制在特定载体上对文件进行管控。

（3）数据备份恢复系统。数据备份恢复系统应能够提供高效、安全的数据保护策略，提升数据高可用性和安全性。系统应支持备份数据可用性校验，保证备份数据100%恢复并可用；适用各类复杂环境，全面兼容主流操作系统、虚拟化平台、云平台、数据库等，适应多应用的业务系统，适应国产化软硬件；对用户生产服务器基本不造成影响，能适应不同网络带宽的环境，最小化备份数据量，节约空间，高速备份数据，高效恢复数据；支持灵活的备份与恢复策略，能够实时监控备份与恢复作业运行情况，可提供多个备份系统的集中管理平台，支持备份能力的平滑扩展，为核心数据提供全面的备份保护，提升整体数据安全能力。

要建立相应的备份存储系统，以实现数据库数据、业务系统数据、操作系统等数据的备份、存储能力；提供基于 LAN 的备份方式，无需更改现有网络，即可完成有效的备份过程。另外，通过完善的数据生命周期管理技术，保证所有的备份数据均处于合理的、合规的、安全的状态。

场景8　数据库审计系统的功能需求

随着信息技术的发展和融合创新能力的提升，医院、监管机构、第三方应用对数据交换及使用的需求也促进了医疗数据的共享，但在数据共享的同时也带来了很多数据泄露的安全隐患。数据泄露问题已成为政治问题和行业考核通报的重点内容，医疗数据因其蕴藏的巨大价值和集中化的存储管理模式而成为网络黑产攻击的重点目标。

一、数据安全面临的风险

从《2020 年数据泄露调查报告》来看，数据安全来自内部威胁的占 48%，有 46% 来自有组织的犯罪团伙，医疗行业个人信息泄露事件仅次于互联网行业排名第二。医院业务系统涉及大量公民隐私信息，而大部分业务系统是由第三方开发和负责运维的，因为缺乏有效监管、问责机制和技术管理措施，第三方运维人员或内部人员，通过访问数据库导出数据或通过应用前台导出数据进行贩卖，造成数据泄露事件。根据医院网络安全保障系统实际建设经验，结合第三方平台的相关报告，数据库系统面临的安全风险和挑战归纳如下：

（一）现有技术的不足

（1）因为软件开发的历史原因，医院信息系统并非都有严格的身份认证和权限管理，高权限账号（比如 DBA 账号）共用等问题一直困扰着网络管理人员。高权限账号往往掌握着数据库和业务系统的命脉，任何一个操作都可能导致数据的修改和泄露，最高权限的滥用，让数据安全变得更加脆弱，也使责任划分和威胁追踪变得更加困难。

（2）来自应用系统的数据调用，是数据库被访问的主要路径，数据的泄露和篡改也经常发生在这个路径中。如果应用系统权限控制设计不严谨，安全漏洞多，就容易被黑客攻陷，获取数据访问权限，从而威胁数据库中的数据安全。

（3）通常，数据库系统都会存储操作日志，也能开启审计模块对各种访问进行审计，但是一旦有意外发生导致系统崩溃，这些审计日志也会随之消失，管理人员无法得知系统到底发生了什么。

（4）目前市场上的主流数据库如Oracle、MySQL等数据库系统都有自身的审计功能，但存在一些不足，包括：数据库系统自身日志易被篡改，缺乏独立性与公正性；数据库访问的实时性要求极高，而庞大的数据库事务日志会消耗大量系统资源，严重影响数据库的性能，往往并不开启，仅保留错误日志以便于系统排障；数据库系统的审计记录容易被删除，数据库记录安全性难以保证；各种数据库系统的审计信息格式复杂不统一，难以集中审计，影响审计效果。

（二）管理层面的短板

（1）随着医院信息化进程的不断深入，医院的业务系统变得日益复杂，由内部员工违规操作导致的数据安全问题变得日益突出。

（2）因为战略定位和人力资源编制限制等诸多原因，越来越多的医院会将非核心业务外包给设备商或者其他专业代维公司。如何有效地管控设备厂商和代维人员的操作行为，并进行严格的审计是医院面临的一个关键问题。

（3）医院网络管理员通过制定各种操作条例来规范内部员工的网络访问行为，但是除了在造成恶性后果后追查责任人，没有更好的方式来规范和限制员工的合规性操作。事后追查，只能是亡羊补牢。

（4）我们经常通过从各种系统日志中去发现是否有入侵后留下来的"蛛丝马迹"来判断是否发生过安全事件。但是，系统往往是在经历了大量的操作和变动后才逐渐变得不安全。此外，用户通过登录业务服务器来访问数据库等核心资产，单纯的分析业务系统或者数据库系统的日志，都无法对整个访问过程是否存在风险进行判断。从系统变更和应用的角度来看，在系统安全问题的定位上，数据库审计日志比系统日志更具可信度。

二、数据安全的合规性要求

数据库是医院核心数据的存储载体，关系到医院运营业务的安全与稳定，若遭受各类攻击，会直接导致用户敏感信息泄露甚至信息系统宕机，从而影响医院正常诊疗业务的进行，数据库的安全直接关系着医院的命脉，必须高度重视网络安全法规政策及行业标准的合规性要求，遵循及参考如下政策和行业标准：《网络安全法》《数据安全法》《GB/T 35273—2020 信息安全技术个人信息安全规范》《GB/T 39725—2020 信息安全技术健康医疗数据安全指南》《关于促进和规范健康医疗大数据应用发展的指导意见》《医院信息化建设应用技术指引》（2017年版）《全国医院信息化建设标准与规范》（2018版）《关于印发国家健康医疗大数据标准、安全和服务管理办法（试行）的通知》。

《数据安全法》第二十一条强调"关系国家安全、国民经济命脉、重要民生、重大公共利益等数据属于国家核心数据，实行更加严格的管理制度。各地区、各部门应当按照数据分类分级保护制度，确定本地区、本部门以及相关行业、领域的重要数据具体目录，对列入目录的数据进行重点保护。"

第二十七条明确"开展数据处理活动应当依照法律、法规的规定，建立健全全流程数据安全管理制度，组织开展数据安全教育培训，采取相应的技术措施和其他必要措施，保障数据安全。"

第二十九条要求"开展数据处理活动应当加强风险监测，发现数据安全缺陷、漏洞等风险时，应当立即采取补救措施；发生数据安全事件时，应当立即采取处置措施，按照规定及时告知用户并向有关主管部门报告。"

因此，加强对数据库生命周期活动的审计，是贯彻落实国家法规与政策要求的重要技术保障措施。

三、数据库审计功能要点

数据库审计系统是医院信息系统审计中至关重要的环节，目的是通过对用户访问数据库行为的记录、分析和报告，来帮助用户事后生成合规报告、事故追根溯源。同时，通过大数据搜索技术提供高效查询审计报告，定位事件原因，以便日后查询、分析、过滤，实现加强内外部数据库网络行为的监控与审计，提高医院数据资产的安全。

数据库审计系统应具备以下主要功能：

1. 支持不同的部署方式

为了应对医院业务场景多变的情况，数据库审计系统应支持旁路、在线或云环境的部署方式，用户可以根据自身实际网络状况选择合适的部署方式。

2. 具备数据库访问审计功能

数据库访问审计功能主要包括：语句的解析，操作类型、操作字段、操作表名等记录分析，能解析和审计的协议应尽可能覆盖主流数据库产品，如商业数据库（Oracle、SQL Server、Informix、DB2、Sybase）、行业数据库（Teradata、Cache）、开源数据库（MySQL、PostgreSQL）和NoSQL数据库（MongoDB、Redis等），支持对国产数据库如人大金仓、达梦、南大通用、神通、高斯等的审计。

数据库审计系统还应支持可监控Oracle数据库的会话数、连接进程、CPU和内存占用率等信息，方便数据库管理员了解数据库安全运行信息；支持对针对数据库的XSS攻击、SQL注入、CVE高危漏洞利用、口令攻击、缓冲区溢出等攻击行为进行审计；支持访问数据库的源主机名、源主机用户、SQL操作响应时间、数据库操作成功、失败的审计。

3. 应支持针对网络运维协议的解析

数据库管理员经常对数据库服务器本身进行运维管理，采用的运维方式也不一相同，包括通过字符协议Telnet、SSH的远程登录，通过图形协议RDP、VNC

的操作，等等。数据库审计系统应支持针对这些网络运维协议进行解析，以达到对数据库访问的全面审计；除了数据库运维之外，如果操作人员对其他服务器进行运维，数据库审计系统应同样能够对其操作进行审计和监控。

4. 支持端到端的行为关联审计功能

业务系统对数据库的访问是目前应用最广泛也是大量数据库操作的来源。医院部分业务系统服务模式是浏览器 – Web 中间件 – 数据库的三层架构。一般来说，虽然用户采用不同的账户访问 Web 中间件，但是中间件对数据库的操作却是通过某一内置的固定账号进行的，如果单纯审计中间件对数据库的操作，就无法将数据库行为对应到具体业务用户，单纯审计业务用户对中间件的操作，又无法得知这些操作带来的数据库改变，所以数据库审计系统应满足将最前端的用户访问行为和最后端的数据库改变关联起来，通过前后台关联，以实现数据库改变至具体用户的实时关联。

5. 具备审计追溯和审计报告输出机制

从安全管理的角度出发，数据库审计系统应支持一套完善的审计追溯和审计报告输出机制，便于运维管理员、数据库管理员、高层管理者等不同身份的用户查看审计结果。

6. 具备日志筛选条件设置机制

数据库审计系统应具备强大、灵活的日志筛选条件设置机制，在设置筛选条件时，审计员可基于以下要素的组合进行设置：时间、客户端 IP、客户端端口号、服务端 IP、服务端端口、关键字、事件级别、引擎名、业务用户身份、资源账号等条件。

7. 可灵活设置角色账号及审计范围

数据库审计系统应支持能够针对不同的业务系统或者设备范围来划分出不同的审计员，不同的审计员可以审计的范围也有明确的限制，用户可以根据角色或者根据用户组来设定不同的审计范围，最终实现不同审计人员通过使用不同的审计账号登录审计系统来实现不同范围的审计功能。

场景 9　医疗数据分类分级安全管理思路

医疗数据包括个人健康医疗数据以及由个人健康医疗数据加工处理之后得到的健康医疗相关数据。随着智慧医院的蓬勃发展，医疗数据已成为医院的核心资产，成为医院提高服务质量、降低运营成本的重要因素。为进一步加强智慧医院数据安全管控能力，切实履行医疗数据安全工作的监督职责，实施医疗数据安全智能管控技术支撑服务，需要对智慧医院医疗数据资产进行分类分级、识别与监控，对数据安全风险态势进行实时动态评估，为合规性评测提供检查和整改依据。

一、依法合规要求

（一）国家标准及法律要求

《中华人民共和国国民经济和社会发展第十四个五年规划和2035年远景目标纲要》（简称"十四五"规划）"第十八章　第一节　加强涉及国家利益、商业秘密、个人隐私的数据保护，加快推进数据安全、个人信息保护等领域基础性立法，强化数据资源全生命周期安全保护。完善适用于大数据环境下的数据分类分级保护制度。加强数据安全评估，推动数据跨境安全有序流动。"

《数据安全法》"第二十一条　国家建立数据分类分级保护制度，根据数据在经济社会发展中的重要程度，以及一旦遭到篡改、破坏泄露或者非法获取、非法利用，对国家安全、公共利益或者个人、组织合法权益造成的危害程度，对数据实行分类分级保护。"

《网络数据安全管理条例（征求意见稿）》"第五条　国家建立数据分类分级保护制度。按照数据对国家安全、公共利益或者个人、组织合法权益的影响和重要程度，将数据分为一般数据、重要数据、核心数据，不同级别的数据采取不同的保护措施。"

（二）行业标准规范

《信息安全技术-健康数据安全医疗指南》（GB/T 39725—2020）给出了健康医疗数据控制者在保护健康医疗数据时可采取的安全措施。该标准适用于指导健康医疗数据控制者对健康医疗数据进行安全保护，也可供健康医疗、网络安全相关主管部门以及第三方评估机构等组织开展健康医疗数据的安全监督管理与评估等工作时参考。

二、医疗数据分类分级体系

医疗数据分类分级体系按照可分为数据分类、数据分级、角色分类、场景分类以及数据开放形式。

（一）数据分类

医疗数据可分为以下六类，参见表场景9-1。

（1）个人属性数据：指单独或者与其他信息结合能够识别特定自然人的数据。

（2）健康状况数据：指能反映个人健康情况或同个人健康情况有着密切关系的数据。

（3）医疗应用数据：能反映医疗保健、门诊、住院、出院和其他医疗服务情况的数据。

（4）医疗支付数据：指医疗或保险等服务中所涉及的与费用相关的数据。

(5) 卫生资源数据：可反映卫生服务人员、卫生计划和卫生体系的能力与特征的数据。

(6) 公共卫生数据：指关系到国家安全或地区大众健康的公共事业相关数据。

表场景9-1　医疗数据的分类

数据类别	范围
个人属性数据	①人口统计信息，包括姓名、出生日期、性别、民族、国籍、职业、住址、工作单位、家庭成员信息、联系人信息、收入、婚姻状态等； ②个人身份信息，包括姓名、身份证、工作证、居住证、社保卡、可识别个人的影像图像、健康卡号、住院号、各类检查检验相关单号等； ③个人通信信息，包括个人电话号码、邮箱、账号及关联信息等； ④个人生物识别信息，包括基因、指纹、声纹、掌纹、耳郭、虹膜、面部特征等； ⑤个人健康监测传感设备 ID 等
健康状况数据	主诉、现病史、既往病史、体格检查（体征）、家族史、症状、检验检查数据、遗传基因数据、可穿戴设备采集的健康相关数据、生活方式、基因测序、转录产物测序、蛋白质分析测定、代谢小分子检测、人体微生物检测等
医疗应用数据	门（急）诊病历、住院医嘱、检查检验报告、用药信息、病程记录、手术记录、麻醉记录、输血记录、护理记录、入院记录、出院小结、转诊（院）记录、知情告知信息等
医疗支付数据	①医疗交易信息，包括医保支付信息、交易金额、交易记录等； ②保险信息，包括保险状态、保险金额等
卫生资源数据	医院基本数据、医院运营数据等
公共卫生数据	环境卫生数据、传染病疫情数据、疾病监测数据、疾病预防数据、出生死亡数据等

(二) 数据分级

根据数据重要程度、风险级别以及对个人健康医疗数据主体可能造成的损害和影响的级别进行分级，可将健康医疗数据划分为以下五级：

第1级：可完全公开使用的数据。包括可以通过公开途径获取的数据，例如医院名称、地址、电话等，可直接在互联网上面向公众公开。

第2级：可在较大范围内供访问使用的数据。例如，不能标识个人身份的数据，各科室医生经过申请审批可以用于研究分析。

第3级：可在中等范围内供访问使用的数据，如果未经授权披露，可能对个人健康医疗数据主体造成中等程度的损害。例如，经过部分去标识化处理，但仍可能重标识的数据,仅限于获得授权的项目组范围内使用。

第4级:在较小范围内供访问使用的数据,如果未经授权披露,可能会对个人健康医疗数据主体造成较高程度的损害。例如,可以直接标识个人身份的数据,仅限于参与诊疗活动的医护人员访问使用。

第5级:仅在极小范围内且在严格限制条件下供访问使用的数据,如果未经授权披露,可能会对个人健康医疗数据主体造成严重程度的损害。例如,特殊病种(如艾滋病、性病)的详细资料,仅限于主治医护人员访问且需要进行严格管控。

(三)角色分类

针对特定数据特定场景,相关组织或个人可划分为以下四类角色。对任何组织或个人,围绕特定数据,在特定场景或特定的数据使用处理行为上,只能归为其中一个角色。

1)个人健康医疗数据主体(以下简称"主体"):个人健康医疗数据所标识的自然人。

2)健康医疗数据控制者(以下简称"控制者"):判断组织或个人能否决定健康医疗数据的处理目的、方式及范围,可以考虑:

(1)该项健康医疗数据处理行为是否属于该组织或个人履行某项法律法规所必需。

(2)该项健康医疗数据处理行为是否为该组织或个人行使其公共职能所必需。

(3)该项健康医疗数据处理行为是否由该组织或个人自行或与其他组织或个人共同决定。

(4)该项健康医疗数据处理行为是否由相关个人或者政府授权该组织或个人。

共同决定一项数据使用处理行为的目的、方式及范围等的组织或个人,为共同控制者。

3)健康医疗数据处理者(以下简称"处理者"):代表控制者采集、传输、存储、使用、处理或披露其掌握的健康医疗数据,或为控制者提供涉及健康医疗数据的使用、处理或者披露服务的相关组织或个人。常见的处理者有:健康医疗信息系统供应商、健康医疗数据分析公司、辅助诊疗解决方案供应商等。

4)健康医疗数据使用者(以下简称"使用者"):针对特定数据的特定场景,不属于主体,也不属于控制者和处理者,但对健康医疗数据进行利用的相关组织或个人。

(四)场景分类

(1)主体-控制者间的数据流通使用。

(2)控制者-主体间的数据流通使用。

(3)控制者内部的数据流通使用。

(4)控制者-处理者间的数据流通使用。

（5）控制者间的数据流通使用。

（6）控制者–使用者间的数据流通使用。

（五）数据开放形式

数据公开共享类型可划分为完全公开共享、受控公开共享、领地公开共享，对应的去标识化要求不同，按照 GB/T 37964—2019 的规定处理。常见的数据开放形式及其适用的公开共享类型参见表场景 9-2。

表场景 9-2 常见的数据开放形式

开放形式	说　　明	适用公共共享类型
网站公开	统计概要类数据或经匿名处理后的数据，向大众开放，可自行下载完全公开共享分析	完全公开共享
文件共享	由数据系统生成文件并推送至 SFTP 接口设备或应用系统，或采用受控公开共享	受控公开共享
API 接入	系统之间通过请求响应方式提供数据，由数据系统提供实时或准实时面向特定用户的数据服务应用接口，需求方系统发起请求，数据受控公开共享系统返回所需数据，例如通过 Webservices 接口	受控公开共享
在线查询	在数据系统提供的功能页面上查询相关数据	完全公开共享（匿名） 受控公开共享（用户）
数据分析平台	提供系统环境、分析挖掘工具以及去标识后的样本数据或模拟数据。 平台用户共享或者专用硬件和数据资源，可以部署自有数据和数据分析算法，可以查询权限内的数据和分析结果。 平台所有原始/领地公开共享数据不能导出； 分析结果的输出/下载必须经审核	领地公开共享

三、医疗数据安全治理思路

按照 GB/T 39725—2020 要求，针对智慧医院进行数据分类分级和场景分析，分析医疗数据安全面临的风险，有针对性地采取安全措施，并对实施措施后的效果进行检查，持续改进。对医疗数据安全的治理思路如下：

（一）搭建医疗数据安全组织架构

其重要一环是压实各层级的数据安全保护责任，包括决策层、管理层、执行层、参与层、监督层。

1. 决策层的主要职责

采取"一把手负责制",全面负责医院的数据安全管理,以医院"网络安全和信息化领导小组"为基础组建"医疗数据安全领导小组",由各业务主管领导担任组员。领导小组担任"医疗数据安全决策方"角色,负责确定数据安全管理要求,定期听取数据安全工作汇报,并指导、监督数据安全管理工作。

2. 管理层的主要职责

以数据管理部门或网络安全管理部门牵头,作为数据安全管理的统筹监管方,统筹监督协调数据安全管理工作,以国家网络安全相关法律法规、政策文件和标准规范为指导,制定并发布单位数据安全管理规范,组织进行数据安全考核工作,承担数据的安全管理主体责任,制定各部门数据安全协调和监督管理机制。

3. 执行层的主要职责

执行层包括数据运营方、数据所有方,数据运营方接受数据安全管理层指导工作,医院各业务管理部门是其责任范围内的数据所有方。

4. 参与层的主要职责

参与系统建设和数据处理各环节的第三方是医院数据安全的一个风险点,需在第三方引入时进行严格的审核和批准,确保其具备相应的安全防护能力,并在引入之后对其进行定期监督,确保其履行了保护义务。参与层包括在业务开展过程中医院内部员工及外部合作伙伴,作为数据使用者,应依据国家法律法规、政策文件、标准规范及单位相关管理要求,合理使用数据所有方及运营方所提供的数据应用和服务,同时向数据运营方及时反馈合理的数据安全需求,以促进数据安全保护工作不断改进。一线工作人员应负责确定所持有的数据资产的安全级别,采用合规的数据安全技术措施,实施数据安全保护。

5. 监督层的主要职责

监督层由审计、财务等多部门组成数据安全监督小组,负责对管理层、执行层、参与层的工作进行定期审核监督。发现问题及时反馈给决策层,对违规行为予以纠正,保证各组织架构在日常工作及执行过程中的时效性,从而形成一个闭环流程,不断推动数据安全组织架构的完善与提升。

(二)建立医疗数据安全管理制度

(1)依据《数据安全法》《信息安全技术个人信息安全规范》等法律法规,结合医院实际情况,建立健全医院数据安全有关管理规定,包括管理机构与职责、数据分类分级保护制度、数据使用安全规范、数据安全应急处置机制、数据安全审查制度等,使医院数据安全工作有据可依、有章可循。

(2)建立"医院—各二级单位—信息安全员"三级工作机制。医院网络安全和信息化领导小组统筹数据安全工作,各二级单位主要负责人为本单位数据安全第一责任人,各单位信息安全员归口管理本单位数据安全工作。

(3)建立数据安全管理制度。依照网络安全系列法规的规定,建立健全数据全生命周期安全管理制度,保障数据安全。重要数据的处理者应当明确数据安全负责人和管理机构，落实数据安全保护责任。

（三）开展医疗数据安全治理评估

1. 调研评估

医疗数据安全治理中的首要任务，是要调查清楚医院自身数据安全现状，从组织机构、管理制度、安全技术及人员能力方面进行多维度调研，依据 DSMM、国标、行标等标准，结合自身治理目标对调研结果进行评估，出具差距分析报告，为后续开展数据安全治理服务提供依据。

2. 业务场景梳理

重点关注业务流程中的各类操作及操作的数据对象，基于业务目标了解业务架构组件下的业务条线，明确业务流程、识别数据资产对象、厘清关键操作和路径。这是数据安全评估过程的关键环节，需要厘清各数据资产的来源、去向，被什么角色在什么业务组件中执行了什么操作等一系列问题。

3. 数据流向梳理

聚焦业务流程所关联应用系统的各组件对象，明确系统的数据输入和输出情况，明确输入输出对象 IP、对象名称、交互协议、操作数据资产、接口等主要信息。

4. 医疗数据分级分类

对结构化数据（如个人信息、各类报表、财务信息等内容等）和非结构化数据（如 Word、PPT、TXT、JPG、MP4 等）进行梳理，依据《信息安全技术－健康数据安全医疗指南》的医疗数据分类体系，对已梳理出来的结构化数据和非结构化数据进行分类分级。

（1）结构化数据梳理：包括数据资产分布、数据特性、数据字段量级、库表列含义和字段取值格式和范围，全面梳理结构化的数据资产，为数据分类分级工作提供依据。

（2）非结构化数据梳理：包括文件类别、文件类型和文件量级内容，为后续的文件分类分级方案和策略的制定提供指导，对不同类型、不同级别的数据实施不同的防护技术措施，保护其全生命周期的安全流转，实施差异化保护。

5. 数据安全风险评估

以医院当前数据安全能力为基础，以业务场景梳理、系统数据流向梳理、数据分类分级为基础，分析业务流程、业务依赖关系、系统交互过程、数据流转情况等业务系统基本信息，提炼业务场景特性，归纳数据生命周期处理情况，充分分析各场景下数据安全风险，对业务及数据应用过程中的安全风险进行量化分析及评估。

组织专业安全评估团队，根据自查梳理得到的数据资产清单，按照数据资产安全级别由高到低的优先顺序，基于数据全生命周期进行风险分析排查工作，对发现的风险及时处置、加固。

（四）建立医疗数据安全技术保护体系

要在数据安全治理评估、组织建设、管理制度等基础上，建立医疗数据安全的技术保护体系,围绕数据采集、传输、存储、处理、交换、销毁的全生命周期开展安全技术保护体系建设,见图场景9-1。

数据生命周期各阶段安全					
数据采集安全	数据传输安全	数据存储安全	数据处理安全	数据交换安全	数据销毁安全
•数据分类分级 •数据采集和获取 •数据清洗、转换与加载 •质量监控	•数据传输安全管理	•存储架构 •逻辑存储 •访问控制 •数据副本 •数据归档 •数据时效性	•分布式处理安全 •数据分析安全 •数据正当使用 •密文数据处理 •数据脱敏处理 •数据溯源	•数据导入导出安全 •数据共享安全 •数据发布安全 •数据交换监控	•介质使用管理 •数据销毁处置 •介质销毁处置

数据生命周期通用安全					
策略与规程	数据与系统资产	组织和人员管理	服务规划与管理	数据供应链管理	合规性管理
•数据安全策略与规程	•数据资产 •系统资产	•组织管理 •人员管理 •角色管理 •人员培训	•战略规划 •需求分析 •元数据安全	•数据供应链 •数据服务接口	•个人信息保护 •重要数据保护 •数据跨境传输 •密码支持

图场景9-1 数据安全技术保护体系

(五)实施医疗数据安全运营管控

基于医疗数据安全运营管理理念,将数据安全治理体系与数据安全防护体系相结合,通过"技管并重"的方式实现数据安全的运营流程闭环管控。

建立健全数据安全治理体系的组织架构,明确数据安全组织的权责关系;建立健全数据安全管理制度,制定数据全流程管理措施;建立健全数据全生命周期的技术防护能力,确定数据全生命周期安全风险类型,针对不同的安全风险建立数据安全响应机制及处置方式。

医疗数据安全运营管控的任务主要包括:

1. 数据安全运维

使用数据安全运维措施,驻场或定期对数据安全产品的使用情况进行分析,持续输出数据安全运行报告和策略优化建议。

2. 应急预案演练

按照相关要求,制定数据安全事件应急预案,定期进行应急预案演练。

3. 安全监测预警

围绕数据安全目标,依据相关安全标准,建立数据安全监测预警和安全事件通报制度,对安全风险及时上报,包括按需发布数据安全监测预警信息。

4. 应急处置响应

在发生数据安全事件时,采取行之有效的应急处置措施,向主管部门上报重大安全事件,定期对应急预案和处置流程优化完善。

5. 灾难恢复工作

在数据安全事件发生后,根据安全事件的影响和优先级,采取恰当的恢复措施,确保信息系统及业务流程按照计划目标恢复运行。

四、医疗数据安全治理技术措施

医疗数据安全防护技术能力体现在：以数据分类分级、数据标签、数据加密、数据访问控制、数据防泄露、数据脱敏、容灾备份等多种数据安全技术措施，与医院现有的网络与信息安全防护措施相结合，在数据采集、传输、存储、处理、交换、销毁六个阶段为数据全生命周期构建全方位的数据防护体系。

（一）数据采集阶段

医疗数据采集阶段需要明确不同类别的数据特征和安全防护要求，保障数据采集过程中的保密性、完整性和可用性。

1. 面临的安全风险

（1）针对医院网络内不同应用场景，没有按照分类分级标准对采集数据进行处理，不满足合规性要求。

（2）易出现敏感信息流出、违规外联造成的数据泄露问题。

（3）物联网部署的业务特点及网络碎片化问题，容易造成网络层的攻击行为。

2. 可用的技术措施

（1）通过敏感数据自动识别完成数据分类分级。采用数据分类分级系统敏感数据识别技术一次性或周期性对数据库资源、文件资源的敏感数据进行全量或增量模式的扫描识别，自动进行医疗数据分类分级。

（2）网络层安全接入防护攻击技术。采用物联网接入网关隧道加密技术对数据采集过程中存在的网络层攻击的数据安全进行防护。

（3）数据采集管理技术。采用大数据日志收集与分析系统实现数据治理，提供对各种采集数据进行数据解析、标准化、丰富化、归一化、过滤、补全、清洗等处理，保障数据的完整性、可用性，支持通过编写配置文件实现非编程方式的日志数据解析。

（4）主机监控与审计技术。针对数据采集过程中存在敏感信息流出、违规外联造成的数据泄露风险，利用主机监控与审计系统对局域网内部的终端安全行为进行全面监管，检测并保障Windows桌面系统的安全。

（二）数据传输阶段

数据传输阶段主要围绕数据传输过程中的保密性、完整性和可用性的安全保障。

1. 面临的安全风险

在数据传输阶段，存在虚拟专网、WiFi、实体网络传输过程中的敏感信息外泄、被非法窃取、完整性遭到破坏等数据安全风险问题。

2. 可用的技术措施

（1）公用网络安全接入技术。通过公用网络进行安全接入和组网，一般都采用VPN技术，可为各类大型单位、分支机构、移动办公员工、业务合作伙伴等有需求的单位提供全面高效的网络安全接入服务。

（2）边缘网络安全接入技术。采用边缘安全网关系统（SDWAN）可以实现多线路融合、智能 QoS、智能选路、应用识别、加速优化、用户认证、网络安全、集中管理等功能，且针对分支机构实现"零配置"上线，分支到总部无感知 VPN 互联，链路状态自动检测与链路自动切换，实现在不增加带宽与专线的前提下优化出口流量，保障分支机构核心业务稳定运行。

（3）深度内容识别技术。数据传输过程中需保证敏感数据对外传输的安全性，利用网络数据防泄露系统，基于深度内容识别技术，根据不同安全级别采用不同算法和策略，支持多种响应规则，对敏感数据实施全面保护，预防并阻止有意或无意的数据泄露行为，保障数据生命周期使用过程中的安全可控。

（4）安全可信传输技术。采用零信任应用代理技术在数据传输过程中保障数据安全，将医院与所有 Web 业务应用之间的访问请求与应答进行集中代理，并提供数据加密服务。

（三）数据的存储阶段

数据存储是指数据以任何数字格式进行物理存储或云存储的阶段。

1. 面临的安全风险

（1）数据库存储存在被非法者获取的风险。

（2）通过 U 盘、光盘、移动硬盘、NAS 网络存储器存储数据，存在存储介质损坏的风险。

（3）数据存储被加密或数据损坏，容易造成企业数据丢失，影响业务流转等问题。

（4）储存大量敏感信息，对信息保密、非法信息传播/控制的单位，或需要针对敏感信息及个人信息的安全保护，或需要根据数据使用者的职能限制使用权限的机构来说，这些敏感信息的存储安全压力巨大；

2. 可用的技术措施

（1）周期备份存储数据。采用备份一体机系统对存储数据进行周期性备份，可实现数据自动备份、数据挂载、数据副本管理等数据保护，为操作系统、文件、数据库、虚拟化系统、云计算平台等提供安全可靠、性能卓越的数据存储安全保护。

（2）持续进行数据保护。采用容灾一体机的持续数据保护（CDP）技术，可以捕获或跟踪数据的变化，并将其独立存放在生产数据之外，以确保数据可以恢复到过去的任意时间点。持续数据保护技术可以基于块、文件或应用实现，可为恢复对象提供足够细的恢复粒度，实现几乎无限多的恢复时间点。

（3）多种数据全面审计。通过数据库审计系统对数据库协议自动识别技术，结合灵活的审计策略，可对多种数据库进行全面审计。具备强大的攻击检测引擎，实现漏洞检测、僵尸主机检测，可对 SQL 注入、XSS 跨站攻击、缓冲区溢出、拒绝服务攻击等危险行为实时告警。

(四) 数据处理阶段

数据处理是指组织机构在内部针对数据进行计算、分析、可视化等操作的阶段。

1. 面临的安全风险

(1) 终端电脑在使用过程中会留存过多数据信息,在终端使用数据的过程中极易造成数据泄露。

(2) 针对移动智能终端,假 WiFi/伪基站成为黑客、恶意人员盗取移动设备数据信息的重要途径。

(3) 数据库中存储大量的数据,容易造成内部和外部对数据层面的攻击。

(4) 针对云场景办公环境,容易存在数据安全的风险。

(5) 内部网络缺乏足够的安全访问控制,不论是恶意攻击者还是内部人员不小心,都可能造成业务数据的泄露。

2. 可用的技术措施

(1) 敏感数据识别技术。采用数据脱敏系统通过内置高效的脱敏算法对数据交互过程中存在的敏感数据进行遮盖、变形、加密、漂白,将敏感数据转化为虚构数据,为在系统开发、系统测试、产品培训和大数据应用等情况下数据的安全使用提供保障。

(2) 移动、PC 终端数据防泄露技术。采用终端数据防泄露系统对 PC 上多种操作进行监听、对所操作数据进行数据检测,可实现从精确匹配的关键字到内容模糊查找、从基于文件内容到基于文件属性的检测、从被动的事件上报到主动拦截的全方位数据安全防护措施。

(3) 数据库安全防护技术。在数据交互过程中,采用数据安全网关系统对存储的数据库提供安全防护。数据安全网关具有数据库状态监控、数据库审计、数据库风险扫描、SQL 防火墙、访问控制等多种引擎,可提供黑白名单和例外策略、用户登录控制、用户访问权限控制,并且具有实时监控数据库访问行为和灵活的告警功能。

(4) 动态访问控制技术。针对业务应用及零信任 API 代理的访问控制需求,可采用零信任身份服务系统,利用用户认证授权、身份权限管理、风险感知、UEBA 等多项技术解决应用访问场景的安全问题。

(5) 可信接入技术。可采用零信任应用代理系统,该系统支持国密浏览器,内外网各节点采用基于国际/国密的数字证书,各节点间通信采用基于国际/国产加密套件的双向认证 SSL 连接,对通信链路数据进行加密,防止数据被窃取、篡改等,保证数据访问安全可靠。零信任应用代理系统还可支持 Web VPN 功能,无需做任何配置或安装客户端软件及浏览器插件,可直接在网页上通过身份验证进入内网应用。

(五) 数据的交换阶段

1. 面临的安全风险

(1) 在数据交换过程中,存在敏感信息外泄等风险。

(2) 由于数据格式出入导致的关联性、一致性差的问题。

2. 可用的技术措施

(1) 深度内容识别技术。数据传输过程中需保证敏感数据对外传输的安全性，采用网络数据防泄露系统的深度内容识别技术，根据不同安全级别采用不同算法和策略，支持多种响应规则，对敏感数据实施全面保护，预防并阻止有意或无意的数据泄露行为，保障数据生命周期使用过程中的安全可控。

(2) 敏感数据识别技术。采用数据脱敏系统通过内置高效的脱敏算法对数据交互过程中存在的敏感数据进行遮盖、变形、加密、漂白，将敏感数据转化为虚构数据，为在系统开发、系统测试、产品培训和大数据应用等情况下数据的安全使用提供保障。

(六) 数据的销毁阶段

数据销毁是指通过对数据及数据的存储介质，采取某种操作使数据彻底消除且无法通过任何措施恢复的过程。

1. 面临的安全风险

对重要数据需要通过分级进行合理的数据销毁，避免因核心数据被销毁带来的重大损失。

2. 可用的技术措施

数据的销毁是通过建立针对数据的删除、净化机制实现对数据的安全有效销毁，防止因对存储媒体中的数据进行恢复而导致发生新的数据泄露风险。

根据DSMM的相关要求，首先应为医院建立负责数据销毁的专职岗位和专职人员，全权负责建立数据销毁处置规范并推动落地实施。其次，由专职岗位人员制定数据销毁的工作流程，明确数据销毁的场景、销毁对象、销毁方式、销毁流程、审批机制、销毁策略等。

具体操作流程包括：通过数据安全智能管控平台系统，将销毁策略下发至数据分类分级系统，数据分类分级系统接受平台下发任务后，通过系统扫描的方式对数据库进行扫描，核查是否仍存在应被销毁的数据，并将扫描结果上报至管控平台，管控平台对上报信息进行校验并将校验结果进行展示。

场景10 医疗数据安全与隐私保护

本场景对智慧医院在医疗、服务、管理、运营四个领域生成的健康医疗大数据以及患者隐私信息的安全保护，从安全保护需求、安全保护理念以及安全保护（技术）要点三个方面，提出数据安全运营与治理的理念、途径和技术要求。

一、安全保护需求

(一) 从医院数据应用场景看

医院业务系统因涉及患者及其家属的大量个人隐私信息，而大多数医疗业务应用系统因缺乏有效监管、问责机制和技术管理措施，尤其是在漏洞检查、用户及管理员弱口令等基础防护层面上的不足，造成医院运营数据泄露问题层出不穷，患者隐私数据被窃取贩卖，还饱受勒索软件锁死数据库的安全威胁，因此，必须结合医疗机构及健康医疗大数据的应用场景，以场景化的安全思维构建完整的智慧医院数据安全保护体系。

（二）从数据生命周期维度看

数据作为一种新型的生产要素，已被全球各国政府定义为重要的战略资源，其价值不言而喻，因此必须进一步强化对数据全生命周期的管理。

数据的全生命周期通常利用采集、存储、处理、传输、交换、销毁六个过程来描述。在数据生命周期的各个阶段，应结合医院的具体业务场景进行数据安全需求分析。例如，在采集阶段要关注数据的真实性、准确性、完整性、一致性等问题；在存储过程应考虑存储介质和存储系统的可靠性、可用性问题；在处理阶段要防止数据被破坏；在传输过程则要防止出现数据被篡改、被窃取等问题；在交换过程要避免超权限获取数据；在销毁过程则要保证数据无残留且不可恢复。

（三）从数据安全风险角度看

为了保护数据资产，需要建立基于数据分类分级的数据安全防护体系。数据安全风险主要体现在数据库自身漏洞、内部人员非法访问、网络层面的安全系统对数据库安全保护力不从心、云端数据安全问题不同特点等方面。因此，要通过对医院数据资产的价值、薄弱点和威胁种类等进行综合分析，将不同敏感度和重要程度的健康医疗大数据在各种应用场景下面临的安全风险进行区分，进而采用不同的安全措施进行防护。

二、安全保护理念

（一）安全治理思路

近年来，"以身份为中心基于行为场景的数据安全防护体系"的总体数据安全治理思路越来越流行。国内一家知名信息安全企业提出，该防护体系是基于人的行为从业务访问、后台数据访问、数据导出三大类共八种行为场景所建立的全场景数据安全防护体系。基于行为场景就实现了从源头抓起，有效防止内部人员下载医院的重要数据到终端、个人文件夹，有效防止敏感数据文件在终端被泄露出去的数据安全治理目标。据介绍，这种从数据源头进行防护的方式相比终端管控类产品对终端业务运行的影响最小。

对健康医疗大数据安全的综合治理，应从数据资产梳理开始，对数据发现、数据分类分级、敏感数据分布、数据所有者及数据访问权限等过程进行设计，形成全面的健康医疗数据访问安全策略，提出合规安全访问措施，有效保护健康医疗大数据的数据资产安全。

（二）分类分级保护

对智慧医院的健康医疗大数据进行分类分级保护，是贯彻落实网络安全相关法规和数据安全法的基础工作,也是实现智慧医院信息安全治理的基本条件。医院信息管理部门应和业务部门合作,根据行业特点并结合网络安全相关法规标准,从医疗、服务、管理、运营业务的实际需要出发,去开展数据的分类分级工作,生成数据资产目录。

开展医院数据安全分类分级,应与安全风险评估相结合,对全域数据进行自动数据发现和敏感数据识别。

（三）安全保护原则

(1) 适度保护原则。网络与信息安全是没有止境的,过度关注/过度保护数据的安全,可能因为技术的复杂性及系统运行性能的下降而影响医院正常业务的开展。因此,要注重数据安全与业务运行之间的平衡,根据医院运营发展要求逐步完善数据安全保护体系。

(2) 可知可溯原则。通过建立健康医疗大数据管理平台,全面掌握智慧医院全域敏感数据资产的分类分级及分布情况,有效监控并记录敏感数据的流转路径和动态流向,做到数据资产可知晓、数据流向可追溯。

(3) 可管可控原则。应实现数据安全管控策略的集中化管理,实现数据分布、访问、交换共享过程中的态势呈现和安全风险识别,对高危和紧急级别的安全风险进行预警,有效提高医院数据保护能力,确保医院核心数据资产的保密性、完整性、可用性。

三、安全保护要点

制定基于风险的数据安全管控策略,必须建立在医院共享敏感数据识别和分类分级的管理体系有基础上。针对医院共享场景下敏感数据的敏感级别与类别,制定相应的权限管理策略以及不同场景下的风险控制策略,以保证数据拥有方和使用方具备同等的安全保护机制和力度,同时建立相应精细粒度的授权审核机制,降低授权不当风险,为安全责任的清晰化界定提供有效支撑。

针对医疗数据安全与隐私保护所设计的数据安全应用场景,参考了业界主流数据安全防护框架,将数据安全建设的主线及关键内容纳入框架模型。同时,从数据安全能力成熟度模型（DSMM）中引出数据安全保护的基本需求及分层对应的安全策略要点,参见图场景10并分述如下。

（一）数据库审计与风险控制

数据库审计与风险控制,是指在对数据库传输协议深度解析的基础上进行风险识别和告警通知,同时对数据库访问行为进行实时审计,具有针对数据库恶意攻击和违规访问等行为予以识别的能力。

数据库审计与风险控制,应该建立一个安全规则库,用来保存已发现了的不安全SQL的特征信息,支持通过对审计的SQL语句和安全规则进行匹配来判断SQL语句中是否包含可疑行为。同时,还应能够自动发现数据包中包含的资产信息。

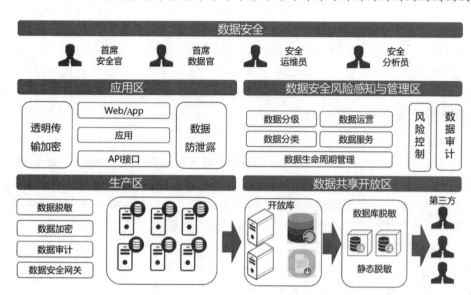

图场景10　医院数据安全与患者隐私保护框架

（二）透明数据库加密

透明数据库加密基于透明加密技术，实现对数据库数据的加密存储、访问控制增强、应用访问安全、权限隔离以及三权分立等功能。透明数据库加密基于主动防御机制，有效防止明文存储引起的数据泄密、突破边界防护的外部黑客攻击、来自内部高权限用户的数据窃取、防止绕开合法应用系统直接访问数据库，从根本上解决数据库敏感数据泄露问题。

基于国密标准 SM2 椭圆曲线公钥密码算法、SM3 密码杂凑算法、SM4 分组对称加密算法和用户自主可控的密钥管理系统，采用密钥和加密数据分离存储的思路，为医院各业务系统的数据库提供独立的第三方加密。使用透明加解密技术，对上层应用及部署没有影响，无需更改代码即可加密数据库的敏感数据。

（三）透明传输加密

透明传输加密的目的是防止医院的业务数据在网络传输过程中被窃取、篡改。采用国密标准 SM4、SM2 和 SM3 算法，在不改变业务逻辑的同时提升业务系统安全接入防护水平。这种透明传输加密方式，符合《中华人民共和国密码法》对商用密码的要求，同时支持 AES 等国际算法，为数据加密提供高效的密码运算和加解密服务，保证敏感数据的机密性、真实性和完整性。

（四）静态数据脱敏

医疗机构出于自身医学科研的需要，经常会有将真实的生产数据导出到测试、分析和科研环境的数据应用场景，这就需要使用数据脱敏技术。静态数据脱敏技术一般是通过变形、替换、屏蔽、保格式加密（FPE）等算法，将生产数据导出至目标的存储介质，这种技术需要支持源库脱敏、跨库脱敏、数据库异构脱敏、数据库到文件脱敏、文件到数据库脱敏、文件到文件脱敏等方式。

同时，静态数据脱敏技术还应具备高性能、高可扩展性、并发处理能力强的数据脱敏与数据溯源功能，支持各种主流数据库。采用脱敏与水印溯源算法对敏感数据进行去标识化、匿名化处理，使脱敏后的数据能够安全地应用于测试、开发、分析和第三方医学大数据分析等场合。脱敏算法应能保证数据质量不下降，数据处理完成后用户可直接使用；可溯源脱敏算法应能保证脱敏后的数据被安全地使用。

（五）网络数据防泄露

数据防泄露（DLP）是以统一策略为基础，采用深层内容分析，对静态数据、动态数据及使用中的数据进行即时的识别、监控、保护的技术。网络DLP主要是对企业网络边界的传输数据进行管控，还可对企业内部各种文件服务器、共享存储、网盘和云盘进行全盘扫描或敏感数据监测。

网络DLP利用高速抓包和数据还原技术降低数据传输的操作系统开销和协议处理开销，实现高速数据传输。采用文件内容指纹技术，确保基于内容的文件指纹不受文件格式和文档类型的影响。

（六）终端数据防泄露

智慧医院越来越多地使用各种类型的计算机终端和智能终端，包括护士站、医生站及自助智能终端，各种终端会存储、处理、交换大量敏感数据从而带来终端侧的数据安全问题，也对终端数据防泄露带来了更多的挑战。

在终端数据防泄露方面，应采用与安全风险相对应的防护技术，包括：终端文件敏感信息识别技术——能够按照预设策略对终端文档进行扫描自动识别个人信息和其他敏感信息；违规外联防护技术——检查本机的出站数据包，用快速匹配算法对违规外联行为进行快速识别；内容级文件加密技术——基于文件内容对敏感数据采用透明加密的方式将源文件直接加密，且在加密环境下的存储、编辑、传输等操作不受影响；移动存储设备管理技术——实现对移动存储设备的完整生命周期管理；内容级文件外发管控技术——对文件发送到非可信环境进行内容级管控，对于敏感数据外发提供各种类型的外发管控手段；终端水印控制技术——可设置文档水印防止文件外传。

（七）数据库安全网关

数据库系统安全网关是一种基于数据库防火墙技术推出的数据库安全主动防御技术产品。这种产品采用先进的数据库纵深防御体系理念，在数据透明加密和屏蔽的基础上，完全独立于数据库本身安全体系对数据库进行细粒度的访问控制，具有精细化数据访问控制能力，实现对进出核心数据服务的访问流量进行高效、精准的解析和精细的访问控制，保障数据不会被越权访问；具有对Oracle、MySQL、PostgreSQL等数据库中敏感数据的动态脱敏功能；能够实时监控数据库运行环境的操作活动，主动识别漏洞并阻止攻击、防止信息泄密和恶意欺诈等行为，并实现对数据库的自动化审计，提供立体化的数据及数据库安全保护。

6.5 支撑平台层

智慧医院支撑平台层的安全防护措施主要包括系统安全防护、系统安全加固以及统一身份认证、数字签名等服务等。

6.5.1 风险分析

智慧医院支撑平台层可以从系统安全风险、身份认证安全风险、信息安全风险三个方面进行分析。

6.5.1.1 系统安全风险

智慧医院存在系统补丁更新不及时，系统漏洞普遍存在；安全事件发生后无法进行事件还原与追溯；所需保护的敏感文件是医院的核心资产，却无法跟踪记录流转与操作，责任追究缺乏强有力的依据；无审计记录，更没有一个对安全事件能及时响应的安全告警与管理平台，内部系统所暴露的安全风险无从得知。

6.5.1.2 身份认证安全

医院信息系统建设正处在快速发展期，医院的各业务系统一般都拥有各自的用户管理和权限管理，医务人员登录各业务系统时，需要切换不同的身份方可进入相应的系统，这样限制了系统之间的信息共享和信息交换，容易形成信息孤岛。同时，各业务系统之间缺乏集中统一的授权管理平台，从而使运维管理工作负担加大，一旦用户名/密码丢失，将会给医院业务信息系统和网络安全带来巨大风险。

6.5.1.3 信息安全风险

如何保障医院各种信息系统尤其是电子病历系统在建立、输入和存储过程中，所涉信息（数据）的真实性、完整性和操作行为的不可抵赖性等安全管控要求？这是医院信息管理部门必须面对的信息安全风险。

6.5.2 等保相关要求

研究等保2.0要求，可对智慧医院的支撑平台层安全提出以下安全保护措施：

（1）应设置升级服务器等方式保持系统补丁及时得到更新。

（2）应能发现系统可能存在的已知漏洞，并在经过充分测试评估后，及时修补漏洞。

（3）应启用安全审计功能，审计覆盖到每个用户，对重要的用户行为和重要安全事件进行审计；审计记录应包括事件的日期和时间、用户、事件类型、事件是否成功及其他与审计相关的信息；应对审计记录进行保护，定期备份，避免受到未预期的删除、修改或覆盖等。

（4）应采用校验技术或密码技术保证重要数据在传输过程、存储过程中的完整性，包括但不限于鉴别数据、重要业务数据、重要审计数据、重要配置数据、重要视频数据和重要个人信息等。

（5）在可能涉及法律责任认定的应用中，应采用密码技术提供数据原发证据和数据接收证据，实现数据原发行为的抗抵赖和数据接收行为的抗抵赖。

（6）应禁止未授权访问和非法使用用户个人信息。

（7）应对系统管理员、审计管理员、安全管理员进行身份鉴别，只允许其通过特定的命令或操作界面进行系统管理操作，并对这些操作进行审计。

6.5.3 支撑平台层安全技术要点

6.5.3.1 系统安全防护

系统安全风险是指：人为或自然的安全威胁，利用信息系统及其管理体系中存在的脆弱性导致安全事件的发生概率和对组织造成的影响。医院安全建设最主要的是终端系统的安全风险管理，主要目标是构建系统安全风险管理体系。

系统安全风险管理体系的主要任务是对系统安全风险进行全过程管理。对系统安全风险在事前、事中、事后全过程进行分析、控制、管理，直至消除安全风险。对于不能消除的安全风险，也应将风险降低到可接受的范围，并可进行有效的应急处置。

在医院网络中部署系统安全管理系统，从医院内网网络环境安全管理与终端桌面安全管理入手，从网络到终端，从终端到数据，有效保障医院网络及终端的安全运行，为管理者制定统一安全管理策略提供有效的技术支撑和服务。系统安全管理体系见图6-9。

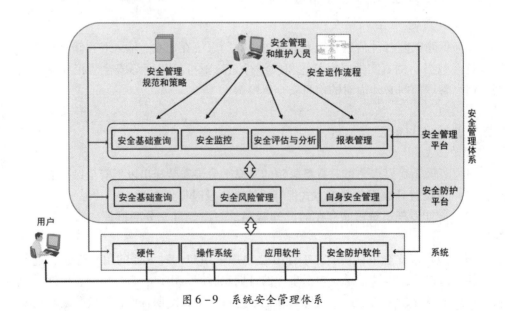

图6-9 系统安全管理体系

1）集中补丁、漏洞管理。统一补丁管理系统自动从互联网下载操作系统补丁，系统安全管理软件会对操作系统进行自动检测，根据补丁检测结果，将各系统所需要安装的更新程序包下发到终端，软件则自动执行服务器下发的安装程序。统一补丁管理的应用可解决非互联网环境下操作系统的安全更新问题，以便及时有效地修复系统漏洞，消除安全隐患。另外，系统安全管理软件还可以提供软件分发功能，能够帮助管理员对网内终端分发、安装各类办公应用软件，从而解决传统分布式安装软件所导致的维护成本增加问题。

2）系统安全审计。系统安全管理软件可以对主机系统进行实时监控，包括以下几点：

（1）系统行为监控。对系统操作行为进行统一监管与审计是系统安全管理软件的重要功能之一。主要针对系统的打印、刻录、文件操作、网络访问等行为进行统一管控。

打印监管：实时对系统打印行为进行监管，可以根据策略控制系统允许、禁止打印，允许打印时对打印行为进行日志审计。

刻录监控：对指定光盘刻录软件的刻录行为进行审计，能够审计到系统在何时做过刻录、刻录的文件名称等信息。

文件操作监控：结合医院业务系统的实际使用情况，对其文件操作实施监控，可以根据不同磁盘类型及指定文件夹下的文件和文件夹的创建、修改、删除、移动、打开、读取、执行、重命名等操作行为，进行有选择地禁止和审计。

网络访问行为监管：管理人员可定义系统网络访问行为规则，能够按照使用需要指定规则名称、进程名称、通信协议、本地 IP 和端口列表、远程 IP 和端口列表、数据流向（传入、传出和双向），当匹配规则时进行处理，处理方式包括阻断/放行、记录日志等。另外，对于系统访问网页行为，亦可定义黑名单，从而进行有效控制和审计。

（2）系统状态监控。实时监视在线系统的运行状态，主要包括进程信息、注册表监控、软硬件信息、CPU 使用率、磁盘使用率、内存使用率等。

进程监控：提供黑白名单管理，可以自动终止黑名单中的进程，保证系统运行进程的可控性。

注册表监控：能够监控自定义目录项，包括新建、删除键或值、重命名键、打开键、设置（写入）值、查询值等操作，可设置禁止、审计操作，并添加例外设置。

软/硬件信息监视：可以监视系统安装的软、硬件信息，当软件信息改变时，提供报警功能。

性能信息监视：可以监视系统运行性能情况，包括 CPU 使用率、系统盘可用比率、系统盘可用空间、内存使用率、主网卡接收速率、主网卡发送速率、系统累计运行时间等，并可以定制监视策略对主机使用 CPU、系统盘、内存、网卡、系统运行时间等做出限制，出现异常后及时进行报警反馈。

网络配置监控：可以对 Windows 网络配置信息，包括对 IP 变更、子网掩码变更以及网关变更等网络配置操作进行监控管理，控制用户非授权修改终端网络地址信息，并可对地址变更进行审计查询。

（3）终端设备监控。终端的接口外设是重要的信息输出途径，普通用户任意使用外设会导致产生不可控风险，针对此问题，管理员可对计算机外设如光驱、打印机、调制解调器、网络适配器、图形图像设备、通讯端口、红外设备、蓝牙设备、1394控制器、PCMCIA卡、便携设备、USB等设备进行控制，有效防止数据通过外设泄露。

（4）操作行为监视。计算机操作系统为医护人员提供了日常办公所需的基本环境，医护人员可以围绕工作学习进行各种系统操作，对于医院而言，除了医护人员正常系统操作行为外，与安全相关的系统功能应得到有效监视，其中包括系统账号、服务、软件、共享等使用行为。系统安全管理软件可以在医护人员进行上述系统功能的创建、修改、删除时进行报警提示，并及时记录行为日志。

（5）安全审计与报警。针对医护人员所有操作行为、软硬件资源使用、策略告警等信息，可进行实时记录、统一审计。系统的管理平台可为管理者提供完备的日志查询功能以及多样化的统计分析报表，使其在事后得到有效追溯。

6.5.3.2 系统安全加固

系统安全加固是配置软件系统的过程，针对服务器操作系统、数据库及应用中间件等软件系统，通过打补丁、强化账号安全、加固服务、修改安全配置、优化访问控制策略、增加安全机制等方法，堵塞漏洞及"后门"，合理强化系统安全，增加攻击者入侵的难度，使软件系统安全防范水平得到大幅提升，解决应用安全、应用系统容错、移动App测试、移动支付安全等问题。

系统安全加固的目的是提升信息系统基础安全防范水平，堵塞漏洞减少攻击，使系统维护人员从繁重的安全维护工作中解脱出来；消除脆弱点，降低安全威胁的威胁能力，有效减轻总体安全风险；利用技术手段提升防范能力，有效减少安全防护资源与人力投入，降低总体运营成本。

信息系统安全加固的范围包括：主机操作系统、网络设备、数据库系统和应用中间件系统等，安全加固服务的主要内容包括：

（1）调查与评估。对信息系统资产进行调研，明确系统所涉及资产；与客户进行讨论，确认加固实施范围。

（2）安全评估。对安全加固范围内的设施实施安全评估，以明确可以实施的加固措施；根据明确的加固措施制定安全加固方案。

（3）安全加固。与客户对安全加固方案进行充分讨论和研究，确定最终加固对象和措施；安全加固实施工作，提交安全加固报告。

6.5.3.3 统一身份认证

为了满足医院信息化发展和业务数据安全防护要求，医院需要建设统一身份认证系统，为医院各类业务应用系统提供基础的、全面的安全保障服务。

统一身份认证系统是以PKI/CA（公开密钥基础设施/数字证书认证中心）技术为核心的身份认证技术，PKI/CA在系统、用户之间建立一种信任关系，从而保证系统的安全性。统一身份认证系统为医院内各种网络服务和应用系统提供统一的用户管理平台和身份认证平台，运维管理人员可以在同一认证系统中集中对各个应用系统的用户进行管理，有效提高医院管理和运行效率。其主要功能包括：

（1）统一用户管理。统一用户管理是统一身份认证系统的基本功能，目的是建立整个医院统一的用户身份管理，将医护、管理人员以及应用系统、应用组件、操作系统和网络等各类型的用户身份进行统一管理。要建立统一的用户身份标识和信息存储规范，从目前分散管理的各应用系统和主机网络系统中抽取出来，建立身份信息的统一管理规范和管理流程，建立用户与各系统中账号的关联关系，保障各系统中资源使用的安全。通过建立统一的访问控制和授权管理机制，有效管理医院整体IT资源的访问和使用。

（2）统一应用管理。统一应用管理是对业务应用系统的接入进行配置管理的一种管理功能，管理员可添加具体应用系统到统一身份认证系统，并且可以对应用系统进行角色管理、用户管理以及用户组管理。

（3）统一授权管理。统一授权管理面向的主体包括：①用户：用户主账户；②角色：护士、医生、管理人员等；③组（部门）：包括按照医院组织架构或特定功能划分的部门、工作组。

统一授权管理面向的客体对象是：各种资源，在粗粒度授权方式下是应用系统，在细粒度授权方式下是应用系统中的功能组、功能。

（4）统一认证管理。统一身份认证服务为医院的IT系统提供统一的在线身份认证入口，并通过安全的身份认证机制确保医院信息系统不被非法进入。统一身份认证服务面向的对象包括用户以及接入统一身份认证系统的所有业务系统、管理系统、应用系统等。

（5）数据交互服务管理。目前，绝大多数医院的应用系统使用多种数据库，如关系型数据库和目录型数据库，系统与系统之间大都相互独立，这样就导致了"信息孤岛"问题。数据的分散管理，系统与系统之间数据一致性无法得到确保，维护起来难度也很大，从而增加维护成本。为了加强应用系统之间数据信息的交互性，降低数据库维护成本，消除应用系统异构带来的复杂性，需要通过统一身份认证系统实现应用系统异构环境下的数据交互。

（6）系统管理。统一身份认证系统提供了灵活的系统管理功能，包括管理员的管理、管理员角色的维护、管理员角色的权限设置、RA管理、数据源管理等。

（7）审计管理。审计平台能够提供全方位的用户管理、认证和授权的审计信息，同时也为各种应用系统提供通用接口，为操作系统、网络设备的日志审计提供通用接口。审计系统可提供丰富的报表、图表功能，提供各种通讯方式的接口，包括短信、E-mail等。审计系统可提供审计策略化模块，针对医院的内部审计需求，提供审计流程化管理。审计系统还可提供实时事件监控功能和接口，使医院相关部门可以实时监控客户所定义的相关事件和日志。

（8）消息服务管理。统一身份认证系统还可以提供消息服务管理，主要是负责发送消息给用户。在系统的业务流程中任何需要向用户发送的节点都能实现消息服务。

6.5.3.4 数字签名服务

在智慧医院信息安全治理体系的建设过程中，对以电子病历为代表的医疗信息实施以数字签名为基础的信息安全管理，为解决医疗纠纷提供法律依据，具有重要的现实意义。

在医院各种信息系统的现有功能基础之上，增加证书管理、签名、验证功能，即可实现医疗服务信息的数字签名功能。

（1）证书管理。建立医院的CA服务器和证书服务数据库，管理所有人员的数字证书，信息所有者对其生成的数据在保存之前进行数字签名，数字签名与原始数据一同保存在医院信息系统业务数据库中，这些原始数据可以直接使用，也可以对其签名进行验证。具体实现时，只需要在原有的医院业务系统软件的基础上，将数字签名模块和验证模块融合进去，就可实现对各种医疗服务信息的数字签名和验证功能。

（2）签名。对医院信息系统的签名应被设计成自动实现。医护人员在终端上登录医院业务系统软件后，选择获取私钥功能，提供其私钥密码，成功之后就可进行签名操作。在医生打开、编辑和保存电子病历等业务系统到数据库之后，开始数字签名操作。

6.6 应用层

智慧医院应用系统是利用信息化技术，为医院各部门提供患者诊疗信息和行政管理信息的收集、处理、存储、测试等功能，满足医院业务正常运行的基础软件系统，如医院的HIS、LIS、PACS、电子病历系统等；医院的应用系统包含了大量患者的个人隐私信息，一旦泄露，会造成巨大负面影响。因此，应用层的安全是智慧医院信息化建设中必须解决的问题。智慧医院应用层可以分为应用系统安全和移动应用安全两部分。

6.6.1 风险分析

6.6.1.1 应用系统安全风险

智慧医院应用系统有种类多、信息集中及敏感信息数据不断增加等特点，导致信息应用和数据服务日趋频繁，数据盗取、越权访问等造成医院敏感信息泄露、侵犯患者隐私和健康信息，甚至严重影响社会秩序及稳定的安全问题时有发生，严重威胁医院信息网络的安全，亟待从安全技术手段上加强对医院应用系统的安全防护。

（1）应用系统漏洞风险。医院应用系统和移动应用都是软件系统，而软件本身都是存在漏洞的，黑客可以利用软件的漏洞入侵医院内部网络，窃取和破坏重要数据，给医院造成经济和声誉的损失。

（2）应用系统运维服务安全风险。很多医院的应用系统服务器经常遭受勒索病毒和黑客入侵，还有些已运行的应用系统由于难以更改或更改成本过高，或系统已加密，或版权问题等原因无法更改也是信息系统安全问题的重要原因。

（3）应用系统源代码安全风险。智慧医院的应用系统逐步变得庞大而复杂，作为医院应用系统的基础支撑组件程序代码的安全性显得更加重要，其安全问题将会导致整个系统的防护措施失效。程序代码安全是整个应用系统安全的基础，应用系统在开发过程和上线过程中程序代码是否符合安全性要求，程序中是否存在安全漏洞，如被植入恶意的程序、代码或存在后门，都是日常安全防护措施无法解决的问题。

（4）应用系统操作安全风险。应用系统开发商在运维服务过程中以及医院内部人员非法访问应用系统窃取医疗数据，医院和卫生机构对核心应用系统、处方药品统计、医疗信息查询及导出等操作没有记录，导致发生安全事故后无法溯源。

（5）应用系统容错。医院应用系统的稳定运行关系着广大患者的身体健康，不但要具备完善的功能、很高的效率以及安全性和可维护性，而且还要有很好的容错能力。应用系统在运行中由于其他原因可能会遇到各种各样的错误。若对这些错误不做处理，就不能保证系统的正常运行，甚至引发操作系统出现错误信息，不仅破坏屏幕界面，而且严重的会使程序中止运行而非正常退出，因此，应用系统容错也是医院应用系统设计中的重要环节。应用系统的容错要求能允许错误存在，并预见、判断、纠正运行中可能出现的错误，恢复并保持系统的正常运行。

（6）邮件系统风险。医院的邮件系统逐渐成为医院日常管理工具，而垃圾邮件的日益暴增也逐渐成为各医院所面临的一个严重问题。大量的垃圾邮件冲入医院网络，占用带宽、侵吞流量，并以携带各种各样病毒、木马及蠕虫等恶意程序为主要方式，严重威胁医院网络的安全。同时，每日处理大量垃圾邮件也成为医务人员的工作之一，大大地浪费了宝贵的人力资源。

6.6.1.2 移动应用安全风险

（1）移动应用风险。智慧医院移动终端的应用风险包括：关键数据的传输，医护及患者信息涉及医疗数据安全，个人隐私信息等。移动医疗网络特有的开放性导致其很容易被入侵，如果入侵者通过移动终端应用非法传输数据，或者进行非法操作，将会损害医院、医生和患者的各方利益。在日常工作中，医护人员可能需要在医院内外拷贝各种数据，这些操作行为都会带来感染病毒的危险。

（2）移动 App 安全风险。医院的移动应用系统逐步变得多而复杂，作为整个移动应用系统基础支撑组件的程序代码的安全性就显得更加重要，其安全问题可能会导致整个系统的防护措施失效。移动应用系统在开发过程和上线过程中程序代码是否符合安全性要求，程序中是否存在安全漏洞，如被植入恶意的程序、代码存在后门等都是日常安全防护措施无法解决的问题。

（3）App 渠道及 SDK 开发安全风险。大多数医院都缺少专属的 App 应用分发、管理渠道，很多医院的移动应用上架完全依赖于公共应用市场，上架到公共应用市场的专属应用没有任何安全防护措施，安全无法保障。因此，医院移动应用安全防护平台应支持一站式的应用商店服务，移动应用进行安全封装之后，即可通过应用商店后台进行统一的发布，医护人员即可在客户端中应用商店进行应用的下载或者更新。通过高兼容性和易用性设计，支持主流的智能手机，免开发支持移动业务 App 的安全封装，保证 App 渠道和 SDK 的安全。

（4）应用传输通道安全风险。医院移动终端通过 4G/5G、WiFi 网络与医院信息系统进行数据交互从而实现远程医疗，由于这种数据传输方式都是通过公网进行明文传输，毫无保密性可言，重要数据有可能被拦截、窃取，存在数据泄露风险。

（5）移动支付安全风险。医院移动支付的各种操作都依靠医院信息系统来完成，系统的开发使用与维护问题，还存在操作人员的安全风险，诸如授权审批是否合理，不相容职务是否分离,是否定期核对反馈等。

6.6.2 等保相关要求

等保2.0对应用层安全防护的要求如下:

6.6.2.1 应用系统安全

(1)应对安全管理员进行身份鉴别,只允许其通过特定的命令或操作界面进行安全管理操作,并对这些操作进行审计。

(2)应定期开展安全测评,形成安全测评报告,采取措施应对发现的安全问题。

(3)应提高所有用户的防恶意代码意识,对外来计算机或存储设备接入系统前进行恶意代码检查等;应定期验证防范恶意代码攻击的技术措施的有效性。

(4)应启用安全审计功能,审计覆盖到每个用户,对重要的用户行为和重要安全事件进行审计。

(5)应提供数据有效性检验功能,保证通过人机接口输入或通过通信接口输入的内容符合系统设定要求。

6.6.2.2 移动应用安全

(1)应具有选择应用软件安装、运行的功能,只允许指定证书签名的应用软件安装和运行;具有软件白名单功能,应能根据白名单控制应用软件安装、运行。具有接受移动终端管理服务端推送的移动应用软件管理策略,并根据该策略对软件实施管控的能力。

(2)应保证移动终端安装、运行的应用软件来自可靠分发渠道或使用可靠证书签名。应保证移动终端安装、运行的应用软件由可靠的开发者开发。

(3)应对移动业务应用软件开发者进行资格审查,应保证开发移动业务应用软件的签名证书合法性。

6.6.3 应用层安全技术要点

针对医院应用系统存在的各种安全风险隐患包括:应用系统漏洞、源代码安全、应用安全审计、应用系统容错问题、邮件加密安全以及移动应用特有的移动应用审计、移动App安全测试、App渠道及SDK开发安全、移动应用传输通道安全、移动支付安全等,可通过渗透测试、代码审计、应用安全审计、移动安全设备管理等技术服务来解决这些问题,简要分述如下:

6.6.3.1 渗透测试服务

渗透测试,也被称为"白客攻击测试",是一种从攻击者的角度来对主机系统的安全程度进行安全评估的手段,在对现有信息系统不造成任何损害的前提下,模拟入侵者对指定系统进行攻击测试。这种测试可解决应用漏洞评估问题,确定用户系统存在的安全威胁,及时使安全管理员发现系统维护和管理中的不足,以降低安全风险。

渗透测试的目的是：针对医院重点业务系统渗透测试，以发现、验证系统风险；渗透测试模拟黑客事件能从中找出医院最急需解决的应用安全问题；渗透测试和工具扫描的结果可为安全加固规划提供重要依据。

渗透测试分类一般有两种：

1）根据渗透方法分类。

（1）黑箱测试"zero-knowledge testing"。渗透者完全处于对系统一无所知的状态。通常，这种类型的测试，最初的信息获取来自 DNS、信息系统、E-mail 及各种公开对外的服务器。

（2）白盒测试。测试者可通过正常渠道向被测单位取得各种资料，包括网络拓扑、员工资料甚至信息系统或其他程序的代码片段，也能与单位其他员工进行面对面的沟通，测试目的是模拟医院内部人员的越权操作。

2）根据渗透目标分类。

（1）主机操作系统渗透。对 Windows、Solaris、AIX、Linux、SCO UNIX 等操作系统本身进行渗透测试。

（2）数据库系统渗透。对 MS-SQL、ORACLE、MySQL、Informix、Sybase、DB2 等数据库系统进行渗透测试。

（3）应用系统渗透。对渗透目标提供的各种应用，如 ASP、CGI、JSP、PHP 等组成的 Web 应用进行渗透测试。

（4）网络设备渗透。对各种防火墙、入侵检测系统、网络设备进行渗透测试。

6.6.3.2 代码审计服务

代码审计过程包括四个阶段：审计准备、审计实施、审计报告、改进跟踪，用来解决应用软件的源代码安全问题。在审计准备阶段，审计员会对待审计的源代码基本情况进行摸底调研，并准备检查清单；在审计实施阶段，要执行代码审查工作，检查相关资料；在报告阶段，要进行审计结果的总结陈述，如有必要进行相关问题的澄清和相关资料说明；在改进跟踪阶段，相关工作由源代码开发团队进行，主要对审计出的问题进行修复。对于安全缺陷代码修改后，应再次进行审计。

1）审计准备。

（1）明确审计目的。审计的场景包括源代码的采购/外包、软件产品的认证测试、公司源代码安全性自查等，对源代码安全性是否符合规范进行评估。

（2）背景调研。初步了解源代码的应用场景、目标客户、开发内容，开发者遵循的标准、流程，查看源代码最近的状态报告。

（3）熟悉代码。通过阅读代码，了解程序的代码结构、主要的功能模块以及涉及的编程语言。

（4）初步制定检查列表。结合前面了解到的信息，根据审计人员身份（外部审计或内部审计）、审计目的（采购外包/认证测试/公司自查）等信息，给出源代码安全的审计要点，制定初步的源代码安全检查列表，包括审计员计划检查项以及准备提问的问题列表。

2）审计实施。

（1）审计入场实施。入场实施环节中，审计员和项目成员（关键代码开发人员等）均应参与。审计员介绍审计的主要目标、要面谈的对象和检查的资料。项目人员介绍项目进展、项目关键成员、项目背景、项目的主要功能以及项目的当前状态等。

（2）信息收集。信息收集环节通过面谈等方式获得源代码以及相应需求分析文档、设计文档、测试文档等资料，通过文档资料了解源代码的业务逻辑等信息。

（3）代码安全弱点检测。代码安全弱点检测环节是根据制定的源代码安全的检查项，逐一检查是否存在列表项中的安全弱点。

（4）特殊情形审查。在源代码有软件外包/采用开源软件/合作开发的情形下，也应对开源软件或外包部分进行代码安全性检测。

3）审计报告。审计实施结束后，组织现场审计结束会，将初始审计结果提供给被审计项目成员组，提供被审计项目组澄清误解的机会，并允许项目成员提供其他需要补充的信息（如审计员未考虑到的）。项目成员可以立即了解被发现的安全问题并制订修正计划；根据现场审计结束会上收集到的信息对初始结果进行调整后，审计员准备书面报告；书面报告应突出重大问题，对问题和优点都有所陈述；审计报告包括审计的总体描述、审计结论等部分；审计结论给出每条审计条款的符合/不符合的陈述。

4）跟踪改进。在审计人员完成审计报告后，项目管理组织源代码开发人员采取措施来解决报告中识别的问题。对于审计发现的问题进行修改；对于未修改的应提供理由。对源代码的有效变更进行记录存档。在某些场合下，可通过跟进审计来确认问题是否解决。

6.6.3.3 应用安全审计

针对应用操作的安全性审计，可以采用应用安全审计平台，对已建重要信息系统和信息资源库应用日志进行集中采集、分析和处置管理，直观、全面地掌握医院信息系统的业务操作安全状况，实现对业务操作留痕、可审计。同时，重点防范对处方药品使用统计的操作，对患者个人信息查询批量导出等操作行为进行重点监管和操作告警，强化针对医疗数据的依法合规使用的监管能力。

（1）通过部署安全审计平台，从应用系统/资源库的应用日志入手，实现对用户操作行为和接口服务情况的完整记录，对应用系统的运行日志进行监测审计。

（2）通过全面部署安全审计设备，加强对应用系统各个环节的操作行为进行日志采集和审计，实现监管全覆盖，包括应用系统业务环节的操作监管与审计、运维人员的业务系统运维操作、数据库运维操作的监管与审计。

（3）通过采用架构统一设计、数据接口统一标准，实现各级安全审计平台之间、安全审计平台与安全审计设备之间的无缝对接及数据共享，实现自上而下的对信息系统安全审计的统一监督管理、对操作日志审计记录的同步共享、对告警记录的联动响应。

6.6.3.4 移动终端安全管理

移动终端安全管理（EMM）系统在支持传统的移动设备管理、移动App管理、移动内容管理的基础上，为了实现从平台到终端的管控，从终端到内网的App业务交互的客户常规操作行为管控，应提供包括：App安全容器、终端杀毒、漏洞扫描、App安全商店、App加固平台、仿冒监测平台、文档安全保险箱、App安全桌面、时间/地理围栏、自动化违规处理策略以及移动端综合信息态势感知平台等在内的更高端的安全功能，解决移动应用审计、App 渠道安全、SDK 开发安全、应用通道安全封装等问题，见图 6-10。

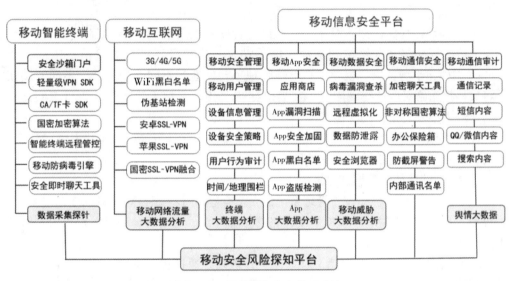

图 6-10 移动设备安全管理系统

1）安全的移动设备管理。

（1）移动端终端状态合规网络准入机制。移动设备管理系统针对移动端的可接入网络安全，通过移动终端安全状态检测、自动化病毒查杀、WiFi 连接白名单、国密算法数字证书认证等移动设备网络安全准入功能，确保只有操作系统、办公应用、接入网络、病毒检测状态全部合规的医疗移动终端才能够被允许开启网络连接。

（2）移动端状态异常的自动处理机制。移动设备管理系统提供移动设备远程定位功能，利用移动病毒检测、移动 App 漏洞监测、电子围栏匹配自动化违规处理策略，对移动设备可操作行为下发管理，真正从医疗移动终端的工作状态、业务状态以及终端所在时间、地理两个维度，实现移动端管理的可视化、自动化、智能化安全管理。

2）移动端本地数据安全。

（1）设备丢失安全防护。移动设备管理系统针对移动设备丢失问题，在基本的设备锁屏、擦除的基础上，增加消息推送、高音示警、SD 卡数据擦除、安全容器数据擦除、自服务平台等高级功能。从设备未丢找寻到丢失自行管理、管理员强制管理等层面对设备丢失做出不同响应。

（2）网络接入安全防护。移动设备管理系统支持无线 WLAN 热点限制连接，能够根据管理员指定 WiFi 热点限制医院的医护、管理人员只能连接安全的无线局域网，实现办公业务网络数据传输。

（3）医院 App 数据防泄露。移动设备管理系统将医院业务 App 进行特殊处理，通过 App 安全超市推送到移动端的安全容器应用内,与系统其他 App 及运行环境隔离并做数据加密。

App 安全容器采用沙箱理念,将医疗 App 在容器内独立运行,不会与移动终端系统内其他数据做交互,防止恶意 App 或后台程序盗取企业重要数据信息。医院还可以根据 App 使用场景,对用户在容器内的操作进行策略限制,如禁止对容器内 App 页面进行"复制粘贴""截屏""即时通信工具分享""蓝牙传输""USB 另存为"等一系列操作。

(4)移动端存储数据防泄露。移动设备管理系统秉承 PC 端数据防泄露(DLP)理念,将数据存储安全移植到移动智能终端上。管理员将医院要发给员工的文档(Office 文档、小型音乐、视频等)上传管理平台,通过不同用户分类、不同阅读权限将文档推送给对应的终端用户,文档保存在"移动文档保险箱"中,员工阅读文档需要输入办公安全密码才能浏览。

(5)移动终端防病毒。移动设备管理系统可以向移动智能终端提供基本的病毒、木马、蠕虫等进行查杀操作,有效剔除低级病毒滋生问题。

3)安全的移动端数据传输。

(1)安全 SDK。移动设备管理系统的安全容器通过与 SSL-VPN 做深度功能整合,将容器本身与 VPN 的安全 SDK 集成,完成容器内 App 启动后自动建立 SSL-VPN 隧道工作,无需 App 做二次开发。

(2)自适应国密 VPN 隧道。移动设备管理系统通过将国密算法数字整数存入移动终端的 TF 卡或蓝牙 KEY 中,建立基于国密算法的 VPN 传输通道,保障医院重要数据传输安全。

场景 11 医院 API 接口安全管控思路

据搜狗百科对 API 的注释,应用程序编程接口(application programming interface,API)是一组定义、程序及协议的集合,通过 API 接口实现计算机软件之间的相互通信。API 的一个主要功能是提供通用功能集,程序员通过调用 API 函数对应用程序进行开发,可以减轻编程任务。API 同时也是一种中间件,为各种不同平台提供数据共享。

API 接口在智慧医院跨网、跨机构之间的业务协同和数据共享交换中得到广泛使用,支撑了医院医疗、服务、管理和运营的正常运转,API 接口已成为智慧医院建设不可或缺的组成部分。

一、API 接口安全需求分析

(一)现状

在医院 PC 网络和移动互联网络上大量使用 API 接口,就会将医院内部业务系统和数据暴露在互联网上，特别是在建设互联网医院的过程中所提供的对外 API 接口，成为网络攻击者从外部攻击医院内部网络的通道，对内部系统和数据造成了很大的安全风险。

目前，医院一般通过 Web 网站、微信公众号、微信小程序、支付宝小程序、手机 App 等方式开展互联网+医疗服务，通常在医院外网区部署 Web 应用服务器，提供基本的信息发布、预约挂号等服务。为了与内网的业务应用系统进行交互，很多医院都会部署代理服务器，将内网业务应用系统发布的 API 接口代理给外部用户或外部系统访问。

为保障网络与信息安全，根据等保 2.0 基本要求和扩展要求，医院也会在外网区互联网出口处部署下一代防火墙（NGFW）、Web 防火墙（WAF）等安全防护设备，在内外网之间部署网闸等安全隔离设备，在应用服务器上部署安全加固软件，构成从安全区域边界到安全计算环境的纵深防御体系。

（二）存在的问题

1. 网络边界安全设备的不足

由于 API 接口调用与 Web 应用访问在方式上有很大差异，内外网应用系统间的 API 接口连接会话对网络边界安全设备来说是一个封闭的管道，无法检查、无法防护、无法监测、无法审计，而目前的 NGFW、WAF 和隔离网闸等网络边界安全设备无法对 API 接口进行有效的管控和安全保护。

因为这些网络边界安全设备对 API 接口的管控能力不足，使得安全管理人员无法方便地获得对外发布的 API 接口清单，无法清楚地掌握所有对外开放的接口，不能检查是否存在不必要的对外接口，也就无法对本院对外发布的 API 接口进行有效管控。

因为这些网络边界安全设备对 API 接口的安全防护能力不足，边界安全设备无法检查和校验 API 接口调用中的请求和响应数据，无法阻断包含攻击行为的 API 接口调用，使得内部 API 接口直面网络攻击。失去了网络边界安全设备的保护，只能依赖发布该接口的内部系统自身的安全性来抵御攻击。

2. API 接口自身安全问题

（1）缺失安全功能。一些软件开发人员为了减少工作量，未对 API 接口进行安全功能开发，导致 API 接口缺少认证、授权和访问控制等基本安全功能，任何人只要知道 API 接口的访问点就可以调用该接口。

（2）访问控制能力不足。一些系统对 API 接口调用缺乏细粒度的访问控制功能，导致普通用户可以访问管理员功能，或一个用户可以访问其他用户的数据，造成越权访问。

（3）存在编码漏洞。由于安全知识不足，一般情况下，软件开发人员未进行安全编码，未对 API 接口的输入输出数据进行过滤，使得 API 接口程序存在编码缺陷，导致接口存在溢出、注入等各种安全漏洞，这些漏洞若被外部攻击者利用，内部系统就会遭到外部攻击。

（4）缺乏速率限制。很多 API 接口缺乏调用速率限制，若在短时间内有大量外部用户使用接口提供的服务，或外部攻击者发起大量的连接请求，会直接影响发布该接口的内部系统的正常运行，进而影响医院正常的业务开展。

（5）配置失误。由于内部 API 接口对外意外暴露，或内部 API 接口功能对外过度暴露，导致内部系统对外暴露了更多的攻击面，而很多时候意外暴露的测试接口和旧版本接口往往存在安全漏洞，这会带来直接的安全问题。

（6）开发者后门。怀有恶意的软件开发人员留有后门，在 API 接口对外发布后，攻击者就可以利用后门，从外部进入内部系统。

3. 对 API 接口安全的管控问题

由于现有网络边界安全设备对 API 接口的管控能力不足，安全管理人员只能从发布接口的应用系统中查看对外发布的 API 接口，当存在多个对外发布接口的应用系统时，无法对所有对外发布的接口进行集中管控，从而带来以下安全隐患。

（1）底数不清。安全管理人员无法方便地获得对外发布的 API 接口清单，无法清楚地掌握所有对外开放的接口，无法检查是否存在不必要的对外接口。

（2）风险不明。由于难以获得 API 接口清单，安全管理人员也就无法对所有 API 接口存在的安全漏洞进行检查，致使 API 接口"带病"运行。

（3）接口意外暴露。一些 API 接口在升级后老版本接口未下线，一些开发测试接口在完成测试后忘记关闭，都会带来 API 接口对外意外暴露。

（4）功能过度暴露。当一个 API 接口中包含多个功能，而需对外开放的只是其中几个功能。这时，若无有效的边界安全控制措施，接口中所有功能都会对外暴露，造成对外 API 接口功能过度暴露。

（5）监测能力不足。安全管理人员不能对所有 API 接口进行集中监测、分析与审计，无法做到对攻击行为的早期发现和主动响应，导致很多安全事件往往是在系统已被攻破并造成了损害之后才被发现的。

（6）处置能力不足。当发现 API 接口中存在安全漏洞时，只能通过修改相关 API 接口程序代码来修复漏洞。而当发现存在漏洞的接口受到攻击时，安全管理人员并无手段在 API 接口代码修改期间对存在漏洞的接口进行即时的安全保护。

二、合规性问题

在等保 2.0 定义的第三级安全要求中，8.1.3.2 访问控制（c）要求：对进出网络的数据流实现基于应用协议和应用内容的访问控制。

目前的 NGFW 和隔离网闸只能实现基于应用端口访问控制，WAF 只能实现对 Web 应用的访问控制，均无法实现对 API 接口的基于应用协议和应用内容的访问控制。故采用 NGFW、WAF 和隔离网闸的解决方案作为安全边界防护措施来保护 API 接口的安全，无法达到等保 2.0 的防护要求，从而无法满足医院互联网业务应用系统的安全合规性要求。

三、解决 API 接口安全管控的思路

为了保障医院内部核心系统和内部敏感数据的安全，一种思路是对所有业务应用系统可能存在的安全漏洞进行修补，但这种解决方案将耗费大量的时间和金钱，当然新开发的应用系统除外。另一种思路则是不依赖去修复业务应用系统的自身"免疫力"，但又能对所有对外发布的 API 接口进行集中式边界防护和集约化安全管控。

设想一下，通过采用类似于 NGFW、WAF、隔离网闸但又具有对 API 接口进行安全管控和安全防护能力的边界防护措施，对医院所有对外发布的 API 接口进行集中管理发布、安全监测和访问审计，从而实现对医院 API 接口的集中安全管控和安全防护，重新构建符合等保 2.0 要求的从"安全区域边界"到"安全计算环境"的纵深防御体系。

在实践中，将医院内外网边界隔离措施从隔离网闸升级到具有增强 API 安全防护和管控能力的内外网数据安全交换系统，是现阶段相对可行的解决方法。

这个内外网数据安全交换系统，可定义为"API 接口安全管控系统"，该系统能够在保证医院内外网强隔离的前提下，对连通内外网的 API 接口实施有效的管控和保护，从而保障医院内部系统的正常运行，保护医院及患者个人敏感数据的安全，为医院跨网、跨机构的业务协同和数据共享交换提供"底线"安全保护和依法合规的保证。

图场景 11-1 给出了医院 API 接口安全管控系统的运行机制示意图。

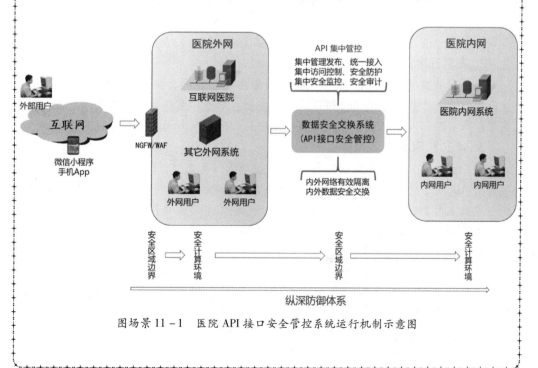

图场景 11-1　医院 API 接口安全管控系统运行机制示意图

场景 12　移动 App 安全合规性评测要点

随着"互联网＋医疗健康"工作的深入推进，越来越多的医院通过移动 App 提升各类业务的便捷程度，作为实现智慧医院的一大重要工具，移动 App 给使用者（医患双方）带来了巨大便利。与此同时，由于移动 App 的网络安全相关法规和标准规范体系尚不完善，医院移动 App 上线审核不规范，开发者安全意识薄弱，开发技术手段落后、开发流程不规范、更新修复不及时，医院移动 App 的使用者（医患双方）缺乏安全意识等各种问题，也对医院移动 App 应用带来很大的信息安全隐患。

一、医院移动 App 的安全防护需求

在中国信息通信研究院安全研究院等研究机构联合出版的《2019 年健康医疗行业移动 App 安全观测报告》中，观测团队通过综合运用大数据、漏洞扫描、病毒检测、抽样研究等技术和研究手段，全方位、多维度地研究得出目前医院移动 App 领域主要面临四个安全问题，同时在业务应用、网络、硬件设备及系统软件层面分别有安全防护需求。

（一）主要安全问题

1. 安全漏洞风险居高

观测团队发现部分医院移动 App 存在以仿冒 App 为代表的高危漏洞风险，攻击者可利用这些漏洞进行 App 仿冒、植入恶意程序、窃取用户敏感信息、攻击服务等，对 App 安全具有严重威胁。其中，存在被仿冒的安全风险最高。

2. 恶意程序危害严重

观测团队发现部分医院移动 App 被检测出恶意程序，主要涉及的恶意行为包括流氓行为、资费消耗、信息窃取、远程控制、恶意扣费等多种恶意行为，给 App 用户的个人隐私及财产安全带来危害。其中，受到流氓行为恶意程序的危害最大。

3. 第三方 SDK 引入风险

观测团队发现约 1/4 的医院移动 App 被嵌入了第三方 SDK，在嵌入 SDK 的医院移动 App 中，有 40% 的 App 嵌入了 5 个及以上的 SDK。由于第三方 SDK 存在用户信息隐蔽收集、自身安全漏洞易被不法分子利用等安全风险，使得医院移动 App 也面临着一定的安全隐患。

4. 安全加固比例偏低

观测团队发现不到 1/4 的医院移动 App 进行了安全加固，超过 3/4 的健康医疗行业 App 在应用市场"裸奔"，未进行任何的安全加固。事实上，基于 Java 语言编写的安卓应用程序如不进行加固，则其打包的 APK 文件很容易被反编译工具进行逆向分析，进而暴露出安全风险。

(二) 主要安全需求

1. 业务及应用安全需求

业务及应用安全需求是指向用户提供的相关业务及应用在实现技术、逻辑、管理和控制等方面的安全要求，主要包括业务逻辑安全、原生应用及后台系统安全、App应用及后台系统安全、数据安全、能力开放接口安全等。其中，业务逻辑安全应从业务逻辑层面提出身份鉴别、访问控制、安全审计等方面的安全防护要求，原生应用及后台系统安全针对原生应用提出安全防护要求，App应用及后台系统安全针对App应用提出安全防护要求，数据安全包含用户信息安全和灾难备份相关的安全防护要求，能力开放接口安全则针对后台系统能力开放平台提出安全防护要求。

2. 网络层面的安全需求

网络安全主要包括移动互联网连接应用系统内部网络结构安全、入侵防范和安全审计等方面的安全防护要求。其中，网络结构安全是在网络拓扑结构、子网划分等方面的安全防护要求，入侵防范针对如何防止网络入侵提出安全防护要求，安全审计则针对相关设备审计记录提出安全防护要求。

3. 设备及系统软件的安全需求

设备及系统软件安全需求主要包括网络及安全设备、操作系统、数据库、中间件在身份鉴别、访问控制、安全审计、入侵防范和资源控制等方面的安全防护要求。

二、相关法律法规要求

目前，国家为了促进医院移动App的发展并保障信息安全，已颁布了相关的法律法规和制度，包括：《中华人民共和国网络安全法》《中华人民共和国个人信息保护法》《App违法违规收集个人信息行为认定方法》《常见类型移动互联网应用程序必要个人信息范围规定》《移动互联网应用程序个人信息保护管理暂行规定》(征求意见稿)》《信息安全技术个人信息安全规范》《网络安全标准实践指南移动互联网应用程序（App）系统权限申请使用指南》《信息安全技术　移动互联网应用程序（App）收集个人信息基本规范（征求意见稿）》《医疗卫生服务单位信息公开管理办法（试行）》。

相信随着法律法规和制度的逐步完善，法律法规要求得到真正的贯彻落实，开发者、App运营方和医院信息管理部门将会制定更加清晰的保障医院移动App安全的责任分工和具体措施，第三方网络安全服务商在开展相关安全服务时也将得到更全面具体的业务指导。

三、医院移动App安全评测要点

根据医院移动App所面临的主要技术安全问题、安全等保要求以及相关法律法规及制度，参考引用［2］的相关资料，对医院移动App安全合规性评测和技术性评测要点，总结出共两大测评方向包含10个测评要点以及30个测评内容见表场景 12-1、表场景 12-2。

（一）医院移动 App 个人信息安全和隐私合规性评测要点

表场景 12-1 个人信息安全和隐私合规性评测要点　　　　　引自 [2]

评测要点	测试内容
个人信息的收集	收集个人信息的合法性
	收集个人信息的最小必要
	多项业务功能的自主选择
	收集个人信息时的授权同意
	个人信息保护政策
	征得授权同意的例外
个人信息的存储	个人敏感信息的传输
个人信息主体的权利	个人信息查询
	个人信息更正
	个人信息删除
	个人信息主体撤回授权同意
	个人信息主体注销账户
	投诉管理
个人信息的委托处理、共享、转让	委托处理
	个人信息共享、转让

（二）医院移动 App 安全技术性评测要点

表场景 12-2 技术性评测要点

评测要点	测试内容
客户端程序安全	安装包签名
	客户端程序保护
	应用完整性检测
	组件安全
	*webview 组件安全
敏感信息安全	数据文件
	logcat 日志
进程保护	内存访问和修改
	动态注入

续上表

评测要点	测试内容
通信安全	通信加密
	证书有效性
	关键数据加密和校验
	访问控制
	客户端更新安全性
	短信重放攻击
密码软盘安全	键盘劫持
	随机布局软键盘
	屏幕录像
	系统底层击键记录
手势密码安全性	手势密码复杂度
	手势密码修改和取消
	手势密码本地信息保存
	手势密码锁定策略
	手势密码抗攻击测试

（三）App 客户端安全要点

1. 认证与鉴权机制

App 客户端应用程序应对密钥/密码采取安全的存储保护方式（推荐哈希算法：SHA-512，加密算法：RSA-2048、AES-256）；App 客户端应用程序应根据 App 重要程度不同采用适宜的安全认证方式（如"密码+验证码""密码+动态密码""密码+令牌""密码+证书"等）。

（1）普通 App 安全认证与鉴权要求。密码强度要求：对用户设置密码进行检测，输入至少 6 位字符，其中要包含大写字母、小写字母、数字和特殊字符中的至少两种。

账号密码传输要求：客户端向服务器第一次发起登录请求（不传输用户名和密码）。服务器利用 RSA/AES 算法产生一对公钥和私钥，并保留私钥，将公钥发送给客户端。客户端收到公钥后，加密用户密码，向服务器发送用户名和加密后的用户密码；同时另外产生一对公钥和私钥，自己保留私钥。向服务器发送公钥：在第二次登录请求时传输用户名和加密后的密码以及客户端生成的公钥。服务器利用保留的私钥对密文进行解密，得到真正的密码。

为提升用户体验，在首次登录时用户只需要输入用户名和密码，当服务器发现异常情况时启用验证码、动态密码等机制。

自动登录：在实现自动登录功能时，应将 Token 和用户使用该 App 的移动终端进行绑定，在登录终端发生变化时，需重新进行账号密码验证并启用验证码或动态密码验证机制。

（2）重要内部 App 安全认证与鉴权要求。密码强度要求：对用户设置密码进行检测，输入至少 8 位字符，其中要包含大写字母、小写字母、数字和特殊字符中的至少三种。

针对内部重要 App 每次登录必须使用账号+密码方式进行认证鉴权。

当登录终端发生变化时，应采用账号+密码+动态密码的验证方式。

（3）App 客户端应用程序应采取安全的会话机制（如安全 cookie、session 方式）。

（4）App 客户端应用程序不应过度授权（如管理后台向低权限用户开放）。

2. 数据安全传输

App 客户端应用程序传输敏感信息过程中应采用 SSL/TLS 数据加密传输方式（推荐密钥长度为：2048 位），并在客户端对 SSL 证书合法性进行校验。具体数据安全传输要求如下：

（1）全流程使用 HTTPS 传输，且是强制使用。

（2）敏感信息传输应采用 SSL/TLS 数据加密传输方式。

（3）证书锁定（Certificate Pinning），在客户端对 SSL 证书合法性进行校验。

（4）完全正向保密（Perfect forward secrecy）一个密钥只能访问由它所保护的数据；用来产生密钥的元素一次一换，不能再产生其他的密钥；一个密钥被破解，并不影响其他密钥的安全性。

3. 数据安全存储

App 客户端应用程序本地存储的数据（包括但不限于数据文件、日志文件、数据库文件、会话 cookie、配置文件、SD 卡等）应采取加密方式保护存放敏感信息的文件。对于关键数据加密，应使用 Triple DES（192 位密钥）加密算法。要减慢并加强对大量数据的加密，应使用 Rijndael（256 位密钥）算法。要对暂时存储的数据加密，可以考虑使用较快但较弱的算法，如 DES。对于数字签名，应使用 RSA 或 DSA 算法。对于哈希，应使用 SHA1.0 算法。对于用户键入的哈希，应使用基于哈希的消息验证代码（HMAC）SHA1.0 算法。

4. 数据上传安全

（1）管理后台应关闭非必要上传功能或模块，关闭非必要 Web 管理方法。

（2）前端和后端应严格限制用户侧上传功能（如文件类型、文件格式、文件大小等）。

（3）应对用户上传数据的依法合规性（如暴恐、涉黄、政治言论等）进行安全审核与过滤。

（四）App 客户端应用安全

1. 应用安全

App 客户端应用安全应关注 SQL 注入、XSS、CSRF、弱口令和越权等相关安全要求。

2. 访问操作安全

（1）App 客户端应用程序访问用户终端的权限，应限制在程序实现自身功能的最低权限范围内，不应额外访问/读取本地其他文件获取用户信息，不应额外截获/记录/传输应用登录访问的敏感信息，不能访问 Internet 及执行非许可的动作。

（2）App 客户端应用程序不应调用/修改本地其他系统功能（如摄像头、录音、音量调节）进行非正常应用。

（3）App 客户端应用程序权限使用应充分告知终端用户。

（五）App 客户端安全开发

1. 反编译安全（APK 加密）

App 客户端程序应通过对代码的高级混淆、流程混排加密、代码内部字符串加密等措施，对源码、函数名称以及接口调用进行加密隐藏，以防止第三方对应用程序进行反编译得到源代码。

2. App 客户端软键盘安全

涉及用户敏感信息交互的用户输入软键盘应采用有效的防窃取措施，如使用随机分布式虚拟安全键盘，对键盘的数据输入过程、数据存储过程、内存数据换算过程进行全程高级加密（加密要求见"App 客户端数据安全存储""App 客户端数据安全传输"），达到有效防止数据侦听、键盘劫持、键盘截屏等攻击行为。

3. App 客户端完整性校验安全

App 客户端程序应在启动和更新时进行真实性和完整性校验，防范客户端程序被篡改。

（六）安全开发环境

1. 开发环境隔离

开发测试环境、运行环境必须独立设置，并实施适当的管控措施，符合移动终端 App 安全防护规范及安全开放标准。测试系统环境应尽可能地与运行系统环境一致。生产数据在未经相关领导批准前，不应拷贝到测试系统环境中。

2. 用户权限管理

（1）应在项目组内部指定专人负责账户安全管理工作。账户安全管理的范围包括：应用系统账户和基础架构账户（操作系统、数据库、源代码管理库账户等）开发环境、测试环境中的账户管理应遵循管理规范要求。

（2）对于关键、特权账户（如管理员账户）的申请和变更需经相关负责人审批，用户权限变更必须经过相关负责人审批。

（3）加强开发环境用户权限限制，禁止在开发环境使用超级用户或者其他特权用户。

3. 安全管理软件防护

（1）开发环境中的开发用设备必须安装符合要求的安全管理软件。

（2）Windows 平台的开发用设备应及时进行系统及中间件补丁升级和漏洞修复。

（3）开发用设备必须安装防病毒软件，并保持升级至最新的病毒特征库，及

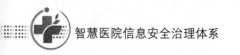

时增补安全补丁程序。

参考文献：

[1] 中国信息通信研究院·2019 健康医疗行业移动 App 安全观测报告 [R]. 2019 健康医疗行业移动 App 安全观测报告,2020：1-15.

[2] 张悦. 移动 App 个人信息安全合规测试 [J]. 网络安全与应用,2020 (11)：164-166.

6.7 门户层

随着智慧医院信息化的发展,医院逐步建立起依赖于互联网的业务信息系统,例如智慧医院门户 Web 应用、HIS 系统、LIS 系统、电子病历系统、PACS 系统等。网络信息功能和内容以及网上预约挂号、网上查询检查结果等一系列工作是通过 Web 来实现的,但医院 Web 应用的公众性质使其成为攻击和威胁的主要目标,给医院的服务形象、信息网络和核心业务造成严重的破坏。一个优秀的 Web 应用安全建设是医院信息化是否能取得成效、充分发挥职能的基础,而合规、有效、全面的信息安全体系建设对保障其正常运行至关重要。

6.7.1 风险与需求分析

Web 应用安全应贯穿整个 Web 应用软件生命周期,只有在各阶段采取了相应的安全策略才能使应用系统得到安全的保障,然而,智慧医院大多的 Web 应用系统缺少安全的规划与设计,大多数网站甚至仅在上线后或出现安全问题之后才考虑到如何应对 Web 应用安全。由于 Web 应用软件开发阶段对安全规划的缺失,使 Web 应用软件存在许多安全漏洞,从而造成黑客的 SQL 注入,致使医院网站数据库和网页文件被篡改,把门户网站主页改为不健康网站,让医院的声誉和经济受损,甚至造成严重的社会影响。

根据智慧医院网站系统的网络环境现状及应用特点,结合医疗行业特性,需要对网站采取以下安全防护措施：

(1) 对网站系统进行安全审核、安全加固。

(2) 阻止来自互联网的恶意 DDoS 攻击,提高网站服务的可用性。

(3) 防止黑客利用 Web 应用漏洞对网站进行 SQL 注入、XSS 等攻击,窃取敏感信息或篡改网页。

(4) 应确保网页被篡改后得到快速恢复,防止被篡改网页引起的各种经济损失、恶性社会影响等。

(5) 实现网站内容的安全、快速发布。

(6) 详细记录网站的访问行为,并根据访问数据对网站业务进行分析,形成分析报表。

6.7.2 等保相关要求

等保 2.0 在"安全计算环境"的要求中,明确在门户层(门户网站和移动 App)系统的安全要求包括:

(1)应提供数据的有效性校验功能,保证通过人机接口输入或通信接口输入的内容符合系统设定要求。

(2)应能发现存在的已知漏洞,并在经过充分验证评估后,及时修补漏洞。

(3)应能检测到对重要节点进行入侵的行为,并在发生严重事件时提供报警。

(4)应采用免受恶意代码攻击的技术措施或主动免疫可信验证机制及时识别入侵和病毒行为,并将其有效中断。

(5)应仅采集和保存业务必需的用户个人信息。

(6)应禁止未授权访问和使用用户个人信息。

6.7.3 门户层安全技术要点

目前主要的 Web 安全防护技术主要有 Web 防火墙、网页防篡改和 Web 漏洞扫描等技术。

6.7.3.1 Web 防火墙技术

Web 防火墙主要是对 Web 特有入侵方式的加强防护,如 DDoS 防护、SQL 注入、XML 注入、XSS 等,在数据层面实现 HTTP(S)的 Web 攻击检测、防御功能,在管理层面实现日志告警、漏洞扫描、网页防篡改等功能。

(1)全面的规则防御功能。目前的 Web 防火墙都提供传统的基于规则的检测和主动防御两个引擎。

基于规则的保护是信息安全产品主流的防护方法,对于大量的已知攻击可以提供精确的、细致的防护,可以提供的精细防护规则包括:跨站脚本攻击、扫描器防护、暴力登录攻击、SQL 注入攻击、操作系统命令注入、远程文件包含攻击、本地文件包含攻击、目录遍历、信息泄露、Web Shell 检测、HTTP 协议异常、HTTP 协议违规等类型的攻击。

除了基于规则的检测方法,还应具备基于自学习建模的主动防御引擎。对于 URI 和 POST 表单,Web 防火墙的主动防御引擎都可以学习到其参数的个数,以及每一个参数的类型和长度。在学习一段时间之后(通常是一到两周),Web 防火墙可以建立目标服务器所有动态页面的正向模型。在应用主动防御策略的条件下,所有不符合正向模型的参数都会被阻断,可有效地防御未知威胁和 0day 攻击。

(2)有效地缓解拒绝服务攻击。Web 防火墙采用分层的立体防御和源信誉检测机制,可以有效地缓解 HTTP flood 攻击、CC 攻击、slow header、slow post 等拒绝服务攻击。

Web 防火墙首先识别明显的攻击源,比如单个源流量明显异常,通过源限速模块把所有可能的攻击源的流量限制在某一个范围之内。第二步也是整个 DDoS 防御的核心：源信誉检测机制，该机制可以有效地把正常流量和攻击工具生成的攻击流量区分开来，阻断攻击流量，放行正常流量。最后一步，当所有的正常流量的总和仍然超过了目标服务器的处理能力，为了保证服务器正常工作，通过目的限速模块把放行到服务器的流量限制在服务器处理能力之内。通过这种分层的防御机制，使服务器不间断地对外提供服务，保障业务的连续性。

（3）丰富的安全策略模版。Web 防火墙可以为不同类型的用户提供丰富的内置策略模版，基于内置的策略模版，管理员可以深度定制与业务系统关联的安全策略，比如定制更加严格的协议规范、URI 访问控制、防盗链、CSRF 策略、爬虫策略等。为专家级管理员提供用户自定义规则库功能，开放强大的定制能力，使管理员享有和专业漏洞挖掘人员同样的防御手段。

（4）Web 防火墙部署方式。目前主流的 Web 防火墙还支持在线串接、旁路检测和服务器负载均衡三种工作模式。在线串接部署虽然对用户网络有一定的侵入性，但 Web 防火墙的高可靠性设计极大地缓解了这一影响。在线串接的一个显著好处是可以实现非常可靠的攻击阻断能力。而旁路检测完全没有侵入性，对用户的网络环境不造成任何影响，但旁路检测没有提供攻击阻断的能力。在多个服务器对外提供相同服务的环境里面，Web 防火墙可以作为负载均衡器工作，并提供灵活的会话调度能力和服务器状态检查能力。

6.7.3.2 网页防篡改技术

网页防篡改技术可以有效防止因网页被篡改造成严重的社会影响，网页防篡改系统通过服务器文件访问底层驱动技术，对保护的对象（静态网页、动态执行脚本、文件夹）实时监测其属性，一旦发现更改立刻阻断非法篡改操作，阻止网页文件被修改，并实时通知管理员，以达到彻底保证网页内容不被篡改的目的。

网页防篡改系统包含以下几部分：防篡改 Agent、发布 Agent、管理中心和管理控制台，见如图 6-11，各部分功能简述如下：

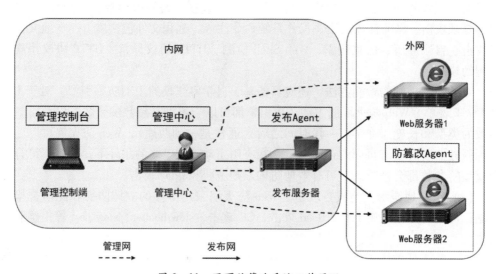

图 6-11 网页防篡改系统工作原理

（1）防篡改 Agent。安装在 Web 站点服务器上，安装完后即后台自动运行，无界面，主要用于监控站点攻击状态，执行管理中心所配置的策略，有效阻止各类篡改攻击。

（2）发布 Agent。安装在发布服务器，用于网站更新发布及后期网站的篡改恢复。

（3）管理中心。可部署在独立 PC 服务器上，若所管理的 Web 服务器数量较少，也可和管理客户端同时部署；主要用于用户管理、策略下发、日志监控以及发布各监控客户端安全策略。此程序以后台服务模式运行，无程序界面。

（4）管理控制台。部署在网管员任意一台计算机上，主要用于登录管理中心服务器，进行管理。

6.7.3.3 Web 漏洞扫描技术

Web 扫描技术可扫描 Web 网站存在的安全弱点和风险，包括 SQL 注入、XSS、CSRF、命令注入、木马、暗链、文件包、信息泄露等漏洞。其网页抓取功能采用广度优先和深度优先两种爬虫技术，深度优先可遍历 Web 站点或深层嵌套的文档集合，广度优先的爬虫技术可避免产生爬虫陷入的问题。通过对网站漏洞进行扫描、分析，即时获得网站的漏洞状况，并提供详细的漏洞描述、测试用例以及修补建议，网站管理员可以按照测试用例对系统扫描出来的漏洞进行漏洞验证，以确认漏洞的真实性。

Web 扫描具体功能包括不限于以下九点：

（1）支持手动输入，批量导入及站点组下发任务。

（2）支持定时任务，周期任务。

（3）支持扫描速率控制，优先级控制，支持分布式部署，旁路部署。

（4）支持代理配置，类型为 Http、Socks4、Socks5。

（5）支持 Http 认证包括 Basic、Digest、NTLM，支持 SSL 双向认证和表单登录认证。

（6）支持用户自定义 Http 头，包括 User Agent，cookie。

（7）支持自定义组合策略对目标站点进行测试，支持内部表单登录以发现更多漏洞。

（8）爬虫策略支持广度优先及深度优先，支持设置子目录深度、爬取最大页面数。

（9）支持 URL 黑名单功能，对指定的 URL 不做爬取扫描。

场景 13　AI + Web 应用安全防护

近几年来，国家密集出台了多项网络安全法规和政策以强化我国的网络空间安全建设，推动各行各业尤其是关键信息基础设施运营单位的网络与信息安全保障体系的建设，也提高了各行各业对 Web 网站应用服务的安全保护意识。

一、Web 应用安全防护需求

近年来,各行各业的 Web 应用系统遭受的攻击越来越多,发生安全事件的频率也越来越高,瘫痪网站、篡改网页、反华宣传等手段成为境外敌对势力与黑客组织对我国网络及网站攻击的惯用手段,特别是利用 0day 漏洞已经演变成了一种新型的攻击武器,这些 0day 漏洞掌握在非法的黑客组织手里,用于在特定的时刻使用,其攻击成功率高,危害性巨大。

传统的网络安全防护模式一般是通过在网络边界部署防火墙、入侵防护系统、防病毒系统、网站防火墙等安全设备/系统,来对机构的网站应用提供安全防护,这种方式容易出现防护措施不及时、伪装成正常访问的攻击流量可能被"忽略"而放过等问题,如图场景 13-1 所示。

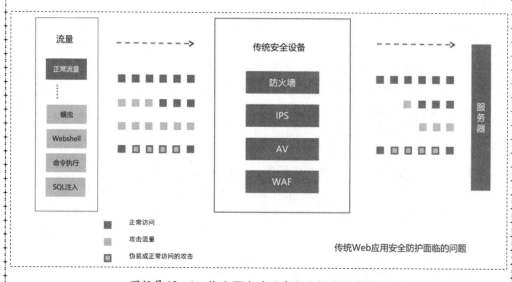

图场景 13-1 传统 Web 应用安全防护面临的问题

传统的网络安全防护模式无法有效发现未知攻击,随着自动化攻击软件和基于 AI 的自动化攻击框架的应用,每秒都会产生数以万计甚至十万、百万计的日志数据。在日常的安全运维工作中,人的处理效率始终无法跟上机器自动化产生的庞大数据量,因此,智慧医院在 Web 应用层面的安全防护也就无法做到对所有攻击行为的实时发现和迅速阻断。

传统的网络安全防护模式需要依靠安全设备/系统发现攻击威胁,并在发现安全威胁后由安全技术专家进行分析,提出安全防护或应急处置对策,这种模式对安全技术专家的依赖程度高,属于人员密集型防护方式。这就导致各行各业都面临着安全技术专家、专业安全运维人员的人力资源短缺问题,而随着 5G 通信基站的广泛覆盖和应用场景的快速发展,国家新基建项目规模的扩大,网络安全专业技术人员的短缺问题将会越来越突出。

二、Web 安全防护的合规性要求

2017 年 6 月出台的《中华人民共和国网络安全法》，从法律层面提出国家实行网络安全等级保护制度，同时指出网络运营者应当执行网络安全等级保护制度的要求，制定内部安全管理制度和操作规范，确定网络安全负责人，落实网络安全保护责任。对违反《网络安全法》的相关单位，加大了处罚力度。

中央和国务院有关部门也在多个规划与政策文件中提出要"全面加强网络安全保障体系和能力建设"，实施信息安全专项计划，建立关键信息基础设施安全防护平台，确保关键信息基础设施和重要信息系统的安全，整体提升网络空间安全主动防御能力。

2019 年正式发布的等保 2.0 要求，进一步推动了各行各业对网络与信息安全保护工作的深入发展。等级保护制度对安全保护定级对象有明确规定，凡是具有确定的安全责任主体即运营单位、承载相对独立业务、具有多个资源关联的信息系统，都需要按照安全等级要求进行保护。智慧医院的门户网站或移动 App 门户，由于网站信息系统是医院对外服务、对内协同的重要信息基础设施，承载着互联网医院以及互联网＋健康医疗服务的各项业务，必须按照等保 2.0 要求的定级、备案、建设整改、等级测评、监督检查五个步骤开展网络安全等级保护工作。

医疗机构建立的门户网站及移动 App 门户，若未进行网络安全等级保护的定级备案、等级测评等工作，未落实网络安全等级保护制度，未履行网络安全保护义务，以及未采购、部署能满足等保要求的安全设备/系统（如网页防篡改、流量监测、网络入侵监测）等，并因此导致网站存在高危漏洞、造成网站被黑客攻击的事件发生，造成严重的后果与影响，机构领导及相关责任人将会受到相应的法律法规处罚。

三、AI＋Web 应用安全防护技术要点

（一）理念与思路

通过引入先进的人工智能和大数据技术，构建一套智能实时 Web 应用系统安全防护平台，利用 AI 智能算法对被保护应用系统进行实时动态的分析，生成独立的安全防护模型，使用大数据技术对监控数据进行快速分析，结合友好的可视化图表动态展示，随时掌握 Web 应用系统的安全状态。

基于 AI 的 Web 应用安全防护系统内置先进的 AI 技术算法，可自动识别业务的多重逻辑，根据不同的业务系统动态生成完全匹配被保护应用系统的安全防护模型，以拦截所有的非正常业务访问。

使用 AI＋大数据分析技术与网络安全防护技术进行融合创新的 Web 应用安全防护平台，用来弥补医院部署的传统安全设备/系统保护 Web 应用的技术短板，降低攻击行为误报率，增强医院 Web 应用服务系统对未知安全威胁的防范能力。图

场景13-2给出了AI+Web应用安全防护架构。

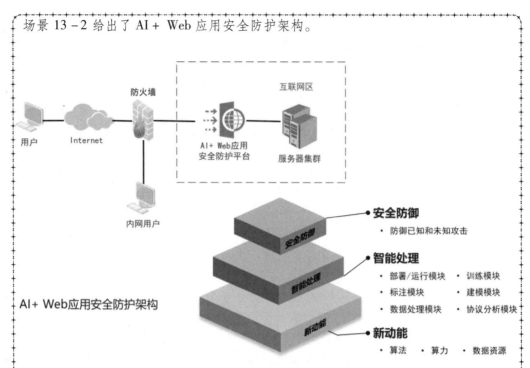

图场景13-2　AI+Web应用安全防护架构

(二) 采用的技术

1. 零信任机制

传统的安全防护模式采取的是被动防御机制,进行安全防护时需要与攻击特征库内容进行比对,这种方式仅能发现一些已知攻击,在未知攻击（0day）漏洞的防护上具有明显缺陷。而采用先进理念的零信任防护机制,针对安全威胁进行主动防御,通过机器学习构建安全防护模型,利用白名单机制防御黑客攻击,可有效弥补黑名单机制在安全防护体系上的缺陷,真正做到对未知威胁的防护。

2. 机器学习

AI引擎能够自主、智能地学习安全访问行为逻辑,能动态识别应用系统的更新变化,快速更新安全防御模型并对更新内容提供安全防护,从而为Web应用系统建立起可信的安全防御模型。在安全防御模型下,采用先进的人工智能识别技术,对Web应用的业务系统提供高效、可信的安全防护。由于这种技术不依赖现有的攻击特征库,故不存在因为发现攻击与更新特征库之间的时间差所带来的"时效性"问题,因此可有效防止0day攻击。

(三) 实现的效果

1. 零漏洞主动防御

这种新型的安全防护模式,是一种基于对Web应用系统的业务访问逻辑的机器学习来构筑安全防线的路径,可使0day漏洞类攻击完全失效,帮助客户摆脱传统安全防护模式应对安全漏洞的被动局面,真正实现安全防护零漏洞。

2. 安全事件零误报

通过针对HTTP/HTTPS协议的专有算法模型,实现对整个Web应用系统、业务及访问逻辑的无监督学习,可掌握99%的业务访问逻辑。如果再通过监督学习,就可实现对整个Web应用系统100%业务访问逻辑的学习与掌控。随着对系统业务访问逻辑的持续学习,可逐步降低事件误报率,最终实现误报归零,保障Web应用业务系统的安全、稳定、可靠地运行。

3. 智慧防护与运维

以机器学习算法为核心动能,基于自我学习业务访问逻辑和零信任机制的技术架构,建立起"态势感知、安全防护、智能运维"于一体的AI + Web应用安全防护平台,从识别恶意攻击行为转变为对底层逻辑、系统逻辑、业务逻辑的识别,实现对已知/未知漏洞的全面、实时的安全防护,打破传统的安全设备/系统"堆砌式"被动防御的困局,解决对未知攻击防护失效、滞后以及过于依赖大量安全技术专家和安全运维人员等问题。

4. 敏捷部署和易用

AI + Web应用安全防护平台是一种人工智能、大数据技术与网络安全防护业务融合创新的产品,可自动建立Web应用系统安全防护模型,可自主学习业务访问逻辑,不需要专业工程师配置复杂的安全规则和策略,具有敏捷部署、简单易用等特点。

场景14 区块链 + 智能终端数据安全管控

数据安全包括两方面的含义:一是数据本身的安全,指的是采用现代密码算法对数据进行主动保护,如数据保密、数据完整性等;二是数据防护的安全,主要是采用现代信息存储手段对数据进行主动防护,如通过磁盘阵列、数据备份、异地容灾等技术手段保证数据资产的安全。

由于网络空间安全形势剧烈变化以及数据资产越来越受到重视,医疗机构的业务运营数据和患者敏感信息经常被有意、无意地窃取、丢失或泄密,对智慧医院信息安全治理体系和数据安全管控工作带来很大的挑战。

目前,数据安全防护理念大都局限在网关级别和网络边界(防火墙、IDS、漏洞扫描)上,虽然大大减少了来自机构外部的安全威胁,但对来自内部计算机终端(含计算机终端和自助智能终端,以下统称"智能终端")的数据安全防护却往往被忽视。如何应对智慧医院的终端侧数据安全威胁问题,减少直至杜绝内部敏感信息泄露、重要数据丢失造成的数据安全事件,建设一个高效的智能终端数据安全防护体系,已成为摆在医院领导层和信息管理部门面前的一项重要工作。

一、数据安全威胁分析

威胁数据安全的因素有很多,常见的有以下七方面:

(1) 黑客攻击。入侵者利用系统漏洞、管理不力等安全缺口,通过网络远程入侵医院信息系统，威胁医院的数据资产。

（2）病毒感染。因感染计算机病毒而侵入计算机系统，通过病毒的复制能力感染更多计算机终端和服务器，造成医院信息系统瘫痪或数据被窃取，或者遭受勒索病毒威胁。

（3）信息窃取。内部人员或通过木马病毒等从计算机系统复制、删除信息，窃取医院业务运营数据和患者隐私信息。

（4）硬盘损坏。一个硬盘驱动器的物理损坏意味着数据丢失，设备的运行损耗、存储介质失效、运行环境及人为破坏等，都可能造成硬盘驱动器设备故障。

（5）人为错误。由于操作失误，使用者可能会误删除系统的重要文件，或者修改影响系统运行的参数，还有未按规程要求操作不当导致的系统宕机，等等。

（6）电源故障。机房供电系统故障或瞬间过载电流，都可能会损坏硬盘或存储设备上的数据。因机房接地系统不合格，也可能因雷击导致机房存储设备出现重大故障。

（7）电磁干扰。电磁干扰是指重要的数据介质接触磁性物质，或因使用电气设备导致的电磁干扰，都可能造成计算机数据被破坏。

二、终端数据安全建设理念与思路

（一）建设理念

遵循国家制定颁布的网络安全法、关键信息基础设施安全保护条例、密码法、个人信息保护法、数据安全法等法规与标准规范（specification），遵循信息安全系统工程思想，以终端安全配置策略（policy）为核心，以终端安全风险测试与评估（evaluation）为依据，实现组件化可动态组合配置（configure）的终端安全防护管理（security）。医疗行业智能终端数据安全防护的核心理念，可参见图场景14-1。

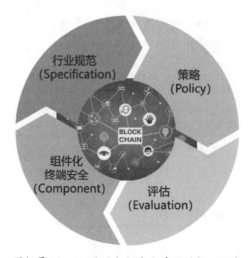

图场景14-1　终端数据安全建设的核心理念

相关名词为智能终端安全产品合规性开发（specification-based products development）、策略引导的智能终端安全配置（policy-based configure management）评估驱动的智能终端安全管理（evaluation-driven security management）组件化的智能终端安全架构（component-based plug-in/out security architecture）。

（二）建设思路

依据智能终端数据安全建设的核心安全理念，开发"数据检查、痕迹清除、数据防火墙、文件保险箱、数据备份"等安全防护组件，并"无缝衔接"地纳入智慧医院统一安全管控平台，针对数据流转的各环节实现不同的数据安全防护目标，完成对全网智能终端的安全加固与管控，最终实现对智能终端运行的数据进行全方位的安全管控。

区块链是一个分布式的数据库，运用去中心化的信任机制，共同维护一组数据库账簿，对所有用户都做到信息共享、高度透明。一旦信息被记录会被永久保存且不能被更改，所以不会出现数据丢失和被篡改的情况，存储信息高效安全。在区块链技术应用中，每一个参与者都能获得完整的数据备份，所有的交易数据公开透明、不可篡改。对无需隐私保护的数据而言，这是区块链无可比拟的优势。但对于需要加强保护的隐私数据来说，这又成了区块链足以致命的缺陷。利用区块链+数据防泄露技术，可以帮助解决医院智能终端的数据安全管控问题。

除此之外，智慧医院智能终端侧的数据安全防护，还应从安全管理、网络安全、操作系统安全和应用安全等方面加以支撑，形成整体的智能终端数据安全防护体系。一是要与信息安全管理体系相结合，建立和完善监管机构、检测机构和应用软件开发商协同的数据安全认证认可体系；二是要加强网络安全防护措施，包括智能终端（认证）准入和网络流量监测、访问控制管理等；三是实施操作系统层面的安全防护，启用操作系统平台的安全机制，做到系统文件、资源以及内核都与用户应用程序相隔离；四是在智能终端应用层面的安全防护上，应加强对网上应用程序的审核机制，由安全检测机构发放数字证书。

三、终端数据安全防护技术实现

智能终端数据安全防护主要是通过加密技术实现对敏感文档的安全防护。包括数据检查、痕迹清除、数据防火墙、文件保险箱、数据备份以及光盘刻录行为控制等功能组件，确保授权终端用户使用行为和访问行为的合规性、可控性，避免不合规终端接入和非受控行为导致的重要文件、信息和数据泄露事件。

（一）数据检查组件

数据检查组件通过口令破解、信息检索、数据恢复等技术，用来检测智能终端的各种应用信息，完成对终端敏感信息的常规检查和深度检查。

通过设置策略统一进行全网终端敏感信息检查，确保终端不含管理员设定的敏感内容；通过自定义检查项，对本终端数据安全信息记录进行"一键式"检查，可以网页形式导出检测报告。通过检查终端上网行为，形成详尽的终端数据安全综合评估，便于管理员对智能终端数据安全状况的全面掌控，及时搜索检查计算机失泄密问题及隐患，防止由于敏感信息非授权给终端用户使用，造成对数据的安全威胁。具体功能如下：

1. 应用信息检查

（1）对计算机终端包括计算机名、系统类型、硬盘、内存、网络连接状态、共享目录等各种信息进行检查。

（2）对进程信息包括进程ID、用户名、命令行等进行检测与检查。

（3）对服务信息包括状态、启动方式、命令行等进行检测与检查。

（4）对计算机终端已装软件名称、版本、时间、卸载地址等进行检查。

（5）对计算机终端驱动安装信息包括已安装驱动名称、状态、驱动类型、驱动描述等进行检查。

（6）对计算机终端上网历史记录信息进行检查，包括本机网页历史记录、Cookie文件、IE缓存、IE收藏夹、下载记录（软件名称、下载链接地址）等。

（7）对计算机终端最近使用文档包括最近打开的文档、文件名、用户名、文件路径、最后修改时间等进行检查。

2. 常规安全检查

（1）提供计算机终端违规上网记录信息的检查，并以列表树形式展示。

（2）提供U盘使用检查，对本终端使用过的所有U盘使用记录包括U盘型号、序列号、第一次时间、最后一次时间等。

（3）对本终端内的敏感信息进行查询。

（4）检查本终端是否存在操作系统弱口令账户。

3. 深度安全检查

（1）对硬盘扇区进行终端上网记录的深度检查。

（2）对硬盘扇区进行U盘使用记录的深度检查。

（3）对已经被删除的文件进行敏感信息检查。

（4）对盘符的整个扇区进行敏感信息检查。

（二）痕迹清除组件

痕迹清除组件用于彻底清除终端磁盘数据。

由于文件在使用过程中被存留于计算机硬盘、移动介质等存储设备中，按照常规的文件删除办法很容易被恶意人员恢复读取，造成数据外泄。组件可以按照文件、分区或磁盘等划定范围，根据不同的保密级别进行一键式擦除。利用存储介质信息消除系统实现痕迹清除功能，通过反复对硬盘磁道的改写和重写，对智能终端上需要删除的数据文件进行不可恢复的彻底"粉碎"。存储介质信息消除系统分为软件与硬件两种方式。

1. 软件方式

主要针对用户终端当前存在的数据外泄问题，通过合理的方式对计算机介质（包括磁盘、磁带、打印结果和文档）进行信息消除或销毁处理，防止介质内的敏感信息泄露。

文件在磁盘上的存储就像是一个链表，表头是文件的起始地址，整个文件并不一定是连续的，而是一个节点、一个节点地连接起来的。利用这个特性，通过搜索文件存储在磁盘中的链表结构对于每个文件占用的节点位置进行数据覆盖，从而达到将文件粉碎成不可恢复的目的。

2. 硬件方式

通过独立硬件网关而无需依赖其他智能终端，只需从外部简单接入存储介质即可擦除。能够用多种方式擦除存储介质的数据，包括00擦除、FF擦除以及国家的BMB21—2007等标准；支持多个设备同时擦除。

利用痕迹清除组件可以实现对内部终端的重要电子文档资料的统一管理与控制，完成重要移动介质或磁盘的机密信息彻底消除，防范敏感信息的外发控制和泄露风险。

（三）数据防火墙组件

数据防火墙组件用于对终端数据流转的监控。

保存大量信息的终端设备极易引起内部或外部恶意攻击者的窥探，而普通防火墙软件仅仅是按照端口、协议、IP地址等抽象信息实现对终端的保护。一旦发生数据非法拷贝情况，终端使用者只能按照这些抽象信息进行判断，极易发生误判，从而造成敏感信息泄露或阻止正常数据的传送。组件可以智能判断是否为恶意程序拷贝，从而自动进行"放行"或"异常"提示，对终端使用者技术水平要求低，能有效防止黑客或木马等恶意程序的攻击渗透。

数据防火墙与传统的网络防火墙在功能上有本质的差别。网络防火墙主要解决网络连接中的相关数据报文的安全性检查，但是无法对网络中传送的文件进行有效的分析和处理。而数据防火墙则提供面向文件的安全保护，用来防范网络木马窃取数据安全的风险，一旦发生通过网络进行文件（而不仅仅是数据报文）外发时，数据防火墙会自动分析、检查当前文件的状态，并根据发送文件的安全主体进程进行相关安全处理（拒绝或放行）。

数据防火墙与传统的个人防火墙也有区别。个人防火墙在用户访问未知文件或数据时都会弹出报警，询问是否放弃或禁止，因信息量很少导致大多数用户看不懂而无法/放弃选择。而数据防火墙则做了革命性的改变，在终端系统正常传送数据和访问网络的时候不会弹出提示框等干扰信息，只有在木马程序隐蔽地传送文件时才报警，并且能够识别出木马程序的名称和传送文件的名称，防止重要数据被窃取。

从这个意义上看，数据防火墙用于防范某些杀毒软件无法查杀的特种木马程序更有效。

（四）文件保险箱组件

文件保险箱组件用于对终端重要文件的保护。

很多敏感信息由于其自身特殊性，其使用权限可能只分配给一个人或某几个人。但是由于这类信息往往被储存在终端计算机上，由操作系统提供的多用户功能或被其他人私自搜索全盘重要信息并恶意向外拷贝，会给数据安全带来严峻的考验。

组件可以按照管理员事先规划好的条件在本地磁盘中任意划分硬盘区域作为文件保护的空间。该空间只能使用分配好的密码进入，并在系统中隐藏，只有被授权者才可以打开和搜索。这样，就能够防止由于多用户登录或恶意登录操作系统后，发现重要数据并非法拷贝，造成对数据的安全威胁。

文件保险箱组件的功能主要有：创建、打开、关闭、删除文件保险箱；修改文件保险箱密码、建立文件保险箱密码保护及密码找回；导入、导出文件保险箱；设定开机启动、自动隐藏到托盘、热键调出或隐藏文件保险箱及设定文件保险箱系统密码等。

（五）数据备份组件

数据备份组件用于大量数据的备份保存功能。

数据备份是存储领域的一个重要组成部分，其重要意义在于备份数据的根本目的是重新恢复利用，以便在发生意外事故后具有重新恢复系统/数据的条件。

对于智能终端上的重要数据而言，除了做好安全防护外，安全备份存储也尤为重要。这就要求在平时的数据使用过程中，需要做好计划性/临时性的重要数据备份工作，以免在发生硬件问题或不可预知灾难时，可以得到及时恢复。

大多数医疗机构在建立信息安全治理体系的过程中，对服务器上的数据一般都部署了比较完备的数据备份/容灾备份系统，但对智能终端上的数据备份重视不足。数据备份组件提供终端使用者数据自动备份的功能，可按照常规备份、常规版本备份、同步备份等方式，实现本机对本机、本机对移动存储设备、移动存储设备对本机的数据备份。

对终端系统而言，数据备份能够提供便捷、高效、安全的终端数据备份与还原功能，便于在设备/硬盘损坏造成数据被破坏后能够及时恢复。

（六）区块链技术应用

在面向患者提供互联网医疗服务以及互联网医院、医联体、医共体等新兴健康医疗服务活动中，数据在整个健康医疗行业中的流转、使用，促使医院需要采用更灵活的方式对数据进行安全管控。数据防泄露（data loss prevention，DLP）技术应运而生并且日臻成熟，已在很多行业尤其是具备敏感的研发或客户数据的健康医疗行业中得到广泛应用。

如何防范患者隐私数据通过智能终端泄露，区块链+智能终端数据安全管控无疑是一种防止患者、医院的特定数据或信息资产以违反安全策略规定形式泄露的安全策略。

利用区块链加解密技术，在患者第一次使用医院智能终端时，将患者的身份信息记录到智能终端中，并将患者身份信息利用区块链密码算法生成用户唯一的数字身份信息。在之后的业务办理过程时，即使患者没有携带身份证，仅需出示代表数字身份的二维码，通过智能终端扫描二维码，即可自动核对患者身份的真实性，并加以校验，将验证后患者操作信息保存到系统后，就可以享受各项自助智慧服务，提高医院智能终端身份认证过程的便捷性。

区块链技术在分布式存储软件中的应用也有多种方式。一是以一种可以访问所有文件的方式在网络上分发文件；二是可以将患者医疗隐私数据进行加密，只有得到患者的授权，医护人员才可以访问这些数据；三是可以将数据拆分成小块，利用智能合约可以在医学研究的合作活动中，确保特定数据交换在特定条件得到满足时才能进行下去。

第 7 章 信息安全管理体系

智慧医院在网络与信息安全方面应建立一套务实的、合理的、可操作性强的安全管理体系，规范工序关系并明确责任和权利，建立强调制度化管理的氛围，强化各方职责分工，确保智慧医院在建设、运行过程中，医院信息管理部门和相关方面互相配合与协调，实现智慧医院的信息安全管理工作。智慧医院信息安全管理体系见图 7-1。

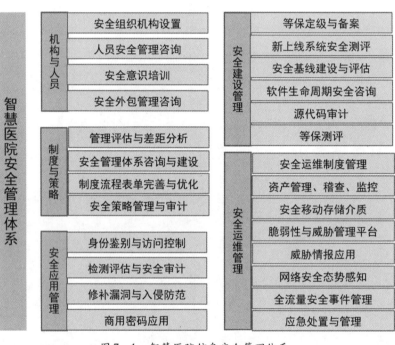

图 7-1　智慧医院信息安全管理体系

智慧医院信息安全管理体系包括四个方面的内容：

（1）"机构与人员"——管理对象既包括医院信息管理服务部门的人员，也包括第三方服务外包人员。因为要建立的是智慧医院的信息安全治理体系，所以，这里的"机构人员"还包括所有使用医院信息化系统的医护人员和后勤管理工作人员。

（2）"制度与策略"——其中，管理评估与差距分析、安全策略管理与审计是工作重点。要推动"管理制度流程化"，让各项制度成为可执行、可检查督办的例行任务，要促进"流程工作制度化"，使安全体系的建设者、管理者、被管理对象、服务人员都能够在清晰明确的制度和流程下运转。

（3）"安全建设管理"——安全建设管理的风险主要来源于管理体系的不健全，以及因相关控制措施不完善导致应用系统及系统规划设计、软件源代码开发、工程实施与验收、系统交付及等保测评等阶段工作内容和工作流程的不全面、不规范问题，进而有可能导致医院信息化系统在安全功能和控制措施方面的缺陷，为合规性和信息系统埋下隐患。建立相关管理措施，将这些控制措施和流程落实到管理制度文档，并进行合理的发布和实施，是智慧医院现行建设管理的主要目的。

（4）"安全运维管理"——安全运维管理作为安全建设管理的后续工作，建设好的系统是否正常运行直接关系到医院业务是否能够正常进行。一般情况下，聘请第三方服务外包公司是医院目前运维管理的主要方式，医院通过采取相关方法、制度、流程和文档等，对第三方服务外包公司进行管理，而第三方服务外包公司的职责则是在医院的管理下为运行环境（如软硬件环境、网络环境等）、业务系统和运维人员进行综合管理，构建安全运行维护体系。

7.1 管理机构与人员

网络安全等级保护要求与关键基础设施等级保护条例息息相关，关键基础设施等级保护条例中的相关规定主要是对网络安全负责人做出职责上的要求，此外要定期对从业人员进行网络安全教育、技术培训和技能考核；而网络安全等级保护要求中，则对管理机构和人员方面更为全面、更为具体，除网络安全负责人与安全教育方面，还包括人员录用、人员离职、外部人员访问、授权和审批等内容。

智慧医院实行党委领导的院长责任制，党的领导主要是政治思想领导。医院党组织的主要工作是：贯彻执行党的路线、方针、政策；实行院和科室两级领导制。医院按照规模、任务、特长和技术发展情况，设立业务科室。医院信息管理部门（信息中心）负责人应在院长领导下积极主动地做好全院信息安全管理工作，严格执行岗位职责和制定信息安全管理制度，制度内容需根据网络安全等级保护要求与关键基础设施等级保护条例进行编制。

7.1.1 网络安全等级保护要求

7.1.1.1 岗位设置

应设立网络安全管理工作的职能部门，设立安全主管、安全管理各个方面的负责人岗位，并定义各负责人的职责。应设立系统管理员、审计管理员和安全管理员等岗位，并定义部门及各个工作岗位的职责。应配备一定数量的系统管理员、审计管理员和安全管理员等。

7.1.1.2 授权和审批

应根据各个部门和岗位的职责明确授权审批事项、审批部门和批准人等。应针对系统变更、重要操作、物理访问和系统接入等事项执行审批过程。

7.1.1.3 沟通和合作

应加强各类管理人员、组织内部机构和网络安全管理部门之间的合作与沟通，定期召开协调会议，共同协作处理网络安全问题。应加强与网络安全职能部门、各类供应商、业界专家及安全组织的合作与沟通。应建立外联单位联系列表，包括外联单位名称、合作内容、联系人和联系方式等信息。

7.1.1.4 审核和检查

应定期进行常规安全检查，检查内容包括系统日常运行、系统漏洞和数据备份等情况。

7.1.1.5 人员录用

应指定或授权专门的部门或人员负责人员录用。应对被录用人员的身份、安全背景、专业资格或资质等进行审查。

7.1.1.6 人员离岗

应及时终止离岗人员的所有访问权限，取回各种身份证件、钥匙、徽章等以及机构提供的软硬件设备。

7.1.1.7 安全意识教育和培训

应对各类人员进行安全意识教育和岗位技能培训，并告知相关的安全责任和惩戒措施。

7.1.1.8 外部人员访问管理

应在外部人员物理访问受控区域前先提出书面申请，批准后由专人全程陪同，并登记备案。应在外部人员接入受控网络访问系统前先提出书面申请，批准后由专人开设账户、分配权限，并登记备案。外部人员离场后应及时清除其所有的访问权限。

7.1.2 关键信息基础设施保护条例

第二十二条明确关键信息基础设施运营者主要负责人是本单位关键信息基础设施安全保护工作第一责任人，负责建立健全网络安全责任制并组织落实，对本单位关键信息基础设施安全保护工作全面负责。

第二十四条强调除本条例第二十三条外，运营者还应当按照国家法律法规的规定和相关国家标准的强制性要求，履行下列安全保护义务：

（一）设置专门网络安全管理机构和网络安全管理负责人，并对该负责人和关键岗位人员进行安全背景审查。

（二）定期对从业人员进行网络安全教育、技术培训和技能考核。

第二十五条要求运营者网络安全管理负责人履行下列职责：

（一）组织制定网络安全规章制度、操作规程并监督执行。

（二）组织对关键岗位人员的技能考核。

（三）组织制定并实施本单位网络安全教育和培训计划。

第二十六条要求运营者网络安全关键岗位专业技术人员实行执证上岗制度。执证上岗具体规定由国务院人力资源社会保障部门会同国家网信部门等部门制定。

第二十七条明确运营者应当组织从业人员网络安全教育培训，每人每年教育培训时长不得少于 1 个工作日，关键岗位专业技术人员每人每年教育培训时长不得少于 3 个工作日。

7.2 管理制度与策略

医院是重要的基础公共事业之一，对我国国民生活水平的提高、身体状况的改善具有重要作用。随着信息技术的快速融合发展，现代医院已离不开计算机网络技术的支撑。因此，这就需要医院的管理者制订出一套能够保障智慧医院正常运行的信息安全管理制度体系，以《GB/T 22239—2019 信息安全技术 网络安全等级保护基本要求》为基础，建立医院信息安全管理体系和运行机制，提高医院的运行效率和医疗水平，使医院管理模式逐渐走向体系化、规范化、科学化方向。

7.2.1 网络安全等级保护要求

7.2.1.1 安全策略

应制定网络安全工作的总体方针和安全策略，阐明机构安全工作的总体目标、范围、原则和安全框架等。

7.2.1.2 管理制度

应对安全管理活动中的主要管理内容建立安全管理制度。应对管理人员或操作人员执行的日常管理操作建立操作规程。

7.2.1.3 制定和发布

应指定或授权专门的部门或人员负责安全管理制度的制定。安全管理制度应通过正式、有效的方式发布，并进行版本控制。

7.2.1.4 评审和修订

应定期对安全管理制度的合理性和适用性进行论证和审定，对存在不足或需要改进的安全管理制度进行修订。

7.2.2 关键信息基础设施保护条例

第二十三条规定运营者应当按照网络安全等级保护制度的要求，履行下列安全保护义务，保障关键信息基础设施免受干扰、破坏或者未经授权的访问，防止网络数据泄露或者被窃取、篡改：（一）制定内部安全管理制度和操作规程，严格身份认证和权限管理。

第二十八条要求运营者应当建立健全关键信息基础设施安全检测评估制度，关键信息基础设施上线运行前或者发生重大变化时应当进行安全检测评估。

7.2.3 商用密码管理办法要求

商用密码的管理应依据《中华人民共和国密码法》（2020年1月1日起施行）、《商用密码应用安全性评估管理办法（试行）》（2017年4月22日起施行）和GB/T 39786—2021《信息安全技术 信息系统密码应用基本要求》以及其他相关政策文件，对医院商用密码应用提出"密码保障同步规划、同步建设、同步运行、定期评估"等要求。

智慧医院使用商用密码应在项目规划、建设和运行阶段，组织开展商用密码应用安全性评估工作。根据评估结果进行密码改造升级，在升级实施过程中，医院应当采取必要措施保证系统安全运行。

网络和信息系统投入使用后，关键信息基础设施以及网络安全等级保护第三级及以上网络和信息系统每年至少评估一次。

网络和信息系统发生密码应用重大安全事件、重大调整或特殊紧急情况，责任单位应立即组织密评机构进行密码应用安全性评估。

7.2.4 等保2.0列出的常用制度

7.2.4.1 安全管理制度

安全管理制度包括信息工作的总体方针和安全策略、各项安全管理制度、××系统维护手册、××系统用户操作规程、安全管理制度体系文档、评审或修订后的安全管理制度共6个文档。

7.2.4.2 安全管理机构

安全管理机构包括设置信息安全管理工作职能部门的发文、岗位职责文档、人员信息表、授权和审批管理制度、外联单位联系列表、安全审核和安全检查制度共6个文档。

7.2.4.3 安全人员管理

安全人员管理包括人员录用管理文档、保密协议、岗位安全协议、人员离岗管理文档、人员考核文档、安全教育和培训计划、安全教育和培训文档、安全责任和惩戒措施管理文档、外部人员访问管理文档共9个文档。

7.2.4.4 安全建设管理

安全建设管理包括系统定级文档、定级备案证明、系统安全建设总体规划、安全保障体系文档、系统详细的设计方案、专家的论证文档、产品采购和使用管理制度、软件开发管理制度、代码编写安全规范、软件修改更新发布授权规范、软件项目建议书、可行性研究报告、软件需求说明书、数据要求说明书、软件开发范围说明书、总体软件设计说明书、详细软件设计说明书、数据库设计说明书、开发进度表、软件模块开发卷、软件测试计划、软件测试验收报告、质量检测及恶意代码检查报告、软件系统上线实施方案、软件使用指南、软件操作手册、软件维护手册、软件源代码文档、软件源代码审核记录、工程实施管理制度、工程实施方案、系统测试验收管理规定、第三方安全性测试报告、系统测试验收报告、系统交付清单、系统培训手册、等级测评管理文档、与安全服务商签订的安全责任合同书或保密协议、与安全服务商签订的服务合同共39个文档。

7.2.4.5 安全运维管理

安全运维管理包括机房安全管理制度、环境安全管理制度文档、资产安全管理制度、资产清单、介质管理制度、设备安全管理制度、关键设备操作规程、系统运行和监控管理制度、安全管理中心设置文档、网络安全管理制度、内部网络外联授权批准书、网络漏洞扫描报告、系统安全管理制度、系统漏洞扫描报告、恶意代码防范管理文档、密码管理制度、系统变更管理规范、变更申请书、备份和恢复管理制度、数据备份和恢复策略规范、安全事件处置管理制度、安全事件定级文档、用户个人信息数据分级防护管理规定、用户信息收集及使用规定、应急预案共25个文档。

7.2.5 如何制定规章制度

7.2.5.1 确定制度体系

制度分为基本管理制度、工作制度和责任制度。

制度体系的制定工作是一个系统工程，必须清楚制定制度体系的要求，建立制度体系目录。每项制度的内容应包括目的、适用范围、术语、职责、流程、细则、检查考核奖惩、相关文件、附件、备注以及具体的附件等内容。

制定制度之前必须明确组织机构图、管理关系（纵向的上下级关系、横向的平级之间的职责联络关系）及职责范围。

制度是领导的管理工具，制定的制度要符合高层的管理思想。制度中应使用岗位名称而不能使用部门名称，制度所规定的内容应落实到岗位上。制度应做到"一事一制"或相关的事，不能把不同类的事写在一个制度中。制度应按照所规定的事的时间发展或者单位运行流程顺序写。制度的目的是撰写制度的出发点，也是制度执行的落脚点。

7.2.5.2 制度、规定、办法、细则的区别

规章制度是要求大家共同遵守的办事规程或行动准则，是单位管理系统的基本框架。

规定是一个法律用词，是对某专项的涉及全单位或某个部门内的工作所做出的具体要求。

办法是指办事或处理问题的方法。对一项具体工作、操作步骤或对于一个具体的项目的管理所做出的要求，如印章管理办法、供应商管理办法等。

细则是有关规章制度、措施、方法等的详细的规则。细则也称实施细则，多是由制定有关法律、法规和规章授权的行政机关，为有效地实施该项法律、法规和规章而做出的权威性解释、明细的标准和措施用的法规文书，如信息管理实施细则。

7.3 安全应用管理

7.3.1 网络安全等级保护要求

7.3.1.1 身份鉴别

应对登录的用户进行身份标识和鉴别,身份标识具有唯一性,身份鉴别信息具有复杂度要求并定期更换。应具有登录失败处理功能,应配置并启用结束会话、限制非法登录次数和当登录连接超时自动退出等相关措施。应采用口令、密码技术、生物技术等两种或两种以上组合的鉴别技术对用户进行身份鉴别,且其中一种鉴别技术至少应使用密码技术来实现。

7.3.1.2 访问控制

应对登录的用户分配账户和权限。应重命名或删除默认账户,修改默认账户的默认口令。应及时删除或停用多余的、过期的账户,避免共享账户的存在。应授予管理用户所需的最小权限,实现管理用户的权限分离。应由授权主体配置访问控制策略,访问控制策略规定主体对客体的访问规则。访问控制的粒度应达到主体为用户级或进程级,客体为文件、数据库表级。应对重要主体和客体设置安全标记,并控制主体对有安全标记信息资源的访问。

7.3.1.3 安全审计

应启用安全审计功能,审计覆盖到每个用户,对重要的用户行为和重要的安全事件进行审计。审计记录应包括事件的日期和时间、用户、事件类型、事件是否成功及其他与审计相关的信息。应对审计记录进行保护,定期备份,避免受到未预期的删除、修改或覆盖等。应对审计进程进行保护,防止未经授权的中断。

7.3.1.4 入侵防范

应提供数据有效性检验功能,保证通过人机接口输入或通过通信接口输入的内容符合系统设定要求。应能发现可能存在的已知漏洞,并在经过充分测试评估后,及时修补漏洞。

7.3.2 关键信息基础设施保护条例

第二十八条规定运营者应当自行或委托网络安全服务机构对关键信息基础设施的安全性和可能存在的风险隐患每年至少进行一次检测评估,对发现的问题及时进行整改,并将有关情况报国家行业主管或监管部门。

第三十五条明确要面向关键信息基础设施开展安全检测评估,发布系统漏洞、计算机病毒、网络攻击等安全威胁信息,提供云计算、信息技术外包等服务的机构,应当符合有关要求。

7.3.3 安全应用的密码技术

商用密码技术的应用主要针对关键信息基础设施、等保安全三级系统和政务系统。根据 GB/T 39786—2021《信息安全技术 信息系统密码应用基本要求》,要从物理和环境安全、网络和通信安全、设备和计算安全、应用和数据安全、安全管理等层面,对上述系统进行风险分析,得出密码应用需求。

在医院商用密码建设中,以电子病例的国产商用密码建设为例,把 CA/KM/RA 系统和数字证书服务管理系统作为医疗卫生的电子认证服务体系,利用数字签名验证服务器、时间戳服务系统作为国产商用密码技术应用产品,通过密码技术应用集成、电子病例电子签名管理、数字证书服务作为电子病例密码技术的应用指南,以可信身份、可信行为、可信数据、可信时间为智慧医院系统用户(临床医生、护士、管理人员等)和电子病例系统(医生工作站、护士工作站、电子病例管理等)实现国产商用密码在智慧医院体系中的应用。

7.3.4 安全应用管理方法

(1) 网络安全责任人应建立安全管理意识,为软件安全和应用系统安全建立制度,规范软件和应用系统的安全管理。

(2) 建立安全应用的安全检测和安全审查细则,严格按照国家标准规范(如安全漏洞等级划分指南、信息安全风险评估规范等)实施,从而体现检测结果的科学性、公正性及合理性。

(3) 以等保2.0要求为基础,针对安全应用环境开展身份鉴别、访问控制、安全审计、入侵防范等方面的安全检测,检测范围不限于应用系统,还应覆盖承载应用系统的服务器、中间件、数据库、数据传输的网络层。

(4) 通过应用安全监测,对应用系统可用性、应用系统性能、应用系统 DNS 劫持、应用系统敏感字及篡改行为进行 7×24 小时的实时监控,并采用灵活的报警方式。或通过部署安全态势感知系统,对高级持续性威胁、未知威胁、异常威胁、Web 应用系统、核心业务系统多个方面的安全威胁进行智能感知与预警,实现"早发现、早报告、早处置"目标。

7.4 安全建设管理

安全建设管理就是对网络与信息安全保障体系的建设项目进行综合管理。第一步,需要根据医院现有的信息安全建设情况做一次整体的安全评估工作,以便分析当前医院信息安全能力是否达到等保2.0与关键信息基础设施保护条例的要求。第二步,要根据安全评估的结果确定实施智慧医院信息安全体系的建设方向及需要完善的内容。第三步,通过对安全设备/系统的招标采购、建设实施、问题整改、测试联调等过程，达到建设智慧医院信息安全体系建设的目的。

7.4.1 网络安全等级保护要求

7.4.1.1 定级和备案

应以书面的形式说明保护对象的安全保护等级及确定等级的方法和理由；应组织相关部门和有关安全技术专家对定级结果的合理性和正确性进行论证和审定；应保证定级结果经过相关部门的批准；应将备案材料报主管部门和相应公安机关备案。

7.4.1.2 安全方案设计

应根据安全保护等级选择基本安全措施，依据风险分析的结果补充和调整安全措施；根据保护对象的安全保护等级及与其他级别保护对象的关系，进行安全整体规划和安全方案设计，设计内容应包含密码技术相关内容，形成配套文件；组织相关部门和有关安全专家对安全整体规划及其配套文件的合理性和正确性进行论证和审定，经批准后才能正式实施。

7.4.1.3 产品采购和使用

应确保网络安全产品采购和使用符合国家的有关规定；应确保密码产品与服务的采购和使用符合国家密码管理主管部门的要求；应预先对产品进行选型测试，确定产品的候选范围，并定期审定和更新候选产品名单。

7.4.1.4 自行软件开发

应将开发环境与实际运行环境物理分开，测试数据和测试结果受到控制；应制定软件开发管理制度，明确说明开发过程的控制方法和人员行为准则；应制定代码编写安全规范，要求开发人员参照规范编写代码；应具备软件设计的相关文档和使用指南，并对文档使用进行控制；应保证在软件开发过程中对安全性进行测试，在软件安装前对可能存在的恶意代码进行检测；应对程序资源库的修改、更新、发布进行授权和批准，并严格进行版本控制；应保证开发人员为专职人员，开发人员的开发活动受到控制、监视和审查。

7.4.1.5 外包软件开发

应在软件交付前检测其中可能存在的恶意代码；应保证开发单位提供软件设计文档和使用指南；应保证开发单位提供软件源代码，并审查软件中可能存在的后门和隐蔽信道。

7.4.1.6 工程实施

应指定或授权专门的部门或人员负责工程实施过程的管理；应制定安全工程实施方案控制工程实施过程；应通过第三方工程监理控制项目的实施过程。

7.4.1.7 测试验收

应制订测试验收方案，并依据测试验收方案实施测试验收，形成测试验收报告；应进行上线前的安全性测试，并出具安全测试报告，安全测试报告应包含密码应用安全性测试相关内容。

7.4.1.8 系统交付

应制定交付清单，并根据交付清单对所交接的设备、软件和文档等进行清点；应对负责运行维护的技术人员进行相应的技能培训；应提供建设过程文档和运行维护文档。

7.4.1.9 等级测评

应定期进行等级测评，发现不符合相应等级保护标准要求的及时整改；应在发生重大变更或级别发生变化时进行等级测评；应确保测评机构的选择符合国家有关规定。

7.4.1.10 服务供应商选择

应确保服务供应商的选择符合国家的有关规定；应与选定的服务供应商签订相关协议，明确整个服务供应链各方需履行的网络安全相关义务；应定期监督、评审和审核服务供应商提供的服务，并对其变更服务内容加以控制。

7.4.2 关键信息基础设施保护条例

第二十一条明确建设关键信息基础设施应当确保其具有支持业务稳定、持续运行的性能，并保证安全技术措施同步规划、同步建设、同步使用。

第四十二条要求有关部门组织开展关键信息基础设施安全检测评估，可采取下列措施：查看网络安全管理制度制定、落实情况以及网络安全技术措施规划、建设、运行情况。

7.4.3 安全建设管理体系的构成

安全建设管理体系是指在建设实施智慧医院网络安全保障体系（系统）的过程中应该采取的各种管理措施，参见图7-2。

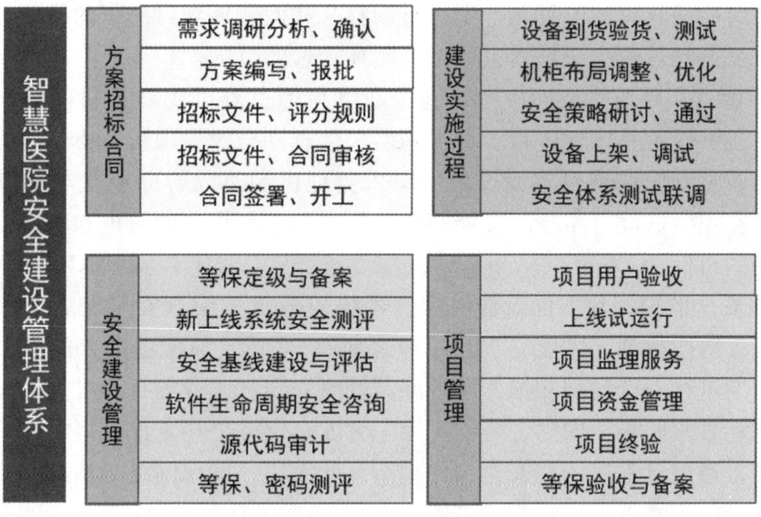

智慧医院安全建设管理体系	方案招标合同	需求调研分析、确认	建设实施过程	设备到货验货、测试
		方案编写、报批		机柜布局调整、优化
		招标文件、评分规则		安全策略研讨、通过
		招标文件、合同审核		设备上架、调试
		合同签署、开工		安全体系测试联调
	安全建设管理	等保定级与备案	项目管理	项目用户验收
		新上线系统安全测评		上线试运行
		安全基线建设与评估		项目监理服务
		软件生命周期安全咨询		项目资金管理
		源代码审计		项目终验
		等保、密码测评		等保验收与备案

图7-2 智慧医院安全建设管理体系

特别需要注意的是，在招标文件中应尽可能地将应用系统开发过程中涉及的网络与信息安全漏洞、后门、远程维护接口等安全因素，及早地列明要求，防止出现"扯皮"现象。

7.4.3.1 安全建设管理的工作内容

(1) "方案招标合同"——从编制安全体系建设方案开始，到进入招标程序，再到合同签署并由监理公司发出"开工令"。标志着项目进入建设实施阶段。本阶段的重点工作在于做好总体设计、分步实施，要按照立项招标的规范，依法合规地开展项目建设。

(2) "建设实施过程"——从设备到货进场验货开始，直到对安全体系进行测试联调。实施过程最重要的是"重点关口前移"，做好质量把关，对采购设备进行一致性、符合性测试，发现质量性能达不到招标要求的要予以更换；最后的测试联调，应当包括对原有安全设备（系统）构成统一保障体系后的连带测试联调，不断完善安全策略和技术参数配置工作。这一点要求应该写入招标文件。

(3) "安全建设管理"——主要任务是围绕等保2.0标准、关保条例、密码法和个人信息保护法的要求开展工作，其中源代码审计和等保、密码测评是重点。此外，要根据相关法律法规要求，对安全保障系统进行联合测试，加强攻防演练以提高安全技术系统的成色。

(4) "项目管理"——主要强调的是安全建设项目从用户验收开始的工作，实际上，项目管理是贯穿于项目建设全过程的，前面提到的很多工作也是项目管理的组成部分。

7.4.3.2 建设过程的管理三要素

在整个信息安全体系建设过程中，都要围绕着项目闭环管理、项目实施监管、安全监控测评三个方面进行。

(1) 在项目闭环管理方面。因为项目具有不确定性和易变性，有诸多因素影响项目的成功实施，如果不对项目中的偏差加以控制和调节，项目的交付质量和速度就得不到保障。闭环思维就是运用科学的方法对项目管理的环节和数据进行监控，并根据反馈结果对项目管理的流程和计划进行调整，从而保证项目交付的成功，而在分析偏差与及时反馈的过程中，项目也达到了闭环管理的目的。

(2) 在项目实施监管方面。为了确保网络与信息安全建设项目的顺利实施，确保项目建设能够规范有序地进行，增强网络与信息安全建设项目的整体可控性，确保项目建设的质量，应在项目建设过程中引入监理机制，以协助业主对建设工程的规模、标准、实施、进度、质量、文档和验收等方面进行规范的管理和监督，使项目建设达到预期的目标。

(3) 在安全监控测评方面。任何信息系统的网络与信息安全保障工作都应以日常防护为主，防微杜渐，才能立于"不败之地"。因此，应配备必要的安全防护工具或软件，定期进行安全漏洞扫描，发现漏洞及时安装补丁或委托第三方安全服务公司做远程监测和日常防护。同时，应委托第三方安全服务公司定期开展全方位、多层次的安全测评，通过日常监测和安全测评相结合的手段，确保网络与信息安全项目的建设效能。

7.5 安全运行（运维）管理

安全运行管理体系是指以资产管理为基础，以安全策略、安全组织、安全运作和安全技术框架为中心，辅之以有效的监测预警和应急响应，为医院构建动态的安全运行管理体系。完善的安全运行管理体系可在统一安全管理框架下实现对各种系统、应用、设备、安全产品的集中管理和监控，减轻操作负担，提高管理效率。

7.5.1 网络安全等级保护要求

7.5.1.1 环境管理

应指定专门的部门或人员负责机房安全，对机房出入进行管理，定期对机房供配电、空调、温湿度控制、消防等设施进行维护管理；应建立机房安全管理制度，对有关物理访问、物品带进出和环境安全等方面的管理做出规定；应不在重要区域接待来访人员，不随意放置含有敏感信息的纸质文件和移动介质等。

7.5.1.2 资产管理

应编制并保存与保护对象相关的资产清单，包括资产责任部门、重要程度和所处位置等内容；应根据资产的重要程度对资产进行标识管理，根据资产的价值选择相应的管理措施；应对信息分类与标识方法做出规定，并对信息的使用、传输和存储等进行规范化管理。

7.5.1.3 介质管理

应将介质存放在安全的环境中，对各类介质进行控制和保护，实行存储环境专人管理，并根据存档介质的目录清单定期盘点；应对介质在物理传输过程中的人员选择、打包、交付等情况进行控制，并对介质的归档和查询等进行登记记录。

7.5.1.4 设备维护管理

应对各种设备（包括备份和冗余设备）、线路等指定专门的部门或人员定期进行维护管理；应建立配套设施、软硬件维护方面的管理制度，对其维护进行有效的管理，包括明确维护人员的责任、维修和服务的审批、维修过程的监督控制等；信息处理设备应经过审批才能带离机房或办公地点，含有存储介质的设备带出工作环境时其中重要数据应加密；含有存储介质的设备在报废或重用前，应进行完全清除或被安全覆盖，保证该设备上的敏感数据和授权软件无法被恢复重用。

7.5.1.5 漏洞和风险管理

应采取必要的措施识别安全漏洞和隐患，对发现的安全漏洞和隐患及时进行修补或评估可能的影响后进行修补；应定期开展安全测评，形成安全测评报告，采取措施应对发现的安全问题。

7.5.1.6 网络和系统安全管理

应划分不同的管理员角色进行网络和系统的运维管理，明确各个角色的责任和权限；应指定专门的部门或人员进行账户管理，对申请账户、建立账户、删除账户等进行控制；应建立网络和系统安全管理制度，对安全策略、账户管理、配置管理、日志管理、日常操作、升级与打补丁、口令更新周期等方面做出规定；应制定重要设备的配置和操作手册，依据手册对设备进行安全配置和优化配置等；应详细记录运维操作日志，包括日常巡检工作、运行维护记录、参数的设置和修改等内容；应指定专门的部门或人员对日志、监测和报警数据等进行分析、统计，及时发现可疑行为；应严格控制变更性运维，经过审批后才可改变连接、安装系统组件或调整配置参数，操作过程中应保留不可更改的审计日志，操作结束后应同步更新配置信息库；应严格控制运维工具的使用，经过审批后才可接入进行操作，操作过程中应保留不可更改的审计日志，操作结束后应删除工具中的敏感数据；应严格控制远程运维的开通，经过审批后才可开通远程运维接口或通道，操作过程中应保留不可更改的审计日志，操作结束后立即关闭接口或通道；应保证所有与外部的连接均得到授权和批准，应定期检查违反规定无线上网及其他违反网络安全策略的行为。

7.5.1.7 恶意代码防范管理

应提高所有用户的防恶意代码意识，对外来计算机或存储设备接入系统前进行恶意代码检查等；应定期验证防范恶意代码攻击的技术措施的有效性。

7.5.1.8 配置管理

应记录和保存基本配置信息，包括网络拓扑结构、各个设备安装的软件组件、软件组件的版本和补丁信息、各个设备或软件组件的配置参数等；应将基本配置信息改变纳入变更范畴，实施对配置信息改变的控制，并及时更新基本配置信息库。

7.5.1.9 密码管理

应遵循密码相关国家标准和行业标准，应使用国家密码管理主管部门认证核准的密码技术和产品。

7.5.1.10 变更管理

应明确变更需求，变更前根据变更需求制订变更方案，变更方案经过评审、审批后方可实施；应建立变更的申报和审批控制程序，依据程序控制所有的变更，记录变更实施过程；应建立中止变更并从失败变更中恢复的程序，明确过程控制方法和人员职责，必要时对恢复过程进行演练。

7.5.1.11 备份与恢复管理

应识别需要定期备份的重要业务信息、系统数据及软件系统等；应规定备份信息的备份方式、备份频度、存储介质、保存期等；应根据数据的重要性和数据对系统运行的影响，制定数据的备份策略和恢复策略、备份程序和恢复程序等。

7.5.1.12 安全事件处置

应及时向安全管理部门报告所发现的安全弱点和可疑事件；应制定安全事件报告和处置管理制度，明确不同安全事件的报告、处置和响应流程，规定安全事件的现场处理、事件报告和后期恢复的管理职责等；应在安全事件报告和响应处理过程中，分析和鉴定事件产生的原因，收集证据，记录处理过程，总结经验教训；对造成系统中断和造成信息泄露的重大安全事件应采用不同的处理程序和报告程序。

7.5.1.13 应急预案管理

应规定统一的应急预案框架，包括启动预案的条件、应急组织构成、应急资源保障、事后教育和培训等内容；应制定重要事件的应急预案，包括应急处理流程、系统恢复流程等内容；应定期对系统相关的人员进行应急预案培训，并进行应急预案的演练；应定期对原有的应急预案重新评估，修订完善。

7.5.1.14 外包运维管理

应确保外包运维服务商的选择符合国家的有关规定；应与选定的外包运维服务商签订相关的协议，明确约定外包运维的范围、工作内容；应保证选择的外包运维服务商在技术和管理方面均应具有按照等级保护要求开展安全运维工作的能力，并将能力要求在签订的协议中明确；应在与外包运维服务商签订的协议中明确所有相关的安全要求，如可能涉及对敏感信息的访问、处理、存储要求，对IT基础设施中断服务的应急保障要求等。

7.5.2 关键信息基础设施保护条例

第十八条明确了：下列单位运行、管理的网络设施和信息系统，一旦遭到破坏、丧失功能或者数据泄露，可能严重危害国家安全、国计民生、公共利益的，应当纳入关键信息基础设施保护范围：政府机关和能源、金融、交通、水利、卫生医疗、教育、社保、环境保护、公用事业等行业领域的单位。

第二十一条要求建设关键信息基础设施应当确保其具有支持业务稳定、持续运行的性能，并保证安全技术措施同步规划、同步建设、同步使用。

第四十二条要求有关部门组织开展关键信息基础设施安全检测评估，可采取下列措施：查看网络安全管理制度制定、落实情况以及网络安全技术措施规划、建设、运行情况。

7.5.3 体系构成与管理措施

安全运行管理体系如图7-3所示，也包括以下四方面的内容：机构与人员、制度与策略、资产管理与安全运维管理。

与前述的安全管理体系中有些不同的是，在安全运行管理中的机构与人员、制度与策略，是对安全管理体系中的机构与人员、制度与策略的要求实施具体的操作，相当于在运行管理中对相关的管理要求提出具体落实措施。

以下将对安全运行管理体系中的资产管理与安全运维管理要求做简要阐述。

资产管理——在运行管理体系中，对已形成固定资产的网络与信息安全技术产品（系统）进行管理、监控，是保障医院信息化系统安全的重要任务。与设备提供方、第三方运维服务方联合建立备品备件管理，是医院信息化系统在突发事件下不间断运

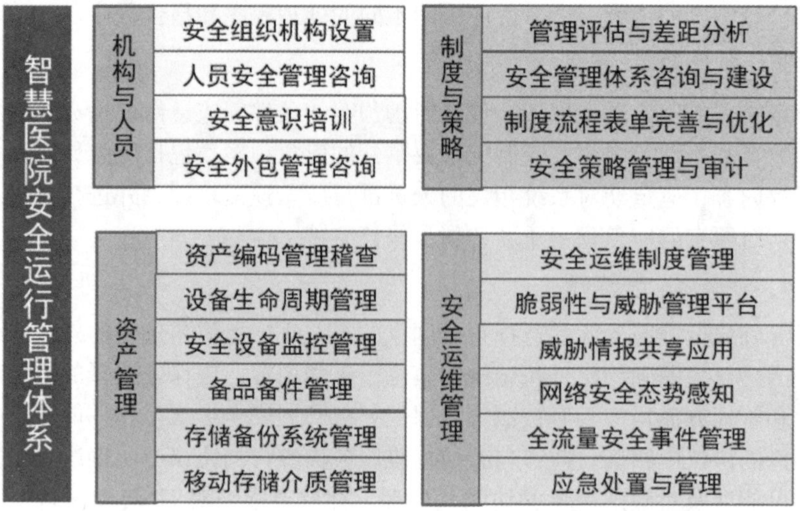

智慧医院安全运行管理体系	机构与人员	安全组织机构设置	制度与策略	管理评估与差距分析
		人员安全管理咨询		安全管理体系咨询与建设
		安全意识培训		制度流程表单完善与优化
		安全外包管理咨询		安全策略管理与审计
	资产管理	资产编码管理稽查	安全运维管理	安全运维制度管理
		设备生命周期管理		脆弱性与威胁管理平台
		安全设备监控管理		威胁情报共享应用
		备品备件管理		网络安全态势感知
		存储备份系统管理		全流量安全事件管理
		移动存储介质管理		应急处置与管理

图 7-3 智慧医院安全运行管理体系

行的重要保障；而对移动存储介质（移动硬盘、U 盘）的管理显得更加重要，因为这是对病毒或恶意软件"外防输入"的有效保证。

安全运维管理——放在运行管理体系中的作用在于，运维管理工作是甲乙双方加上第三方服务外包公司共同完成的任务，除了要建立后 5 项技术性保障系统外，建立无缝衔接的安全运维制度、完善闭环管理制度与机制、确保有良好的协调运行机制也是至关重要的。

要达到"安全运维管理"的目标，可通过采取运维服务 SLA（服务水平协议）、运维服务管理流程、运维服务责任等措施，来保障智慧医院的安全运行。

运维服务 SLA（服务水平协议）是 IT 系统运维服务提供商与医院共同定义的一种双方认可的协定。一个完整的 SLA 同时也是一个合法的文档，包括所涉及的当事人、协定条款（包含应用程序和支持的服务）、违约的处罚、费用和仲裁机构、政策、修改条款、报告形式和双方的义务等。同样，运维服务提供商可以对医院在工作负荷和资源使用方面提出条件和规定。

运维服务管理流程是指为了支撑运维服务的实现和提供，以确定的方式执行或发送的一系列有规律的行动。一般情况下，与第三方运维服务提供商共同制订服务管理流程，主要包括服务准备流程、故障响应流程、故障处理流程、重大维护处理流程、事件管理流程、配置管理流程等，以实现智慧医院信息化系统在运行维护过程中持续的、有效的运维服务保障目标。

运维服务责任方按照安全管理机构与人员岗位的设置需求，对特定职能或责任领域的管理功能实施分离、独立审计等分权，避免权力过分集中所带来的隐患，以减少未授权的修改或滥用系统资源的机会。任何实体（如用户、管理员、进程、应用或系统）仅享有该实体需要完成其任务所需的权限，不应享有任何多余权限，要建立奖惩机制，逐级压实安全责任，以确定的规章制度规范运维服务各岗位的职责。

通过对医院现有的 IT 资源进行监控和管理，及时掌握各信息系统的资源现状和配置信息，反映 IT 资源的可用性情况和健康状况，以运行维护服务的有效管理来提升信息系统的服务效率，协调各业务系统的内部运作，改善信息管理部门与业务部门的沟通，提高智慧医院信息化系统的服务质量。

7.6 第三方安全服务管理

第三方安全服务商是政府、企业"手脚"的延伸和扩大，是安全监管的另一道防线，也是安全监管漏项的有力补充，既弥补了安全监管人员不足和专业力量不强的短板，又能全面掌控和分析医院的信息安全状况，及时发现网络与信息安全的薄弱环节和隐患；既有利于督促落实应急处置措施，最大限度地遏制网络安全事故，又能够解决医院面对网络安全不会管或管不好的问题，促进医院信息安全管理迈向规范化和标准化。对第三方安全服务商的管理，应从技术能力、企业经营管理能力和未来发展能力等方面进行资质审查。

（1）技术能力审查。要审查安全服务商提供的服务资质证书，主要安全服务设备装置情况，主要服务人员资历表、履历表，是否拥有对网络安全核心技术深入理解的技术专家和项目管理人员等。

（2）经营管理能力审查。对安全服务商提供的企业经营管理能力进行审查，了解安全服务商的领导层结构、员工素质、客户数量、社会评价等，考察安全服务商的项目管理水平、用户对服务商的服务满意度等。

（3）企业未来发展能力审查。对安全服务提供商的发展能力进行审查，了解安全服务商近年的发展规划，了解其发展能力与潜力，考察其从事信息安全相关业务的时间、市场份额、服务能力等要素。

在确定服务需求之后，信息管理部门要根据医院信息安全服务外包的目标、范围、业务需要以及相关的管理规定，与第三方安全服务商签署相关的合同及安全协议，明确双方的权利、责任与义务。

第8章 信息安全运营体系

智慧医院信息安全治理体系的建设，需要有相配套的安全运营服务保障。这个安全运营服务保障是指对智慧医院六层架构信息化系统的运行状态的监测与维护，包括信息基础设施中的系统和网络、医院信息与数据资产、智慧医院公共信息平台以及各类信息化应用系统，等等。这种安全运营服务能够确保在智慧医院各层系统及其运行环境和状态发生变化时，为维持智慧医院各项业务正常运行所采取的一系列响应和恢复活动。

近年来，一些地方开始将智慧城市与数字政府建设项目的信息安全运行服务保障任务进行打包，整合成一个"智慧城市信息安全运营服务"项目，形成更大范围、涉及更多业务的"全局性"安全运营服务体系。这种信息安全运营"集约化"的做法和发展趋势，值得智慧医院在建立信息安全治理体系时借鉴参考。

8.1 安全运营的合规性建设

建设智慧医院信息安全运营体系，必须遵循和满足网络安全相关法规和标准，以下列出等保2.0和关保条例对安全等级为第三级及以上系统（智慧医院的核心业务及绝大多数系统均需定级为第三级）的相关要求。

8.1.1 必须达到等保2.0要求

8.1.1.1 安全区域边界

（1）在通用部分。应在网络边界、重要网络节点进行安全审计，审计覆盖到每个用户，对重要的用户行为和重要安全事件进行审计；审计记录应包括事件的日期和时间、用户、事件类型、事件是否成功及其他与审计相关的信息；应对审计记录进行保护，定期备份，避免受到未预期的删除、修改或覆盖等。

（2）在云安全扩展部分。应能检测到对虚拟网络节点的网络攻击行为，并能记录攻击类型、攻击时间、攻击流量等；应能检测到虚拟机与宿主机、虚拟机与虚拟机之间的异常流量；应在检测到网络攻击行为、异常流量情况时进行告警；应对云服务商和云服务客户在远程管理时执行的特权命令进行审计，至少包括虚拟机删除、虚拟机重启；应保证云服务商对云服务客户系统和数据的操作可被云服务客户审计。

（3）在物联网安全扩展部分。应能够限制与感知节点通信的目标地址，以避免对陌生地址的攻击行为。

（4）在工业控制系统安全扩展部分。应在工业控制系统内安全域和安全域之间的边界防护机制失效时，及时进行报警。

8.1.1.2 可信验证

（1）在通用部分。可基于可信根对计算设备的系统引导程序、系统程序、重要配作参数和应用程序等进行可信验证，并在应用程序的关键执行环节进行动态可信验证，在检测到其可信性受到破坏后进行报警，并将验证结果形成审计记录送至安全管理中心。

（2）无扩展部分。

8.1.1.3 安全管理中心

（1）在通用部分。应对审计管理员进行身份鉴别，只允许其通过特定的命令或操作界面进行安全审计操作，并对这些操作进行审计；应通过审计管理员对审计记录进行分析，并根据分析结果进行处理，包括根据安全审计策略对审计记录进行存储、管理和查询等；应划分出特定的管理区域，对分布在网络中的安全设备或安全组件进行管控；应能够建立一条安全的信息传输路径，对网络中的安全设备或安全组件进行管理；应对网络链路、安全设备、网络设备和服务器等的运行状况进行集中监测；应对分散在各个设备上的审计数据进行收集汇总和集中分析，并保证审计记录的留存时间符合法律法规要求；应对安全策略、恶意代码、补丁升级等安全相关事项进行集中管理；应能对网络中发生的各类安全事件进行识别、报警和分析。

（2）在云安全扩展部分。应能对物理资源和虚拟资源按照策略做统一管理调度与分配；应保证云计算平台管理流量与云服务客户业务流量分离；应根据云服务商和云服务客户的职责划分，收集各自控制部分的审计数据并实现各自的集中审计；应根据云服务商和云服务客户的职责划分，实现各自控制部分，包括虚拟化网络、虚拟机、虚拟化安全设备等的运行状况的集中监测。

物联网安全扩展部分和工业控制系统安全扩展部分无相关要求。

8.1.1.4 管理部分

1）在通用部分。

（1）安全策略：应制定网络安全工作的总体方针和安全策略，阐明机构安全工作的总体目标、范围、原则和安全框架等。

（2）管理制度：应形成由安全策略、管理制度、操作规程、记录表单等构成的全面的安全管理制度体系。

（3）审核和检查：应定期进行常规安全检查，检查内容包括系统日常运行、系统漏洞和数据备份等情况；应定期进行全面安全检查，检查内容包括现有安全技术措施的有效性、安全配置与安全策略的一致性、安全管理制度的执行情况等；制定安全检查表格实施安全检查，汇总安全检查数据，形成安全检查报告，并对安全检查结果进行通报。

（4）漏洞和风险管理：应定期开展安全测评，形成安全测评报告，采取措施应对发现的安全问题。

（5）安全管理人员：应对被录用人员的身份、安全背景、专业资格或资质等进行审查，对其所具有的技术技能进行考核。

（6）安全意识教育和培训：应对各类人员进行安全意识教育和岗位技能培训，并告知相关的安全责任和惩戒措施；应针对不同岗位制订不同的培训计划，对安全基础知识、岗位操作规程等进行培训。

（7）安全运维管理：应建立机房安全管理制度，对有关物理访问、物品带进出和环境安全等方面的管理做出规定。

（8）资产管理：应编制并保存与保护对象相关的资产清单，包括资产责任部门、重要程度和所处位置等内容；应根据资产的重要程度对资产进行标识管理，根据资产的价值选择相应的管理措施；应对信息分类与标识方法做出规定，并对信息的使用、传输和存储等进行规范化管理。

（9）漏洞和风险管理：应采取必要的措施识别安全漏洞和隐患，对发现的安全漏洞和隐患及时进行修补或评估可能的影响后进行修补；应定期开展安全测评，形成安全测评报告，采取措施应对发现的安全问题。

（10）网络和系统安全管理：应建立网络和系统安全管理制度，对安全策略、账户管理、配置管理、日志管理、日常操作、升级与打补丁、口令更新周期等方面做出规定。

（11）安全事件处置：对造成系统中断和造成信息泄露的重大安全事件应采用不同的处理程序和报告程序。

（12）应急预案管理：应定期对系统相关的人员进行应急预案培训，并进行应急预案的演练。

（13）外包运维管理：应与选定的外包运维服务商签订相关的协议，明确约定外包运维的范围、工作内容。

2）在移动互联安全扩展部分

安全运维管理：配置管理部分应建立合法无线接入设备和合法移动终端配置库，用于对非法无线接入设备和非法移动终端的识别。

3）在物联网安全扩展部分

安全运维管理：应指定人员定期巡视感知节点设备、网关节点设备的部署环境，对可能影响感知节点设备、网关节点设备正常工作的环境异常进行记录和维护；应对感知节点设备、网关节点设备入库、存储、部署、携带、维修、丢失和报废等过程做出明确规定，并进行全程管理；应加强对感知节点设备、网关节点设备部署环境的保密性管理，包括负责检查和维护的人员调离工作岗位应立即交还相关检查工具和检查维护记录等。配置管理部分应建立合法无线接入设备和合法移动终端配置库，用于对非法无线接入设备和非法移动终端的识别。

8.1.2 必须符合关保要求

关键信息基础设施安全保护的要求，首先是以满足等保2.0要求为基础条件，同时还有以下部分相关要求。

8.1.2.1 关键信息基础设施安全要求

基于关键信息基础设施的安全需求建立或完善安全策略和制度,并根据关键信息基础设施面临的安全风险和威胁的变化相应调整。

8.1.2.2 安全应急管理要求

(1)应制定网络安全事件应急预案,原则上每年评估一次,并根据实际情况适时修订。

(2)应组织开展应急预案的宣贯培训,确保相关人员熟悉应急预案。

(3)每年应开展网络安全应急演练,检验应急预案的可操作性,并将演练情况报网络安全主管部门。

(4)应建立网络安全事件报告和通报机制,提高预防预警能力。

(5)应明确应急技术支援队伍,做好应急技术支援准备。

(6)应做好网络安全应急物资保障,确保必要的备机、备件等资源到位。

根据第五章信息安全治理体系的总体设计,智慧医院安全运营体系包括信息资产管理、脆弱性闭环管理、安全态势感知、安全事件分析、应急预案与响应和安全知识管理六大部分,见图 8-1。

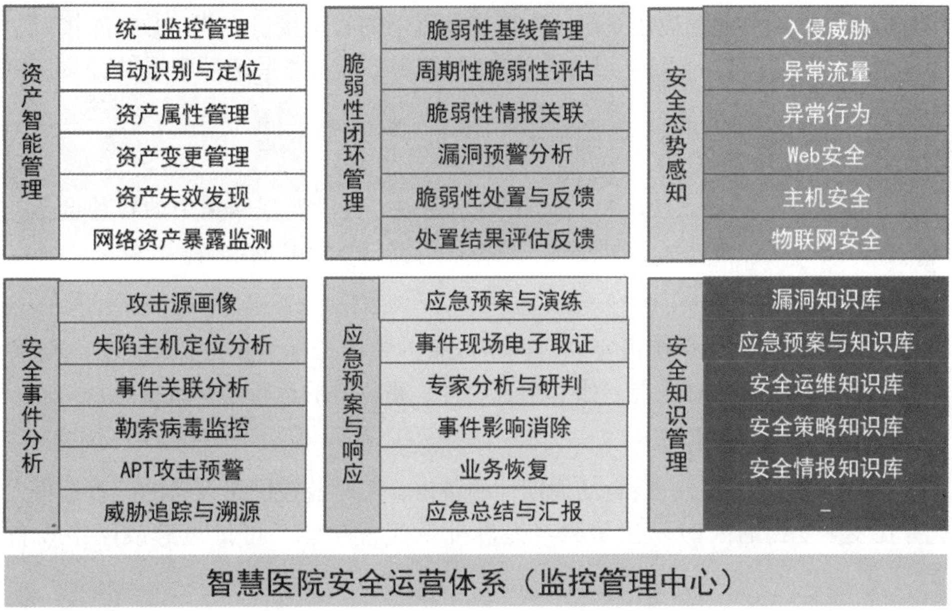

资产智能管理	脆弱性闭环管理	安全态势感知
统一监控管理	脆弱性基线管理	入侵威胁
自动识别与定位	周期性脆弱性评估	异常流量
资产属性管理	脆弱性情报关联	异常行为
资产变更管理	漏洞预警分析	Web安全
资产失效发现	脆弱性处置与反馈	主机安全
网络资产暴露监测	处置结果评估反馈	物联网安全

安全事件分析	应急预案与响应	安全知识管理
攻击源画像	应急预案与演练	漏洞知识库
失陷主机定位分析	事件现场电子取证	应急预案与知识库
事件关联分析	专家分析与研判	安全运维知识库
勒索病毒监控	事件影响消除	安全策略知识库
APT攻击预警	业务恢复	安全情报知识库
威胁追踪与溯源	应急总结与汇报	

智慧医院安全运营体系(监控管理中心)

图 8-1 智慧医院安全运营体系

8.2 信息资产智能管理

智慧医院的安全运营体系中的"信息资产管理"与安全运行管理体系的"资产管理"的目的不同,前者是为了通过对资产运行状态的监测实现对信息资产的统一监管，范围包括整个智慧医院体系所涉及的所有范围内；后者是安全运行体系中涉及的相关 IT 资产，后者只涉及业务系统范围内跟信息安全相关的 IT 资产。

在信息资产智能化管理方面，应结合医院当前实际，查找与等保 2.0 要求和关保条例的差距：如对各种服务器、终端电脑、网络设备、安全设备以及其他医疗设备等信息资产，能否进行统一监控管理，能否实现资产的自动识别与定位，能否进行资产属性及变更管理，资产失效能否被发现，可否进行资产暴露监测，等等。

目前，市场上成熟的信息资产智能管理子系统的主要功能归纳包括：

8.2.1.1 支持多种协议

为了实现信息资产的智能管理，对网络空间辖区内的网络环境中各类网络连接设备（接口）进行实时监控和原始信息采集，因此，被管理的 IT 资产对象应能够通过 SNMP、WMI、Telnet、ICMP 等方式提供设备的性能参数、流量信息和事件数据。

8.2.1.2 支持数据采集和整合

IT 资产管理子系统的数据处理包括数据采集和数据整合功能，采集方式支持以下几种：采用定时轮循机制获取被管实体的数据；监听代理端的 TRAP 消息实时获取数据；通过设备厂家提供的监听工具获取数据；通过读取日志文件获取数据；采取手工录入或批量文件导入；通过其他厂商网管平台获取数据。

对于智慧医院的业务应用系统，则应支持以下的管理接口方式：数据库接口、文件接口（日志文件等）、SNMP 以及其他 API 接口（需业务系统厂商提供有关接口的详细信息）。

8.2.1.3 自动拓扑发现

通过 IT 资产管理子系统支持自动拓扑发现，可自动发现网络中的各种设备，包括交换机、路由器、防火墙、服务器、数据库等支持 SNMP 的设备。

8.2.1.4 性能管理

通过 IT 资产管理子系统可实现对网络设备的主要指标数据的监测，并与告警模块关联，发生异常时及时告警，如 CPU、内存、磁盘等的运行指标数据。

8.2.1.5 设备配置管理

能对网络设备的配置进行自动周期性的备份，实时监控网络设备的配置是否发生变化并在发生变化后及时发出警告，提供批量配置功能，可批量修改网络设备的配置。

8.2.1.6 资产分类库管理

管理 IT 资产信息包括网络设备、工控设备、物联网设备、安全设备、服务器、网站及终端设备等，进行分类统计，建立 IT 资产库。资产库属性信息包括但不限于：①基本信息：名称、ID、类型、品牌、型号、操作系统等；②网络信息：IP、MAC、端口、交换机、机柜；③状态信息：设备状态、上线时间、离线时间；④识别信息：资产特征、资产指纹；⑤地理信息：市、区、经纬坐标；⑥管理信息：责任部门、责任人、联系方式等；⑦其他信息：用途描述、项目描述、设备描述等。

8.2.1.7 资产主动梳理

能够快速地进行资产梳理,发现并识别网络中的所有信息资产,包括网络设备、安全设备、物联网设备、服务器、网站系统及终端设备等,并实时更新 IT 资产信息库。

8.2.1.8 资产变更跟踪

可发现异常的 IT 资产变更,尤其针对关键信息基础设施发生的异常 IT 资产变更情况,如设备长时间离线、设备被异常替换、设备 IP 异常变更、IP 异常冒用、违规设备接入等,及时进行告警和呈现。

8.2.1.9 安全底图展示

通过安全底图实时呈现 IT 资产运行状态,如全网设备在线情况、设备异常情况、异常设备接入情况,并以地图、热力图等形式进行可视化展现。当发生 0day 漏洞爆发等大规模安全威胁事件发生时,可根据网络空间安全底图快速判断本辖区内的影响范围、影响程度等信息,为后续应对提供第一手、真实、准确的参考资料。

8.3 脆弱性闭环管控

加强"脆弱性闭环管理"的目的是依据不断变化的网络威胁实际情况,对安全治理体系可能存在的薄弱环节进行分析,实行闭环管控。

在信息资产的脆弱性闭环管理方面,应对照检查是否有对安全脆弱性的基线管理,是否开展了脆弱性风险评估,对安全漏洞是否具有预警分析能力,对安全脆弱性的处置及结果反馈机制是否建立,等等。

建立脆弱性闭环管理子系统,可针对智慧医院内业务系统进行风险监测,对风险漏洞进行快速发现、跟踪、验证,使管理和运维人员及时了解系统风险变化趋势,及时跟踪处置。同时,可实现快速漏洞验证功能,提供针对 IT 资产上发现的漏洞进行验证或发起攻击的能力。快速漏洞验证能够与 IT 资产详细信息展示相关联,查看 IT 资产详细信息中的漏洞后,调出快速漏洞验证功能。

对快速漏洞验证参数的设置,包括但不限于漏洞验证、攻击的插件选择、目标资产 IP 地址、目标端口、有效载荷代码选择等。验证漏洞后,通过漏洞处置流程检测漏洞处理状况(处理中、修补完成或无法修补),完成漏洞的闭环管理。

8.4 安全态势感知

"安全态势感知"是近几年越来越热门的综合安全检测技术应用,它是信息安全治理体系的"前哨",与"分类共享安全威胁情报"和"智能发现安全风险隐患"等能力相结合,可为降低、减少网络安全事件影响提供有力的手段。

在安全态势感知方面,要检查与等保 2.0 和关保条例要求的差距,如对医院全网的安全态势感知能力及展示情况的检查,包括对入侵威胁、异常流量、异常行为、

Web安全、主机安全、物联网安全、移动安全等的安全风险威胁态势感知能力。

市场上有多款网络安全态势感知平台产品/系统，这些系统通过收集所有IT资产的安全告警、安全事件信息，通过大数据建模分析，发现潜在入侵和高隐蔽性攻击（上述攻击行为），可回溯攻击历史信息。

8.4.1 安全态势感知平台框架

网络安全态势感知平台提供网络安全态势感知能力，并预测即将发生的安全事件。

平台应支持自定义态势界面，包括但不限于视屏配置、仪表盘配置、图表配置、发布管理、环境变量、分组管理等。可提供直观、生动、可交互、可高度个性化定制的数据可视化图表如常规的折线图、柱状图、气泡图、饼图，提供用于地理数据可视化的地图、热力图以及用于关系数据可视化的关系图。此外，还提供漏斗图、仪表盘等，支持图与图之间的混搭，用户可根据需求及数据特点选择相应的图表进行展示。态势分析系统还可提供第三方系统接入的接口，能够将第三方系统产生的数据当作数据源实时展示，也可以将数据库及本地上传文件当作数据的来源。用户可以添加多个仪表盘，每个仪表盘可以包含多个视频，每个视频又可以添加多个图表，最终实现对数据的综合展示。

安全态势感知平台的框架见图8-2。

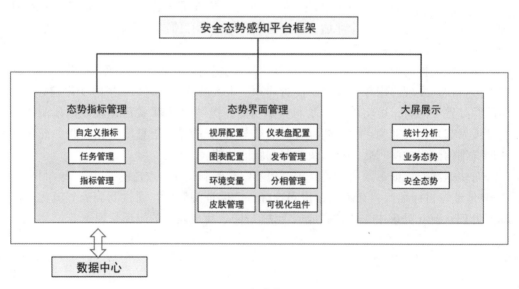

图8-2 安全态势感知平台框架

8.4.2 安全态势感知平台功能架构

安全态势感知平台功能架构见图8-3。由四层组成，包括数据采集层（采集探针)、存储计算层(数据中心)、核心业务层(数据分析)、态势分析层(态势应用)。数据采集层通过资产发现、脆弱性扫描、安全威胁检测及操作审计等探针对被监管网络的资产、脆弱性、流量、日志等安全数据进行检测和收集;安全数据经过数据汇入后存储到存储计算引擎中;核心业务对安全数据进行监测分析后形成安全态势和安全风险通过态势分析层展现出来,为用户进行决策提供有效的数据支撑。此外,系统还支持威胁情报接入,告警流程化处置及安全设备集中管控,能有效提高整体网络安全风险识别分析和监测预警处置能力。

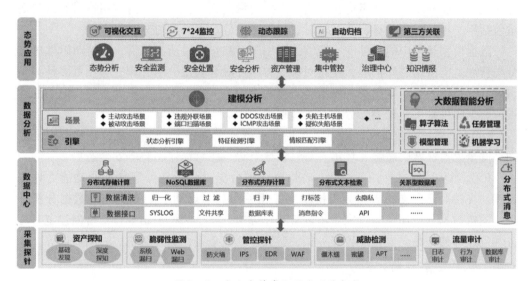

图 8-3 安全态势感知平台功能架构

以下对"态势应用"中的相关模块做简要说明:

8.4.2.1 态势分析

通过收集目标网络的流量、日志、资产、脆弱性数据信息,经过安全分析、智能分析和建模分析后将本单位或组织的安全数据按各种场景分析之后提供多维度态势统计分析,并支持根据预设定的规则进行安全告警,可根据预警类型、预警级别、后果、预警来源、影响访问、告警来源、状态、影响范围预置预警规则,并支持调整预警规则的匹配顺序,并支持安全态势的大屏展示设置和展示信息筛选过滤设置。

通过态势感知的全景网络攻击大屏,可以用全球地理关系地图的方式展示实时网络攻击事件态势,直观地展示攻击事件轨迹情况,快速感知最新攻击信息。态势分析界面,包括全网态势、威胁态势、安全底图、安全处置、威胁态势、攻击态势、资产态势、恶意程序态势等态势。

安全态势分析子系统具有的部分功能:

(1) 安全事件告警和检索。对网络空间辖区内所有 IT 资产生成的告警和对安全事件进行定时监控及处理说明,并对告警事件进行分析和检索。

(2) 安全风险量化和预测。通过机器学习,把全量的日志进行精量化威胁分析,并通过资产依赖关系和攻击手段判断、预测潜在的安全风险。同时,通过策略管理子系统进行安全策略调整和配置。

（3）数据模型管理功能。可视化建模能够以分组方式对数据分析过程进行管理，支持分组增删改查，支持分组中的数据分析过程增删改查。可视化建模能够在可视化界面中绘制数据分析过程图，支持通过组件库快速构建数据分析过程、支持组件拖拽添加、组件点击移动、组件点击删除、组件连线、组件属性配置。可视化建模能通过输入组件灵活配置分析数据源，支持多种类型的分析数据源包括关系型数据库、NoSQL 型数据库、XML 文件、CSV 文件、EXCEL 文件等，支持多种内容格式的数据源。可视化建模能利用过程变量进行分析，支持变量定义和替换，支持常用格式的时间变量包括年、年月、年月日、年月日时、年月日时分、年月日时分秒等。

数据模型管理中的组件库，能够提供用于可视化建模所有组件，支持对组件进行分类管理，支持组件库扩展，支持对第三方组件融合利用。组件库能够预置多种类型组件，支持输入类、输出类、展示类、流程控制类、脚本类、字段处理类、记录处理类、数据集处理类、聚类、分类、子过程等。

（4）安全态势感知大屏展示。提供大屏展示全网安全态势、威胁态势、安全底图、安全处置、威胁态势、攻击态势、资产态势、恶意程序态势等安全态势。

（5）态势感知平台任务调度。态势感知平台提供分析任务定义和驱动能力任务调度。支持对已定义的数据分析模型配置相关参数来启动一个实例化的数据分析任务，支持数据分析任务运行完后可以查看任务执行状态和相关结果，支持创建定时任务和创建即使任务，支持配置任务相关参数包括任务运行优先级别、时间周期等。

8.4.2.2 安全监测

安全监测子系统主要对感知平台数据采集的数据，通过关联计算、大数据分析等计算方式对各类设备的日志进行相关分析处理。所有经过归一化后的数据或告警都能通过平台进行呈现，并能提供快速的实时检索。该子系统是其他相关子系统工作的基础，也是整个平台建设成功的关键。安全监测子系统的三项任务：

（1）采集告警日志、全流量数据、威胁信息、性能数据，分析高级威胁、APT 攻击、脆弱性、运行告警等。

（2）实现对安全事件、漏洞等威胁元素的全面监测等，保证所有原始日志、安全事件、漏洞数据的可检索，可溯源等。

（3）实现目标网络资产运行情况监控和管理，可通过性能分析挖掘资产可用性。

8.4.2.3 安全处置

安全处置子系统负责感知平台的告警处置功能，所有匹配产生的告警都能通过平台进行呈现，并能提供快速的处置。

8.4.2.4 安全分析

提供威胁分析、安全调查、分析建模等安全事件分析，实时监测发现资产外联、资产被攻击、资产主动发起攻击、端口扫描、恶意 IP 违规内联资产、ICMP 攻击、DDoS 攻击等，支持分析场景自定义，可根据客户实际环境自定义发现疑似失陷主机、失陷主机等场景能力。

8.4.2.5 资产管理

资产管理包括资产维护管理、资产属性管理和资产识别等功能，资产识别包括资产探测、资产备库、拓扑管理等功能。通过主动探测和被动流量感知自动发现资产，并根据发现方式对资产的类型和来源进行标签处理。可对资产信息进行全量导入导出，从全局视角实现资产的全生命周期管理，支持资产维护、资产识别等。支持私有IP段和自定义IP段的资产自动探测匹配，通过监测流量中的资产IP信息进行资产备库，通过管理员审核后添加到资产库。

8.4.2.6 集中管控

集中管控提供与安全设备联动控制，通过平台直接联动采集、下发策略，进行安全事件的阻断，支持的安全防护设备类型至少应包括防火墙、IDS等。提供本地策略管控、策略分组管理、策略增删改查等功能，支持在线策略管理、设备联动、策略下发以及配置备份、设备配置信息获取、不同版本配置信息的比对等。

8.4.2.7 治理中心

通过安全报告、合规审计、过程管理、数据上报等功能，可支持医疗卫生行业的网络安全可持续发展和安全生态建设。利用各种工具辅助技术人员解决安全治理效率问题，如监测预警通报问题、安全监督检查问题、上线监测和等保管理问题、安全文档和知识关联问题、安全管理体系结构等。

8.4.2.8 知识情报

威胁情报包括但不限于：恶意IP地址、恶意样本信息、钓鱼网站、垃圾邮件、全球被黑网站、代理服务器等，支持对各类威胁情报进行增删改查及导入导出、下载模板等操作。目前，各大安全厂商在平台内预置的威胁情报数量都超过10万条以上。

8.5 安全事件分析

"安全事件分析"是安全运营体系的重要能力之一，所用到的是业界常用的技术和方法。医院和相关厂商、安全服务商应该针对不同的网络安全攻击风险和威胁，开展常态化的事件分析推演，不断提升对安全事件及其影响的分析能力，形成流程化的运行机制。

在安全事件分析及管理方面，应对照等保2.0和关保条例要求，主要检查对全网各种攻击行为及日志进行关联分析的能力，包括对失陷主机的定位及分析、安全事件关联分析、勒索及挖矿等蠕虫病毒攻击、APT攻击、暴力破解等常见的攻击行为，检查是否具有威胁追踪及溯源的能力。

安全事件分析子系统通过收集目标网络的流量、日志、资产、脆弱性数据信息，经过安全分析、智能分析和建模分析过程，将医院网络的安全数据按各种场景分析之后提供多维度安全事件统计分析。支持根据预设定的规则进行安全告警，可根据预警类型、预警级别、后果、预警来源、影响访问、告警来源、状态、影响范围预置预警规则，支持调整预警规则的匹配顺序。支持安全事件的大屏展示，实现对安全事件、漏洞等威胁元素的全面监测，保障所有原始日志、安全事件、漏洞数据的可检索、可溯源等。

安全事件分析子系统应具备的基本功能如下：

8.5.1 支持各种设备类型及日志类型

应支持数十类数百种设备的信息采集，采集的信息包括：告警日志、全流量数据、威胁信息、性能数据，分析高级威胁、APT 攻击、脆弱性、运行告警等。

（1）在防火墙/UTM/USG 方面，应支持天融信、网御星云、网御神州、启明星辰、迪普、Cisco、FortiGate、Juniper、Netscreen、NetEye、Checkpoint、Nokia、Bluecoat、NetPower、Link Trust、Cyberwall、Microsoft ISA Firewall、SonicWALL、东软、Watchguard、方正科技、网神、亿阳信通、鸿瑞网闸、中科网威、中网、阿姆瑞特、卫士通、华为、H3C、山石、中宇万通等。

（2）在隔离网闸方面，应支持天融信、网御神州、天行网安、网御星云、国保全泰、鸿瑞、南瑞等。

（3）在 IDS/IPS/IDP 方面，应支持天融信、启明星辰、全诺、网御星云、ISS、RealSecure、LinkTrust、IS-one、Radware、Network General/NAI、Gun snort、Cisco、MacAfee、IBM、Snort、HP Tipping Point、NetPower、绿盟、东软、H3C、迪普、安氏、三零盛安、网神、理工先河、华为等。

（4）在漏洞扫描方面，应支持天融信、启明星辰、网御星云、绿盟、榕基等。

（5）在应对 APT 攻击方面，应支持天融信、安天、趋势、安恒、绿盟等。

（6）在防病毒方面，应支持 360、瑞星、天融信、Symantec、TrendMicro、McAfee、金山、江民、冠群金辰、熊猫等。

（7）在 Anti-DDoS 方面，应支持天融信、网御星云、启明星辰、绿盟、Arbor PeakFlow 等。

（8）在安全审计系统方面，应支持天融信、网御星云、汉邦、三零盛安、复旦光华、深信服、启明星辰等。

（9）在终端管理方面，应支持 LanDesk、360、天融信、Linktrust Intrasec、北信源、圣博润等。

（10）在应用安全管控系统方面，应支持深圳云盾等。

（11）在 WAF 方面，应支持天融信、绿盟、安恒、启明星辰、Imperva、中创 InfoGuard、安信华等。

（12）在网管系统方面，应支持华为、锐捷、HP NNM、Cisco Works、IBM Netcool、H3C 等。

（13）在路由器方面，应支持华为、神州数码、H3C、Cisco、Extreme、Juniper、Radware AppDirector、阿尔卡特等。

（14）在交换机方面，应支持华为、中兴、H3C、锐捷、神州数码、Cisco、Extreme、Juniper、Radware AppDirector、德科、Foundry、Dell Force10、F5、博达、北电网络等。

（15）在 VPN 方面，应支持深信服、启明星辰、天融信、网御星云、Array、Juniper、网神等。

（16）在负载均衡设备方面，应支持 FS、信安世纪等。

（17）在存储系统方面，应支持华为、浪潮、EMC、IBM、VERITAS、天融信、HP 等。

（18）在运维审计方面，应支持启明星辰、天融信、奇智、思福迪等。

（19）在身份认证方面，应支持格尔、吉大正元、思科 ASA、安盟等。

（20）在操作系统方面，应支持 IBM AIX、Sun Solaris、HP-UX、SuSe Linux、RedHat Enterprise Linux、SCO Unix、Free BSD、Novell、Microsoft Windows 全系列等。

（21）在数据库方面，应支持 Oracle、SQLserver、BD2、MySQL、达梦、人大金仓 kingbase、Sybase、Informix、Cache、南大通用 Gbase、MySQL 数据库审计等。

（22）在中间件方面，应支持 WebLogic、WebSphere、Apache、IIS、Jboss、Domino、Tomcat、东方通、金蝶等。

8.5.2 多协议采集能力

利用数据采集引擎、数据处理引擎采用被动与主动采集技术相结合，可通过包含但不限于 Syslog、SNMP Trap、NetFlow、Telnet/SSH、WMI、FTP/SFTP/SCP、JDBC 文件等标准协议，从审计对象获取海量日志数据。

8.5.3 分布式采集模式

支持分布式采集节点进行数据采集，分布式采集节点需安装运行在独立服务器上，实现对数据的高效采集与处理，收集的日志可以转发给审计中心。采集器可以只做数据的采集与转发，也可以进行数据的采集并同时进行归一化、分类等数据处理。

8.6 安全事件应急

"应急预案与响应"被放在安全运营体系中，这是把应急处理能力建设纳入多方联合共建安全运营体系的一种做法，与后面要建立的"应急体系"有交叉但并无冲突。其中，如何建立数字化的应急预案并推动自动化、智能化的应急处置能力建设，也是安全应急响应系统的发展趋势。

在应急预案及响应方面，应对照等保 2.0 及关保条例的要求，检查本医院在应急预案及演练方案的编制及实施方面的工作，检查是否具有事件现场电子取证的能力和方法，演练或应急响应过程中专家分析研判的过程及结果是否能够转化为知识库内容，事件影响的消除方法和机制是否建立，恢复业务运行的能力建设是否合格，应急演练及实战的总结工作是否规范，等等。

安全事件应急处置系统承接整个平台告警及应急处置功能，通过关联计算、大数据分析等计算方式对各类设备的日志进行相关分析处理。所有匹配产生的告警都将通过该系统进行呈现,当发现有可能导致或已产生重大安全事件时,能提供快速的应急响应及处置,事后反馈处置结果至平台上。

安全事件应急一般有两种方式:①自动处置。通过安全运营平台,发布安全处置策略,通过安全设备阻断及处理问题,比如查收病毒、阻断IP地址,等等。②通过人工方式。经过医院明确的处置流程,经相关领导审批后,指定相应人员在限定时间内完成快速定位及处置。

网络安全事件在经过一系列的事件应急处理后,根据安全告警规则设置条件,将形成不同级别的安全告警信息。安全告警管理可以对系统内部产生威胁事件所发出的告警进行查看、追溯、确认、清除、查询等操作。

8.7 安全知识管理

"安全知识管理",在安全漏洞、应急预案、安全运维、安全策略、安全情报等方面建立专家知识库,利用先进的知识图谱技术实现专家知识的管理与传承,是"安全运营体系"不断完善的重要环节。

在安全知识管理方面,应对照等保2.0及关保条例的要求,加强安全意识培养及安全知识管理,主要建设内容包括漏扫知识库、应急预案知识库、安全运维知识库、安全策略知识库、安全情况知识库等。

智慧医院安全运营体系需要建立包括安全漏洞、应急预案、安全运维、安全策略、安全情报等在内的专家知识库。

安全知识管理包括威胁情况、解决方案、漏洞库、补丁库、病毒库、安全经验、安全要求、文档管理、应急预案库等,支持对各类安全知识库的管理。威胁情报包括但不限于:恶意IP地址、恶意样本信息、钓鱼网站、垃圾邮件、全球被黑网站、代理服务器等,支持对各类威胁情报进行增删改查、导入导出、下载模板等操作。主要功能如下:

8.7.1 知识检索

支持对安全知识进行检索,同时支持对知识库进行分类统计。

系统支持按照知识库组名称、知识库名称、IP、数据类型等进行检索查询。同时,支持按照知识库组、知识库、模板、数据类型进行分类统计。支持对内置知识库和自定义知识库进行统计,并通过柱状图统计各类知识库数据。

8.7.2 知识管理

系统提供知识管理功能,提供对各类内置和外部知识库进行管理维护,支持情报分类展示知识库信息。系统默认提供内置知识库,包括全局白名单、全局黑名单、私有白名单、私有黑名单、内部知识情报、IP定位库等。

系统支持按知识库组进行分类展示,展示信息包括组名称、组下知识数、标签及类型,支持自定义增加、删除、查询、导入、导出操作,支持对知识库组进行开启和停用。

系统支持知识库组内知识按照知识名称进行列表展示,根据知识库组的类型展示信息,支持知识数据增加、删除、查询、修改、导入、导出操作,支持按知识导出模板,支持批量删除等操作。

场景15　医疗卫生行业安全运营中心构思

不论是智慧医院还是互联网+医疗,信息系统作为支撑医疗机构正常运转的基础设施,其安全性、可靠性和可用性,都将直接影响医疗机构的正常运营。自2018年以来出现的勒索病毒以及其他网络安全攻击事件,暴露了包括医疗卫生行业在内的关键信息基础设施运营单位在网络与信息安全建设、管理和运维等方面存在的"短板",迫切需要转变传统的网络安全保障体系建设、管理与运维工作思路。

一、医疗卫生行业面临的网络安全挑战

综观当前国际互联网错综复杂的网络安全形势和频繁发生的信息安全事件,尽管近年来医疗卫生行业在网络与信息安全建设方面取得了很大的进步,但仍然存在着严峻的挑战:

1. 安全设备/产品/系统的使用效能不高

很多医疗机构甚至一些三甲医院在建设网络安全保障系统的时候,都存在一种"重建设、轻管理"的问题,静态的或者相对独立运行的安全设备/产品/系统,无法实现动态防护最新的网络攻击手段,安全防护效果逐步减弱,大量的投资没有发挥预期效果。

2. 互联网应用带来的网络安全问题

由于互联网医院、互联网+健康医疗业务的快速发展,医疗行业云的应用推广,以及医联体、医共体的健康医疗服务体系的建设,网络边界越来越模糊,给医疗卫生行业的网络安全带来了更严峻的挑战。

3. 医疗大数据应用带来的数据安全问题

大量的患者隐私信息、医疗行业从业人员信息或医院运营业务数据的泄露事件频发,数据安全防护缺乏完善的技术手段和全流程跟踪管理监控机制。

4. 医院面对的网络安全合规性要求

从《网络安全法》、等保2.0要求、关保条例、《个人信息保护法》,到近期出台的《数据安全法》,国内网络安全法规逐步健全。这对我国在网络空间安全领域

的竞争有极大的好处，但对医疗卫生行业来说，就需要建设更多的技术支撑项目，用更大的投资来达到依法合规建设要求。

5. 网络与信息安全意识普遍薄弱

医疗机构的业务与管理岗位、人员都很多，由于缺乏持续的、体系化的安全意识培训机制，内部人员的网络安全意识普遍不足，传统的安全保护架构无法有效提升人员的安全意识问题，从而极易引发令人难以想象的网络安全事件。

6. 专业技术人员配置严重不足

一方面，网络与信息安全事件频发；另一方面，网络与信息安全技术又日新月异，直接带来的问题就是信息安全技术支撑性工作急剧增加，但医疗卫生行业在信息技术尤其是网络安全技术人员的配置（编制）数量与工作量相比很不相称，专业技术能力又难以达到安全保障工作要求，特别是在当前整个网络安全行业人才短缺情况下，这个问题在短期内又难以得到解决。

综上所述，医疗卫生行业由于其自身所具有的很高的社会及商业价值，面临的安全风险与威胁很大，必须采取足够强的网络安全技术保障措施，全面综合地提升医疗卫生行业的信息安全防护水平，建设地级市或中心城市级的医疗卫生行业安全运营中心，或许可以成为解决上述问题的关键途径。

二、安全运营中心的建设思路

安全运营中心建设，是网络安全行业近年来的一个热门话题，这是解决复杂网络环境下持续保障网络与信息安全的有效途径，特别适用于医疗卫生行业——迫切需要一个具有经济性、综合性、持续性、协调性的网络安全解决方案。在国际网络安全行业，基于Gartner自适应安全架构的生命周期运营，提供一个具备强适应性的智能安全防护体系及全方位闭环安全体系，就是安全运营中心所能实现的能力。

建设安全运营中心的基本思路可简述如下：

（1）安全运营中心的建设任务就是"保障安全"，它以医院业务保障为中心，以"解决安全风险"为诉求，从管理、技术、制度、流程、人员等方面进行全方位的改进/优化安全保障体系建设，进而实现"保障业务动态安全"的目标。

（2）安全运营中心不是一个安全产品的配置，不是单一技术的使用，也不是某类平台的建设，而是一种网络安全运营的商业模式创新。就像人体免疫系统是人体保护自身健康防御系统一样，安全运营中心具有自我演进功能，各个单一安全设备/系统在同一目标下的进行工程化建设，通过制定符合区域、行业特征的安全管理及技术的制度和策略，让所有安全产品、安全技术、安全平台和安全人员各司其职，协同发挥最大的安全防护作用和效能。

（3）安全运营中心是网络与信息安全运营建设模式的产物，安全运营中心由基础环境、安全设备、安全策略、运营平台、运营人员、运营流程、服务水平、运行机制等组成，形成一个完整高效、有机运作的网络与信息安全保障系统。

三、安全运营中心的能力建设与综合服务

（一）能力建设与综合服务框架

安全运营中心通过强化其威胁监测、态势感知、风险分析、安全保障、应急处置、网络对抗、技术研究和应急指挥等方面的能力建设，为用户提供安全管理服务、物理环境保障服务、基础平台及扩展类安全服务、通用安全运营服务、安全数据融合服务以及安全运营可视化服务。安全运营中心提供的能力建设和综合服务项目，参见图场景15。

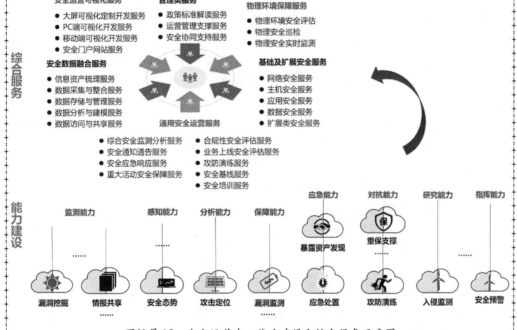

图场景15　安全运营中心能力建设和综合服务示意图

（二）高效的安全建设和持续的运营保障

安全运营中心的建设具有两个主要特点：一是实施高效的、集约化的安全保障体系建设，二是提供持续的安全运营服务，以下对安全服务能力做一个简要介绍。

1. 提供全面的安全感知基础能力

所谓"全面"是指对与网络安全相关的威胁情报感知能力，全面的安全感知是安全运营中心所有技术手段得以发挥效能的基础，在终端、云端和数据传递的管道端进行全面的数据收集和分析，为全网的安全态势分析提供基础数据服务，包括设备运行状态、信息资产、网站运行、终端事件、安全日志、流量数据、风险威胁、系统漏洞等客观信息，提供对攻击者的战术与技术以及自身安全状态和防护能力的全面感知。

2. 提供综合安全监管能力

综合安全监管能力以"依法合规"为核心内容，落实网络安全法、等保2.0、关保条例、密码法、个人信息保护法和数据安全法等相关法律法规中的安全监管职责，制定安全监管的评价指标，以安全监测为日常监管依据，以定期的安全检查为整体安全监管的评价内容，配合多种管理、技术安全监管服务，提供规范化的安全监测管理和持续性的安全考核评估，从监管视角履行安全建设、管理职责。

监管能力建设需提供安全监管可视化服务，满足可视化展示需求，主要包括安全监管门户可视化、安全监管大屏、PC端和移动端安全监管可视化等。

3. 提供安全运营的托管服务

通过安全运营中心配备的专业、先进、完善的安全运营设备可实时获取用户系统的安全状态信息，依托安全专家团队 7×24 小时的技术支撑服务，为用户解决安全运营的监控保障。大多数医疗机构也可以采购安全运营托管服务的商业模式，将安全硬件、软件、人力组成整体服务方式，为医疗卫生行业用户提供集中式的安全运营服务。使用安全运营托管服务，能够降低购买安全设备/系统、运维人力的成本，减少运维和运营服务费用，同时享有业界顶尖水平的安全运营能力与服务，达到良好的安全运营成效。

安全运营托管服务可对安全事件实现自动化响应与处置。根据用户实际的安全场景，利用安全事件响应处置经验进行安全处置方案编排，对网络攻击实施自动化/半自动化的响应处置，帮助用户迅速对安全威胁做出应急响应，提高对安全威胁的应急处置能力，构建安全事件的闭环管理体系。

4. 提供威胁情报共享能力

我们使用的互联网如同处于一个地球村里，如果能在第一时间知道攻击我们的IP地址、蠕虫、恶意网站等威胁信息，并在第一时间进行响应和处置，就能够大幅降低被黑客及病毒攻击的成功概率。安全运营中心就是承载安全风险威胁情报的重要平台，它具有天然的监控、防护、响应的闭环处置优势。医疗卫生行业建立的安全运营中心，可以结合医疗卫生行业的业务特点，定制具有针对性的安全威胁情报，提高安全威胁情报的覆盖范围和使用效果。

5. 提供数据安全运营治理能力

加强对数据生命周期的全流程运营管理，是医疗卫生行业保障数据安全及敏感信息的必要手段。配置了各类安全设备/系统、安全平台和技术团队的安全运营中心，能够充分利用和完善医疗机构现有的安全体系，在关键环节对医疗机构的数据流通全过程实施数据的标识、监测、防护和处理，从根本上解决医疗卫生行业的数据安全问题。

6. 提供安全培训教育能力

利用安全运营中心的信息归集、平台分析、大屏展示能力，通过安全意识教育和安全技能培训，确保医疗机构相关工作人员和信息系统管理、维护人员充分认识网络与信息安全的重要性，不断强化安全意识、知识和技能，提高他们加强信息安全防护的主动性、自觉性和能力。通过建立培训考核与奖惩机制，使信息安全思维融到医疗机构的工作环境和企业文化中,减少/杜绝有意、无意的内外部威胁,确保医疗机构的业务运营正常开展。

7. 持续赋能安全对抗能力

传统的网络安全保障体系大都采用单一产品、技术及平台的模式去建设和运行,且通常都是假定潜在的安全风险或对已出现的安全问题进行防护,往往出现响应慢、造成损失较大等问题。安全运营中心的一个重要特点是"动态性",它改变传统的网络安全建设思维,把网络安全视为业务应用进行持续运营,不断优化并提高其安全保障能力,把业务系统安全指标作为衡量标准,让安全建设落实在长效的医疗机构生命周期的运营过程中,以动态的自我演进能力来实时对抗网络安全威胁,以确保医疗机构业务系统安全可靠稳定运行。

第9章 信息安全应急体系

信息安全应急体系建设,是信息安全治理体系用来防范安全事件造成严重影响的最后一道防线。与运营管理体系中应急响应有所不同,智慧医院信息安全应急体系的建立,需要从以下四个方面进行统筹部署。

9.1 合规性要求

9.1.1 网络安全等级保护要求

(1)安全事件处置。应及时向安全管理部门报告所发现的安全弱点和可疑事件;应制定安全事件报告和处置管理制度,明确不同安全事件的报告、处置和响应流程,规定安全事件的现场处理、事件报告和后期恢复的管理职责等;应在安全事件报告和响应处理过程中,分析和鉴定事件产生的原因,收集证据,记录处理过程,总结经验教训;对造成系统中断和造成信息泄露的重大安全事件应采用不同的处理程序和报告程序。

(2)应急预案管理。应规定统一的应急预案框架,包括启动预案的条件、应急组织构成、应急资源保障、事后教育和培训等内容;应制定重要事件的应急预案,包括应急处理流程、系统恢复流程等内容;应定期对系统相关的人员进行应急预案培训,并进行应急预案的演练;应定期对原有的应急预案重新评估,修订完善。

9.1.2 关键信息基础设施安全保护条例

第二十四条要求:制定网络安全事件应急预案并定期进行演练。
第二十五条要求:组织开展网络安全检查和应急演练,应对处置网络安全事件。

9.2 医院应急事件分级分类

要从智慧医院六层架构建设的各类信息系统对医院业务运行的影响程度、相互之间的影响出发,对发生安全事件造成的影响和危害,依据《信息安全事件分类分级指南(GB/Z 20986—2007)》明确的4级分级标准,即特别重大事件(Ⅰ)、重大事件(Ⅱ)、较大事件(Ⅲ)、一般事件(Ⅳ)进行划分。同时,也可以参照信息系统的安全保护等级(1~5级)的认定标准进行划分。对应急事件进行分级的目的,是为了合理规划、经济有效地配置安全技术资源,也是为了科学调动应急资源应对安全事件。

医疗行业在制定Ⅰ级（特大），Ⅱ级（重大）、Ⅲ级（较大）、4级（一般）网络安全事件时，建议在国家分级的基础上，从定量角度进行考虑。如信息系统中断网运行 2 小时以上、影响公共用户数 100 万人以上，导致 10 亿元以上的经济损失划到特大网络安全事件中。信息系统中断运行 30 分钟以上，影响公共用户数 10 万人以上，导致 1 亿元以上的经济损失划到重大网络安全事件中。

除了分级之外，还需要针对信息安全事件进行分类，包括信息内容安全事件、信息窃取事件、网络服务异常事件、有害程序事件、信息破坏事件、设备设施故障事件、灾害性事件、其他网络安全事件。

信息安全事件的分类分级是为了在发生安全事件时，我们可以快速在分类分级后的应急预案中确定当前需要进行的应急处置流程。

9.3 通用应急处置流程

应急处置流程应是高效简洁的、易记可操作的，因此要建立通用的应急处置流程，并通过自动流程管理系统实现应急处置自动化管控，支持应急负责人调度应急技术资源应对信息安全事件。图 9-1 给出了通用智慧医院信息安全事件应急处置流程。

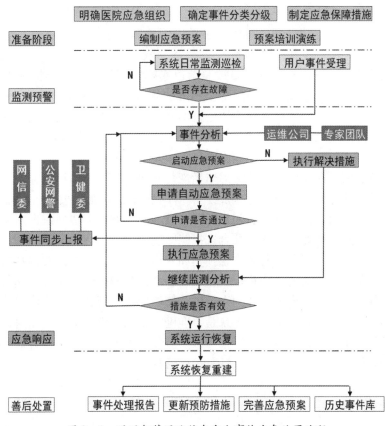

图 9-1　通用智慧医院信息安全事件应急处置流程

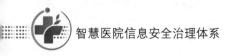

智慧医院应急处置流程的建设分为四个方面，包括准备阶段、监测预警、应急响应、善后处置。

9.3.1 准备阶段

在准备阶段，智慧医院的信息管理部门应明确医院的应急组织架构、确定事件分类分级、编制应急预案、制订应急保障措施，并在完成这些工作后，反复进行应急演练、应急培训工作，以建设完善的应急体系。

在这个阶段，医院分管领导和信息管理部门，应根据国家的法律法规要求和本单位的相关规定，结合可能发生的事件类型与医院在应急预案体系建设上的投入能力，制订应急管理建设目标和策略，确定应急组织架构，制订实施步骤，优先解决重点关键问题。整个阶段将从两个维度进行考虑：

第一，从管理层面进行考虑，应急预案体系建设的整体设计包括应急管理组织设计、应急管理流程设计和应急处置流程设计三个层面。

第二，从技术能力层面进行考虑，对业务系统应急技术能力进行设计，包括应用及数据、应急技术和基础设施三个层面，完成与应急管理目标相匹配的应急技术水平建设。

应急预案是应急体系建设中的重中之重，一旦发生安全事件，及时启动应急预案，实施有序处置、有效处置，可以将事件影响控制在最小范围之内，减少事件损失。所以做好预案编制工作至关重要。

值得注意的是，应急预案一定要按照单位实际组织架构、运维情况进行预案设计，应避免出现照抄省里预案或国家部委预案的倾向，这会导致上下"一般粗"、规定不具体、工作流程不明确、执行主体定位不确定、预案内容与实际脱节等现象或问题。预案编制应从事件的事前、事发、事中、事后各个环节，规定由谁来做、怎样做、何时做，以达到提高应急响应效率的目的。

医院应急预案体系设计，必须考虑包括恢复时间、建设与维护应急管理策略所需的投入等要求。业务恢复时间要求越短，所需的建设成本就越大，实施难度也就越高。不同的数据恢复目标和恢复时间目标可通过不同的方案来实现，根据业务影响分析的结果，针对每一种业务流程，综合选择能够满足应急目标的方案。

一般来说，预案可以分为总体应急预案和专项应急预案。在预案编制过程中，要检查以下问题是否得到落实：①目标是否明确？②任务安排是否合理？③团队职责是否清晰？④各岗位是否有能够胜任的人员？⑤资源配备是否合理？⑥使用的数据和信息是否最新的？⑦相互之间的依赖关系是否准确？编制应急预案的主要内容包括但不限于以下要素：①情景；②应急组织架构；③应急处理流程；④事件通报流程；⑤人员联络清单等相关信息资料；⑥事件恢复运行流程。

9.3.2 监测预警

近年来，医疗卫生行业的信息系统多次发生信息泄露事件，出生信息、免疫信息、人口信息、电子病历、干部保健信息、医院统方数据等，都是不法分子趋之如鹜进行窃取的敏感信息，人民群众的健康隐私信息的保护受到了极大的威胁。

根据《中华人民共和国网络安全法》及网络与信息安全信息通报机制建设的相关要求，医院作为重要网站及信息系统运营单位，需结合信息安全设备及信息安全人员，建立一套功能全面、覆盖医院所有重要网站和信息系统的网络安全态势感知、预报预警、数据直报、大数据智能分析以及应急处置通报预警体系。必须针对潜在的系统安全威胁，通过监测预警服务平台进行及时有效地预警，尽可能降低发生安全事件的风险；要针对已发生的安全事件，使用各种通知手段，结合事件应急处置流程，实现完善的通知通报、安全预警、应急处置、事件记录的应急管理。

智慧医院建立一套完善的监测预警服务平台的价值在于：

（1）对组织领导和决策层而言，能够帮助他们随时掌握医院信息系统的安全总体状况，作为网络安全应急处置决策的依据，从整体上提升医院的信息安全防护水平。

（2）对安全管理员、安全分析员、安全运维人员来说，有利于明确安全工作职责，提高信息安全运维、管理、分析的工作效率，在发现违规行为和安全事件预警之时能够快速实施应急响应，在发生安全问题之后做到事后调查有据可循。

（3）对信息安全直接责任人来说，能够帮助他们建立一套可行的信息安全应急及安全策略执行方针，并辅助其落实到位。有利于识别安全事故、策略冲突和操作行为，有助于进行审计和取证分析、内部调查、建立基线，进行安全体系运行态势预测，确保医院运营业务的持续性和可靠性。

9.3.3 应急响应

应急响应过程的主要工作包括事件分类与定级、事件报告、事件通报、应急响应、应急处置和后期处置等。

9.3.3.1 事件报告

医疗行业的各事业单位负有责任和义务向市级卫健委、公安网警、网信委报告网络安全事件。网络安全事件发生后，事发单位应立即启动应急预案，弄清网络安全事件具体情况，实施处置并及时报送信息。对于较大以上或暂时无法判明等级的事件，事发单位应立即将事件简要情况及联系人通过电话、传真等上报主管部门、监管部门，有条件的地区可以通过统一的信息安全事件应急管理平台上报。上报事件的信息一般包括以下要素：报告时间、地点、单位、报告人及联系方式、签发人及联系方式，事件发生时间及地点，发生事件的危害和损失程度、影响单位及业务、事件发展趋势、已采取的措施及效果、需要协助处置情况等。

9.3.3.2 信息通报

要建立标准化的流程、申请、审批机制。信息安全应急部门或者通报机构根据事件的危害性和紧急程度，在一定的范围内，适时发布网络与信息安全事件预警信息。预警级别可视网络与信息安全事件的发展态势和处置进展情况做出调整。其中，I

级、Ⅱ级预警信息发布同时要上报。一般或较大的网络安全事件的信息发布工作，由发生安全事件的单位主管部门负责；重大或特大网络安全事件的信息发布工作，由当地网信、公安新闻部门负责。

9.3.3.3 应急响应

应急响应主要包括：启动指挥体系、进入应急状态、部署应急处置工作或支援保障力量，将事态发展变化情况、处置进展情况上报省市卫健委。立即全面了解本部门主管范围内的网络与信息系统是否受到事件的波及或影响，并将相关情况及时向当地公安网警、网信部门报告。要做到及时通报情况，及时开展调查取证等。

9.3.3.4 应急处置

要建立工作制度和制定应急处置流程，在接报后，立即评估事件影响和可能波及的范围，研判网络安全事件的发展态势。根据需要组织专业机构在职责范围内参与网络安全事件的先期处置，并向省市卫健委报告现场处置动态信息。必要时，由市卫健委牵头成立由现场指挥部、事发单位、主管部门负责人和相关信息安全专家组成现场处置领导小组，负责现场的应急处置工作。

一般、较大网络安全事件发生后，事发单位应在第一时间实施即时处置，控制事态发展。市卫健委应会同相关技术支撑机构调度所需应急资源，协助事发单位开展应急处置。一旦事态仍不能得到有效控制，事件升级响应应交由市公安网警、网信委组成应急指挥部，统一指挥、协调有关单位和部门实施应急处置。

重大、特大网络安全事件发生后，由市卫健委组织事发单位和相关专业机构及单位联动实施先期处置。一旦事态仍不能得到有效控制，事件升级响应，交由省市公安网警、网信委组成应急指挥部，统一指挥、协调有关单位和部门实施应急处置。

典型的、常见的应急处置手段包括：

（1）封锁。对扩散性较强的网络安全事件，立即切断其与网络的连接，保障整个系统的可用性，防止网络安全事件扩散。

（2）缓解。采取有效措施，缓解网络安全事件造成的影响，保障系统的正常运行，尽量降低网络安全事件带来的损失。

（3）消除和恢复。根据事件处置效果，采取相应措施，消除事件影响；及时对系统进行检查，排除系统隐患，以免再次发生同类型事件，并恢复受侵害系统运行。

9.3.3.5 恢复业务

在正确处置好信息安全应急事件之后，要采取积极有效的措施恢复医院业务系统和数据库的正常运行，建设了医疗云的医院，要与医疗云技术支撑运营单位一道恢复云上业务和数据，将业务和数据恢复到事件发生前的最近时刻。要做好安全应急处置总结工作，总结经验教训，优化安全策略，补齐安全短板，书写总结报告，提炼应急知识，完善管理制度和运行机制。

在恢复业务前需注意要先对系统访问控制策略、系统漏洞等方面进行安全加固工作，并在通过系统上线前安全测试后，再恢复受影响系统的访问。这是为了确保系统不会再次受到恶意者攻击。

9.3.3.6 后期处置

网络安全事件应急处置之后，事发单位会同专业机构和相关部门对网络安全事件的起因、性质、影响、损失、责任和经验教训等进行调查和评估。

9.3.4 善后处置

善后处置的主要目标是通过应急响应的处置结果，回顾安全事件处理的全过程，整理与事件相关的各种信息，进行应急工作总结，尽可能地把所有信息记录到文档中。

应急处置安全事件之后，要按照规定的程序步骤，做好应急事件的善后处理。既要消除对智慧医院核心业务系统正常运行的影响，检查并消除对相关数据库记录的影响，又要消除因业务系统停运造成对患者及其家属的影响，同时应对媒体及大众的关心。在遭受勒索病毒的时候，应按照网络安全主管部门的要求进行处理，防止对医院运营造成更大的破坏。

处置善后可成立事件善后处理小组，小组需及时统计数据、系统、应用等设备的损失情况，并安排修复处理；并及时发布事件的相关信息，认真如实回答媒体、大众提出的相关问题。该阶段的主要工作任务如下：

9.3.4.1 应急事件总结

在总结过程中，应及时检查网络安全事件处理记录是否齐全，并对事件处理过程进行总结和分析。具体工作包括但不限于以下六个方面：①安全事件的现象总结；②安全事件的原因分析；③业务系统或信息系统损害程度评估；④安全事件造成的损失估算；⑤总结应急响应过程中采取的主要应对措施；⑥将相关的工具文档（如专项预案、应急方案等）归档。

9.3.4.2 应急事件报告

在编制应急事件报告时，主要有以下内容：
①编制完善的信息安全事件处置报告，如背景、事件分析、问题研判、处置方案等；②总结信息安全方面的改进措施和建议。

9.3.4.3 更新预防措施

在网络与信息安全体系建设工作中，无论从采用的管理模型，还是技术控制，首先都要从实际情况出发，不断完善补足网络与信息安全防护能力，加强网络与信息安全的日常管理与防控。其次要针对安全事件进行信息安全意识教育和技术培训，更新有关网络与信息安全工作制度，完善预报预警监测体系，避免和减少网络与信息安全事件的发生。

对于业务系统或信息系统来说，可根据《网络安全法》相关规定，开展等级保护测评、风险评估、应急演练工作，补全和完善预防措施。

其中，风险评估是通过对医院重要资产进行分级和安全威胁发生可能性及严重性分析，对医院物理安全、网络安全、应用系统安全、服务器安全、管理安全等方面进行安全脆弱性分析，并通过对已有安全控制措施的确认，借助定量、定性分析的方法推断出重要资产当前的安全风险，根据风险的严重级别制订风险处理计划，降低威胁事件发生的可能性或者其所造成的影响。

9.3.4.4 完善应急预案

在安全事件得到处置之后，应及时回顾应急预案在应急处置过程中的作用和价值，对处置流程、资源调度、资源储备、人员分工合作、处置手段、工具有效性、报告机制、通报内容等进行全面检视，发现短板和不足，要及时修正完善应急预案，并在合适的时间内进行再演练磨合。

9.3.4.5 记录历史事件

网络与信息安全的历史事件可提供给当前和未来的人学习借鉴，作为未来行事的参考依据，要学会从信息安全历史事件中学习经验、吸取教训，避免以后再犯类似的错误，减少或避免发生同类安全事件。

9.4 其他应急管理要务

9.4.1 应急预案的数字化

应急预案不能挂在墙上、印在纸上，不能在应急事件发生时去翻书，更不能依赖应急负责人的个人能力和经验，而需要将经过总结提炼的分类分级应急预案数字化，使应急预案确定的所有行动能够在应急管理系统中根据安全事件情势变化，不断推出恰当的技术和管理措施。应急预案的数字化是一件复杂的、工作量很大的创造性工程，需要时间、经验、知识的融合。

数字化预案技术是近几年新兴的研究方向，从概念提出到现在大致经历了三个阶段：第一阶段是应急预案的电子化。建立在基础信息管理系统之上，实现应急预案的文本编辑、分类查询、添加、删除等功能，实现应急预案子文本的组织管理。由于预案的电子化管理实现简单，很快成为应急预案管理的基本功能。第二阶段是应急预案的可视化。通过词条抽取与文本解析，实现应急预案的结构化存储和简单的预案流程推演，大大方便了预案的文本编辑和管理，综合运用图文声像等要素实现预案执行流程的直观化。第三阶段是应急预案的智能化。利用计算推理技术，根据灾害事件的发生发展机理和处置案例知识库，预测灾害发展趋势、危害范围，评估当前应急资源，生成应急处置方案、力量部署方案、资源调配方案、决策方案等。

9.4.2 统筹管理应急资源

网络与信息安全事件的应急资源包括技术人才、备用设备、工具以及主管协调部门等，所有资源都应及时更新入库，以便资源管理调度系统能够随时向应急负责人和团队提供信息支持。分布在不同机构、团队的应急资源管理系统，应尽快通过协议实现应急状态下的互联互通和信息共享。

要切实认识到应急资源管理的重要性，结合日常应急演练和管理工作，做好应急资源库、专家库、案例库、预案库等重要数据资源的管理工作，在应急处置流程中，能够在统筹管理下依托智能化技术，针对具体事件的研判处置推送关联性信息，不断丰富应急数据资源。

如何统筹管理是我们需要思考的问题。所谓统筹，从表层面上看，就是统一且全面的筹划和安排。从深层面上看，统筹涵盖了五个步骤，即统一预测、统一计划、统筹实施、统筹指挥、统筹掌控。要做好应急资源的统筹，就需要安全责任人从这五个步骤去谋划及制订相应的管理办法。

9.4.3 管理传承应急知识

初始建立的应急知识库，所有知识均来自医院信息管理部门、安全厂商和第三方安全服务商的技术支持专家，也可以是业界长期积累的经验。在每一次安全事件应急处置之后总结出来的应急措施，可以成为应急知识库的补充。

要做好应急知识的管理传承，主要有识别、收集、保存和传播四大要点，这也是知识传承的主要实施步骤，如此人人相传，就是知识的传承。能引导和控制这种传承持续运行的机制，就是良好的知识传承机制，也是良好的知识管理。

应急知识的管理应从日常运行维护工作中去发现和整理知识，每处置一个问题，就记录相应的处置方式，将其转化为应急管理知识。待下一次出现此类事件则可以迅速解决问题，提高应急效率，这就是管理应急知识的重要性。

9.4.4 制订攻防演练计划

以应急演练形式去锻炼应急小组的应急响应能力，熟悉事件应对流程，从而有效提高应急管理工作水平。应急演练服务要遵循"预防为主，积极处置"的原则，完善应急处置机制，提高人员安全意识与突发事件的应急处置能力，有序高效处理网络与信息安全突发事件，最大限度地减少事件带来的影响。

应针对不同类别、不同级别的信息安全事件的特点，制定框架一致、内容不同、强度各异的网络安全攻防演练计划。攻防演练应邀请有资质的机构和企业参与，攻防双方制订的演练计划应采取"反向测试"方式且不应有预设结果，攻防演练应在专用的模拟网络、平台上并针对特定系统（含关联系统）进行。

在攻防演练方案设计方面，根据网络安全主管单位的实际需求，医院安全负责人需要提前规划实战演练的整体设计方案，方案内容包括：演练组织设计、目标系统确认、攻击队伍组建、防守队伍组建、裁判队伍组建、攻防演练约束条件制定、演练规则制定、应急预案、演练平台设计、演练成果复盘、协助整改等重点内容。

攻防演练的攻击队应进行多种形式的攻击，可检验防守单位的防御能力。防守单位按照网络安全相关法律法规及制订的应急预案，落实安全防范和监测预警技术措施，及时识别、预警、拦截各类攻击入侵事件，开展事件应急处置和隐患整改。

为确保攻防演练全过程的安全可控，医院安全负责人需要从人员和技术方面提供保障。在人员方面，配备专职项目组，负责演练全流程保障，为演练过程的安全可控提供有效支撑；攻击者则签署保密协议并接受政审，政审可以邀请国家公安机关协助配合。在技术方面，需利用专用的攻防演练平台及专用计算机，攻击者配备专用的VPN账号接入攻防演练平台，对攻击通道采取实时流量监控，捕捉、分析流量内容，对违规通道进行实时阻断和回溯。作为主办方也可以通过大屏展示，对攻击行为、目标系统可用性状态、防守者提交的阻断证据等内容进行实况监控。攻击者所有操作均通过统一配发的专用计算机进行，专用计算机需具备录屏、审计、数据单项导入等功能，保证攻击数据不被人为泄露。

9.4.5 现场取证分析研判

在发生网络与信息安全事件的时候，要注意保留事件现场，不要因为采取应急措施而影响了事件的现场取证。要迅速按照应急管理规定，向当地网信部门、公安网警支（大）队、当地卫健委、省通信管理局、国家计算机网络应急技术处理协调中心（CNCERT）等逐级上报安全事件。一般情况下，有关部门会派人到现场参与应急处置指挥协调工作，处理事件时要预先备份所有日志文件以备有关部门、应急专家进行取证和分析研判。

应急响应中的动态取证分析过程与事后取证分析过程是对造成应急事件的恶意行为进行溯源和定责的关键步骤。动态取证分析过程运用了网络取证技术，并与网络监控技术、漏洞扫描技术、入侵检测技术相结合，完成网络入侵过程中的取证分析。

在执行取证过程中，需按照有关部门人员指挥保护目标计算机系统，搜索目标系统中的所有文件，尽可能恢复所发现的已删除文件，最大限度地展示系统或应用程序使用的隐藏文件、临时文件和交换文件内容。此外，配合分析磁盘的特殊区域以发现有价值的数据。在电子证据的确定、保护、提取和归档的过程中，它能推动或促进信息安全事件重构，或预见有害的未经授权行为。

需要注意的是，随着IT环境日新月异的变化，应急响应需要针对不同场景采用不同的取证技术，如在云计算环境中需要采取云取证分析技术，在智能终端设备中需要采取智能终端取证分析技术，在证据数据量很大时需要采取大数据取证分析技术等。

但不管取证工作的困难程度有多大，应急小组都必须在有关部门人员到达现场之前，认真做好协助取证的准备工作。

第 10 章　信息安全公共管控平台

信息安全公共管控平台提供针对网络与信息安全保障体系的一体化公共管理、监控平台，见图 10-1。其中：统一 IT 资源监控系统提供集中统一的 IT 资源监控信息服务，统一日志采集与分析系统对应用软件、硬件设备、主机等运行日志进行采集、解析、加工、存储、分析、展现功能，基于大数据的安全态势感知能够全面感知网络安全威胁态势、洞悉网络及应用运行健康状态、通过全流量分析技术实现完整的网络攻击溯源取证，帮助安全人员采取针对性响应处置措施；基于知识管理的统一运维平台建立以服务流程为驱动的运维管理，实现人员、流程、工具三方面结合，遵循先进流程管理思想的 ITIL 理论提供包括管理流程与规范、业务及实施方法在内的全方位 IT 服务管理体系建设。

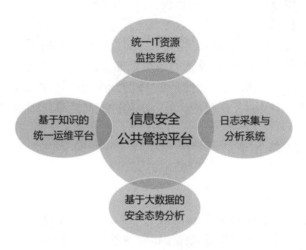

图 10-1　信息安全公共管控平台构成示意图

10.1　统一 IT 资源监控系统

10.1.1　概述

随着医院业务的不断扩展和信息化建设的持续深入，日常业务与 IT 系统紧密融合，越来越多的业务流程和服务都依赖 IT 系统提供支撑，信息系统越来越多、越来越复杂，系统运维难度加大，对 IT 系统运行的稳定性、可靠性要求越来越高，可以说 IT 系统的可用性已经成为医院运营业务能否顺利开展的关键。保障 IT 系统的高可用性、安全性，支撑业务系统的安全、高效、持续运行已成为 IT 管理部门的首要任务。

随着互联网应用的发展，网上应用系统也越来越多，数据处理量成倍增长，使IT系统运行环境变得更加复杂，对机房管理、系统监控、运行维护的工作越来越困难。很多医院对已有设备、资源具有各自的监控手段，但缺乏一个集中、统一的IT资源监控管理系统，缺乏能够及时发现并处理硬件基础设施及相关服务运行过程中出现的问题并统一调度运维资源的运行机制。

如何系统地处理各类事件，把各种类型的服务请求及事件进行统一接入管理，对处理流程加以统一规范并对事件进行有效分析处理，以直观的界面展现给系统运维相关的技术人员、科室管理者和分管领导，成为亟待解决的问题。

医院的运营数据与信息资源都集中存储在数据中心，对数据中心提供运营管理服务成为发展趋势，高水平系统运维技术人员也成为"稀缺资源"，因此，能够支撑运维、运营服务的管理工具也得到数据中心运营者的高度重视。目前，大多数医院数据中心的运维人员都面临以下问题：

(1) 基础设施告警、故障定位准确性不高，故障根源定位难。
(2) IT资产种类和数量繁多，且生命周期不一致，管理工作量大。
(3) 信息化建设成本高、代际更新快，但实际资源利用率不高。
(4) 传统的监控运维流程复杂，运维效率低下。

根据智慧医院数据中心的运维工作要求，建设统一的监控运维一体化管理平台的需求日益迫切，需要针对IT基础设施的运行管控提供涵盖设备监控、能效管理、资产管理、资源容量管理、移动运维管理为一体的智能运维管理工具，以确保数据中心基础设施在运维过程中及时发现故障、处理故障并提高运维管理效率。

10.1.2 系统技术要求

10.1.2.1 全面管理IT基础设施

通过各种丰富的采集处理引擎和协议适配器，实现对网络、主机、存储、数据库、中间件、应用系统、虚拟化等基础架构资源的统一监控管理，采集、监控和处理基础架构资源的运行状态、配置及故障等信息，实现融合拓扑、性能、故障、业务监控等管理功能。

10.1.2.2 业务系统关系管理

应实现对复杂的业务架构和应用系统内部及系统间的相互依赖关系的可视化管理，帮助提高故障自动定位的精确度和效率，成为保障业务质量的重要手段。

10.1.2.3 运行性能管理

通过设置IT基础设施运行监控策略，实现运行性能数据的采集与展现。

10.1.2.4 告警管理

对于超过预置阈值的事件要实时告警，并可以自定义告警策略和告警通知方式。

10.1.2.5 灵活的监控展现

可自定义监控视图，并可通过权限设置自定义展现网络和设备等IT资源的运行情况,可通过大屏幕集中监控展示网络和业务视图,实现自定义展示页面。

10.1.2.6 移动 App 监管

基于移动端 App 的监控管理,方便管理人员随时随地查看业务系统的运行状态并接收异常告警。

10.1.3 系统架构设计

系统能够实现对主机系统、网络设备、防火墙、路由器、数据库、中间件等硬件和软件可用性进行监控管理,应具有资源监控、业务监控、拓扑管理、告警管理、策略管理、系统管理等模块,同时提供丰富的报表功能。当被监控的目标出现异常情况就会产生告警,并触发已经配置的动作。这些告警能帮助系统管理人员及时发现系统性能瓶颈,根据报告信息鉴别出问题的原因及时进行处理,确保信息平台及数据库 7×24 小时高效稳定地运行。

在系统架构设计上,应实现与统一运维平台的联动,将报警信息通过平台内的消息传递给统一运维平台,实现报警消息统一发布、运维工单自动生成、IT 资源与运维态势的统一展现以及知识库的共享。系统架构见图 10-2。

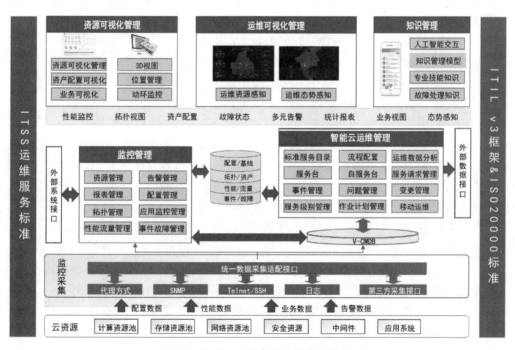

图 10-2 统一 IT 资源监控系统架构

10.1.4 系统应具备的功能

系统应支持对各类软硬件资源的监控,通过分级、分布式部署、集中式管理的管控模式具备大规模的云监控能力。基于通用监控资源模型来整合拓展监控对象，可快速、自定义新的监控对象种类、新的监控指标及获取方式等，通过图形化交互界面，无需编程，简单配置即可快速完成新的对象种类定义，满足快速监控部署的需求。

10.1.4.1 资源监控

（1）网络设备监控。系统应支持对主流网络设备和安全设备的监控管理，提供对支持 SNMP 协议设备的自定义监控，支持以下采集和管理方式：支持通过 SNMP、ICMP 等多种手段自动发现、识别设备；支持设备与链路运行性能和故障监控，支持性能阈值的设定，同时在监控视图上以不同的颜色显示告警；支持对设备的基本信息、可用性、响应时间、CPU 利用率、内存利用率、端口状态和流量信息等进行监控；支持按照接口的管理状态、操作状态、接口流量、接口描述、带宽利用率、接收速率、发送速率、接收带宽利用率、发送带宽利用率、丢包率、广播包率、组播包率等字段进行排序查看操作。

（2）数据库监控。应支持对包括 Oracle、MS SQL Server、DB2、MySQL 及国产数据库等在内的主流数据库系统的监控，能够连续地监控数据库引擎的关键参数。监控方式支持 JDBC、ODBC 等，并具备自定义 SQL 语句监测功能。监控参数包括：数据库可用性监控，能够监控数据库引擎的关键参数；对数据库或其敏感文件所在的文件系统进行监控；对表空间进行监控，包括该表空间的分配空间、已用空间的情况；数据库进程的状态。

（3）中间件监控。应支持包括 WebSphere、WebLogic、MQ、Tomcat、JBoss 及国产中间件的监控管理。监控方式支持 JMX 协议监控，可自定义配置监控端口。监控参数包括：支持对系统信息（操作系统、操作系统版本）的监测，监测 JVM 的堆栈大小、使用率，监测指定 JDBC 连接池资源链接情况，监测指定线程类的线程平均数、空闲线程平均数以及线程吞吐量，监测指定 Servlet 执行和调用情况，监测指定 Web 应用中 Session 的当前个数、最大值以及累积个数，监测中间件中 JMS 消息队列活动情况，监测 MQ 的通道情况包括：每秒接收字节、每秒发送字节、通道状态、发送缓冲、接收缓冲、已完成批处理大小等，监测 MQ 服务的消息队列的队列深度，支持 MQ 监听器监测（监测 IP、端口、会话数、状态等）。

（4）操作系统监控。应支持对各主流版本操作系统的监控，如 Windows、Linux 及国产操作系统的运行状态和性能数据等。监控参数包括主机的可用性、性能变化（CPU 利用率、内存使用率、显示系统、用户、空闲时间的百分比）、硬盘可用空间，文件系统的使用率，进程的运行情况及进程对 CPU/内存的占用情况，等等。

（5）虚拟资源监控。支持对虚拟化平台的宿主机、虚拟主机等资源监控管理，能够展示宿主机、虚拟机的性能信息。

（6）存储设备的监控。支持对存储设备的运行状态、磁盘 I/O、load balance、控制器状态等指标的监控。

10.1.4.2 业务监控

系统应能从业务的视角来管理基础设施架构的资源，从业务系统入手实现对网络、服务器、存储、应用、虚拟化资源的统一管理。通过内置业务系统模型去分析量化业务系统健康水平；利用业务系统视图详细动态地展示业务系统整体运行情况，帮助实现业务系统故障的快速定位。

10.1.4.3 拓扑管理

系统应能提供网络拓扑、业务拓扑视图的展现功能，能够在拓扑视图中直观地展现设备性能、链路流量、端口性能、告警等相关信息。支持自定义视图并提供视图编辑功能。

（1）拓扑自动发现与生成。能够采用多种算法进行有条件的拓扑结构自动发现，迅速搜索整个网络内的所有节点、自动勾画出设备间的冗余连接、备份连接、均衡负载连接等。

（2）网络拓扑智能更新。能够实时监控网络中设备的变化情况，并以显著图标提示和告警。可以手工确定是否增加"新发现设备"，实现新增设备快速增加到现有拓扑图中。

（3）拓扑 IP 定位。根据设备的 IP 地址进行搜索，直接定位到对应设备。

（4）拓扑链路管理。

在显示网络节点时可以选择在设备图标旁显示设备名称、设备 IP、设备 OID 或设备类型等；在显示网络链路时可以选择在链路旁显示链路标注信息及链路上下行信息等；在拓扑图中可以直接查看某台设备的物理链接，拓扑图中展现所有和该台物理设备直连的相关设备和链路；支持显示网络链路的实际流量信息，当鼠标点击链路时，则展现网络链路的上行流量、下行流量、总流量等信息；通过设备图标颜色变化来区分设备性能变化，如 CPU 利用率或内存利用率；通过链路图标颜色变化来区分链路性能变化，如链路总流量或带宽利用率；支持对链路的自定义，可以在拓扑图上直接操作，指定链路两端设备与端口，支持增加和删除链路；拓扑图能够及时反映网络设备运行状态的变化，通过颜色变化直观展现设备的性能变化，告警级别不同则显示颜色不同，等等。

10.1.4.4 告警管理

系统应支持灵活的组合告警查询，可按照时间、告警级别、资源名称、指标名称、确认状态等进行查询，支持告警数据的导出。

在告警列表中，可以对告警信息进行批量确认、批量关闭、批量忽略操作；并支持在拓扑中对告警来源进行定位。

支持告警确认、告警关闭、告警忽略等操作，支持短信息、邮件和微信等方式将告警内容转发给相关维护人员。

10.1.4.5 策略管理

策略管理主要是为监控的资源添加监控指标，配置监控参数，设置告警规则和告警通知方式等。

（1）三种监控策略。①默认策略：指系统当前提供的监控策略。②自定义策略：自定义添加或更改某一类资源的监控策略。③个性化策略：按照要求添加或删除某一类资源的监控指标。

（2）监控策略下的信息。每一类监控策略提供如下信息：资源范围、指标设置、告警规则、通知规则等。

资源范围：按照资源类型统计出当前监控策略下所有的资源类型。

指标设置：不同类型的资源，其监控指标有所不同，此处以 Windows 为例。通过指标设置，可以查看或更改当前三类监控指标：可用性指标、性能指标以及配置指标的参数。具体指标设置有轮询周期、是否产生告警、阈值、阈值判断条件等。

告警规则：针对不同类型的资源类型，可以设置不同的告警规则。具体参数如下：时间段——在此时间段内才生成告警；延迟触发——为防止告警过多地产生或者误报，可以通过设置延迟时间来规避，并对于已经确认的告警可以设置其不再触发告警；循环触发——为防止告警过多，通过设置告警触发间隔来减少告警信息；压制策略——系统自动实现告警信息的高效压缩，对于相同告警，故障条目不变，仅累计故障次数；告警升级——对于一段时间内为处理的告警，系统支持提升其等级的方式，提醒管理人员处理。

通知规则：系统提供告警通知功能，可通过邮件、短信、声音（和告警级别对应的三种声音）等通知到相应管理人员，告警的标题和内容支持自定义。

10.1.4.6 报表统计

系统提供的报表应能够根据需求进行灵活定制生成，支持页面级自定义报表，用户可按需选择类型、资源和指标进行报表组合，可形成多维度的报表。

支持以小时、日、周、月或自定义时间段为统计单位，统计出不同类型资源或某一个节点的相关报表。内置 Top N 报表，可从性能、告警等角度查看资源运行的排名情况。

具体报表类型有：①告警统计报表。可以按节点或者时间统计。②资源指标报表。分为服务器资源指标报表和网络设备资源指标报表，统计对象为：某一资源类型或节点的一个或多个监控指标。③计划报表。系统支持自定义配置计划报表，通过配置生成时间、资源类型、资源节点和指标等参数，来实现定期自动生成报表。

10.1.4.7 系统管理

系统管理应能提供系统全局参数的配置，分为发现配置、报表管理配置、告警关联配置、数据配置和权限管理等。

（1）发现配置。针对资源发现相关参数配置，包括：厂商型号维护——对厂商的各种型号设备信息进行管理，以便在自动发现时能准确发现设备类型和型号；凭证管理——不同种类的资源类型对其监控所采用的协议也不同，而不同协议所需的凭证在凭证管理进行添加和维护；资源发现配置——添加和维护需要发现资源时所必需的参数，如 IP、资源类型、凭证类型等。

（2）报表管理配置。系统提供存储时间配置，可以自定义原始数据和统计数据的保存时间，可以通过此项设置来控制数据库所需存储的数据量。

（3）告警关联配置。设置短信息、邮件、微信这三种告警通知方式的配置参数。

（4）数据配置。提供与报表统计相关的数据采集时间间隔设置。

（5）权限管理。系统支持设置不同用户不同权限来控制资源访问权限，支持用户管理、角色管理和资源组管理。

10.1.4.8 移动 App

基于移动智能终端 App 所具有的智能化、预警化、便携化、安全化的特点，能够通过移动智能终端 App 查看和统计用户 IT 资源和业务系统，保证运维人员能够随时随地便捷及时、安全地查看用户业务系统 IT 资源运行情况。

10.2 统一日志采集与分析系统

10.2.1 概述

随着应用系统和硬件设备不断增加，信息化建设和运行成本（包括电力成本、空间成本、维护成本等）也会不断攀升，如何利用先进技术对信息平台管理过程进行评估优化，实现最大限度的数据资源共享、运行成本降低、平台负载能力提高以及系统维护难度降低，是信息化建设的一个重要课题。

通过建立日志采集与分析系统，采集应用软件、硬件设备、主机等运行状况，实现对这些日志数据的采集、解析、加工、存储、分析和展现，提供统一的监控、管理、配置、分析功能，实现对日志归集过程的可视化配置、集中式管理、全方位监控以及可视化的运行态势分析。

日志采集与分析系统能够实现灵活的适配不同类型业务应用的分析需求，能够解决医院信息化系统运行管理的以下问题：

（1）业务运行态势。全面掌握业务系统运行状况，包括业务应用系统以及业务应用涉及的资源（主机、中间件等），能够全景了解业务运行态势。

（2）服务运行态势。全面了解业务系统的接口服务、业务模块访问或调用的状况，掌握分布式应用中服务调用的流向等状况，进行细粒度的监控。

（3）运行态势感知。融合业务应用日志、安全防护设备日志以及网络运行情况，对业务域的安全态势进行评估、跟踪、审计，保障业务系统的安全运行。

（4）故障溯源分析。对业务、服务、安全运行状态进行分析，与历史经验知识积累融合建立故障溯源分析专家系统，为业务应用系统的故障分析、排查提供专家建议。

10.2.2 系统技术要求

建立日志采集与分析系统，实现对各类型应用系统、主机等日志的统一采集、加工、存储、分析、展现，建立业务健康度分析，提升智能化运维能力。

系统提供的日志收集、自助分析、日志专题分析以及统一的监控、管理、配置、分析功能，对各应用系统的业务健康度进行指数评估，使得运维管理人员能够直观地掌握业务运行状况，能够对业务健康度进行快速评估诊断，提供科学准确的业务健康优化方案，提供资源利用优化、集约化资源管理、精细化管理的手段。

10.2.2.1 提升业务服务质量

通过日志对业务系统进行跟踪，评估业务系统运行性能及可用性等，保障业务系统的高效服务，有利于优化业务系统运行和响应能力，使服务保障变得敏捷高效。

10.2.2.2 优化资源利用率

建立合理的算法机制，预估 IT 资源利用情况，合理分配、调度资源，减少无效的资源浪费，节约运行成本，实现以业务运行数据合理分配资源，实现资源自动弹性分配。

10.2.2.3 降低运维管理成本

日志分析功能助力敏捷运维过程，实现快速问题排查和故障定位。

10.2.3 系统架构设计

日志采集与分析系统的技术架构见图 10 - 3。

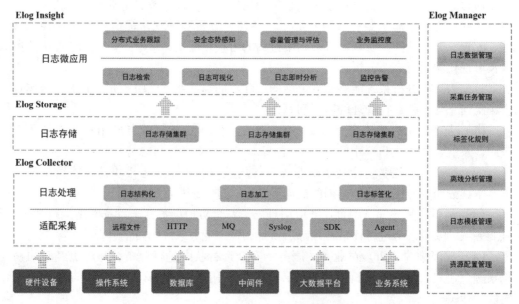

图 10 - 3　日志采集与分析系统技术架构

10.2.3.1 系统构成

（1）Collector，提供多样化的日志采集方式，尽量采用最合适、对系统影响最小的方式进行采集，同时提供日志处理。

（2）Storage，提供基于全文索引技术构建的分布式日志存储，能够有效解决非结构化日志的存储问题。

（3）Insight，基于分布式全文索引技术，构建日志的检索、可视化分析、即时分析能力，并以此为基础建立一系列的日志专题应用。

（4）Manager，提供对日志平台的集中式管理，包括日志数据管理、采集任务管理、标签化规则、离线分析管理、日志模板管理、资源配置管理等。

10.2.3.2 系统特性

（1）业务运行态势分析。全方位掌握业务域运行状况，包括业务应用系统以及业务应用涉及的资源（主机、中间件等），能够全景了解业务运行态势。

（2）核心业务健康度评估。通过日志采集分析，可以对用户核心业务应用或部署在云端的业务应用，提供业务整体健康指数或趋势变化，也可以提供某一设备或业务组件的健康指数或健康趋势变化，出现系统异常可以提供实时告警和快速的定位溯源分析，快速定位业务故障及性能瓶颈，大大提高用户业务运维工作效率。

（3）业务应用容量管理。支持为用户部署在云端的应用系统建立起从前期的容量规划到使用评估，再到后期优化调整的整个闭环过程的云平台资源使用管理。

（4）服务运行态势分析。全面了解业务应用系统每个接口服务、业务模块访问或调用的状况，掌握分布式应用中服务调用的流向等状况，进行细粒度的监控。

（5）安全态势感知。融合业务应用日志、安全防护设备日志以及网络情况，对业务域的安全态势进行充分的评估、跟踪、审计，保障业务的安全运行，防范突发状况。

（6）故障溯源分析。对业务、服务、安全运行状况进行全方位的剖析，融合历史经验知识积累，建立故障溯源分析专家系统，为业务应用的故障分析、排查提供专家建议。

（7）SaaS化能力。能够为云平台服务商提供SaaS化的日志采集与分析能力，包括日志的采集、存储、检索、分析，对日志进行安全有效的隔离，并能为用户进行专题日志分析的应用定制。

10.2.4 系统应具备的功能

10.2.4.1 日志数据采集

应能提供多样化的日志采集方式，实现对日志的快速、高效的采集。采集方式包括FTP日志采集、Syslog日志采集、Agent日志采集、日志报送采集、SDK日志采集等多种日志采集方式，能够满足不同场景下的日志采集需求。

主要采集日志范围如下：支持操作系统日志采集，包括Windows事件日志、Linux日志（运行日志、安全审计日志、定时任务日志、守护进程日志、用户日志、授权日志、SSH登录日志等）；支持各类型Web服务器日志采集，包括Apache日志、Nginx日志、IIS日志、Tomcat日志、JBoss AS日志等；支持常用数据库日志采集，包括MySQL日志、Oracle日志、PostgreSQL日志等；支持消息中间件日志采集，包括RabbitMQ消息队列服务器、ActiveMQ消息队列服务器等；应用日志采集：包括日志文件、运行日志等。

（1）应用系统日志采集。是指对业务系统运行产生的日志进行采集，提供主动日志采集和日志报送采集方式。主动日志采集是指采集业务系统产生的、按照一定的格式存储到文件中的日志；日志报送采集是指应用系统将日志通过一定的协议或方式报送给日志平台。

（2）主机监控日志采集。对主机及虚拟化层，采集全方位的监控及运行日志。主要功能包括：提供多样化方式采集主机/系统相关监控指标，可基于 SNMP、Syslog、SSH、Telnet 等多种采集指标方式；支持 Windows、Linux 等操作系统的监控和管理，对云主机运行情况进行监控采集，包括 CPU、内存、磁盘、网络、系统负载等；针对云主机常用运行日志进行采集，其中包括 Window Event Log、SSH 日志、FTP 日志、Linux 系统日志等。

（3）数据库、中间件日志采集。对主机运行的数据库、中间件软件的运行日志进行采集。主要功能：①支持对常用数据库运行日志的监控采集，包括 Oracle、MySQL、SQL Server 等；②支持对常用 Web 应用服务器运行日志的采集，包括 Nginx、Apache Web Server、Tomcat、WebLogic 等；③支持对常用消息队列服务器运行日志的采集，包括 ActiveMQ、RabbitMQ 等。

（4）硬件设备日志采集。对硬件设备进行实时日志数据采集，要支持网闸、防火墙、入侵检测系统等常见的安全软硬件的监控数据采集。主要功能包括：支持 Syslog 协议对安全防护软硬件采集数据，支持 SNMP 协议对安全防护软硬件采集数据。

（5）日志上报接收采集。主动通过报送接口将日志实时报送给集成通信软件，提供基于 Syslog、SOAP、REST、JMS、AMQP 协议的日志数据上报方式。

10.2.4.2 日志加工处理

大量的日志文件基本上都是以文本的方式进行存储，为了能够对日志进行有效的分析，系统应提供对日志进行结构化的处理能力，能够对结构化后的数据进行打标签、清洗、转换、脱敏的预处理工作。

（1）日志结构化。提供多种方式，对文本日志内容进行结构化，提取有效的信息。

（2）日志标签化。能够对日志信息进行打标签，内置多种标签规则，如 IP 转地址标签、URL 业务模块标签等。

（3）日志清洗转换。提供大量的转换器对日志信息进行转换处理，主要包括字段映射、数据翻译、字段拆分、字段合并、字段运算、数据范围过滤、字段过滤、数据条件过滤等数据清洗转换功能。

（4）日志脱敏处理。具备对日志的敏感信息进行脱敏的能力，提供常用的数据脱敏处理算法机制：替换、重排、加密、截断、掩码、偏移等。

10.2.4.3 日志数据检索

系统应具备高效的、采用全文检索技术的日志检索功能，能够对日志内容进行快速检索，检索性能达到秒级以内。图表统计检索支持将检索的日志信息以图表方式进行统计展示。日志可读展示能够对检索出来的日志内容进行可读模板转换展示。

10.2.4.4 日志自助分析

基于 B/S 的在线可视化日志图表设计器，应能够灵活地组合各类型的日志数据进行统计分析展现，以拖曳图表的方式进行可视化展现定义和布局，支持以列式方式进行界面布局，可内置大量的日志分析专题。

（1）数据集定义。日志自助分析可通过定义可视化数据集的方式，提取已经加工好的日志数据内容。

（2）图表设计器。可视化的图表设计器，采用列式布局，能够灵活地定义图表展示的方式、类型，定义后能够看到实时的效果。

多样化图表：实现各类型常用图表的可视化定义，包括柱形图、折线图、饼图、散点图、气泡图、雷达图、地图、动态文本、3D 饼状图、3D 柱状图，以及可以自定义 echarts 图表进行展现，同时提供了多种图形组合设计。

多种图表钻取：支持对宏观图表数据进一步向下钻取，能够查看精细化的数据，产品支持柱状图、饼状图、折线图、散点图、地图等各类型图表的钻取功能。

多种图表组合：嵌套图表，支持将多个图标进行组合展现，并且组合内部可以设定组合布局模式，这样可以组合出多样化的图表；嵌套报表，嵌套报表是指在一个可视化报表中的某些布局区域，能够嵌入其他报表的内容，这样可以组合多个报表的内容到一个报表中进行展现。

支持图文报告展现：支持动态文本渲染技术，实现从数据资源中提取数据后，采用模板技术对文本中的内容进行替换，形成完整的数据文档内容，并且可以结合图表技术，在文章内容中，展示图表内容，形成图文式的报告，可以实现报告直接展现或者导出到 Word、PDF 中进行展现。

内置多种样式风格。为满足不同类型的界面展示风格，E 日志内置了多种样式的风格，并且支持根据不同项目的页面风格进行自定义风格图表风格。

10.2.4.5 分布式日志跟踪分析

系统应能够提供 SDK 方式采集应用的访问日志，并且能够对多个应用之间的相互访问进行跟踪记录，对各个业务进行分析：提供 SDK 的方式给应用系统，可以通过简单的配置即可实现对接口服务访问日志、用户访问日志等日志的搜集；能够监控每个接口服务的用户访问量、访问浏览、访问链路、访问异常情况等；能够标识应用系统的业务模块，并对每个模块的访问量、访问次数、访问异常情况进行分析；能够监控每个用户访问情况进行分析，包括访问量、访问流量、异常情况等。

分布式业务跟踪是指通过采集用户访问链路过程的所有组件的日志，包括 Web 服务器、反向代理、后端应用、数据库、中间件等，并且把访问日志通过一定的规则关联起来，形成整体的访问链路。

针对这类型日志，应可从服务维度、业务维度、用户维度进行分析，包括异常访问归集追踪分析、各环节访问性能分析、业务各环节可用性分析、业务专题日志数据分析等。其作用体现在：①各环节业务性能分析。对业务访问过程中涉及的各类型资源（主机、中间件、数据库、应用系统）进行综合评估，分析各阶段的响应性能和可用性。②精确故障定位溯源。跟踪每次服务请求过程，并对异常进行建立立体式分析模型，从业务层、中间件、数据库、主机多维度对每次服务请求进行分析。③应用容量管理规划。通过对大量的业务访问数据进行分析，充分了解资源利用情况，结合业务对访问情况进行容量管理。

10.2.4.6　业务健康指数评估

业务健康指数评估是指对业务应用域的运行健康状况进行数值化评估，能够直观地了解业务运行的健康状况及出现性能瓶颈的位置。业务健康评估需要对各个业务系统建立数学评估模型，基于评分方式对业务运行状况进行打分。其作用如下：①评估业务系统服务质量。在线对各个业务系统的活跃度、运行健康情况、服务能力情况进行综合评估，实现对业务的健康状况进行事前预估、事中评估、事后调整优化提供全过程的支持。②精确的性能评估定位。通过对业务访问过程所使用的各类型资源进行评估，可以帮助用户找到性能瓶颈。③降低云平台运营成本。通过对云平台的资源利用优化、集约化资源管理和精细化管理，实现云平台资源利用的最优化，有利于降低运营成本。

1）业务健康指数模型。业务健康度评估模型见图10-4。

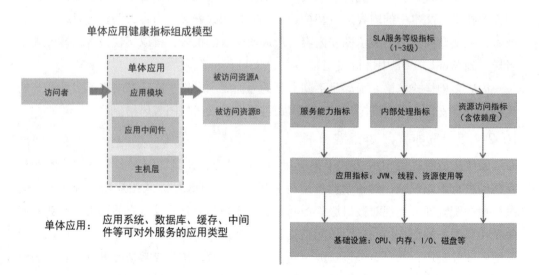

图 10-4　业务健康度评估模型

2)业务健康指数计算过程。

(1)单应用负载度计算。①单指标负载度计算:指标负载指数 = 指标值 * 负载贡献曲线;负载贡献曲线 = 线性曲线、Logistic 曲线、其他函数曲线。②分层负载指数计算:分层负载指数 = 对数曲线(指标负载指数 * 指标影响权重曲线);指标影响权重曲线 = 基本服从 Logistic 曲线。③应用负载指数计算:应用负载指数 = 对数曲线(指标负载指数 * 指标影响权重曲线)。④健康指数计算:健康指数 = 正态分布(整体应用负载指数)。

(2)分布式应用评估模型。分布式应用一般分为模块或集群模式两种类型,见图 10 – 5。

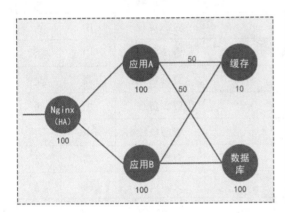 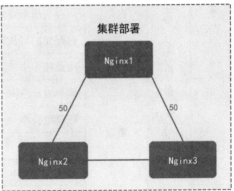

图 10 – 5 分布式应用评估模型

计算过程:应用集群负载 = Logistic(各应用负载度);业务域负载 = Logistic(应用负载度) *应用负载权重矩阵;健康指数 = 正态分布(业务域负载)【需长时间评估】。

3)常见的指标负载曲线。

(1)Logistic 负载曲线:$P(t) = \dfrac{K P_0 e^{rt}}{K + P_0 (e^{rt} - 1)}$。

(2)指数负载曲线:$y = 2^x$。

(3)Sigmoid 负载曲线:$S(x) = \dfrac{1}{1 + e^{-x}}$。

(4)正态分布负载曲线:$f(x) = \dfrac{1}{\sqrt{2\pi}} e^{\left(-\frac{x^2}{2}\right)}$。

4)业务健康指数指标。系统应建立业务健康指数指标体系,为评估工作提供多层次的指标体系,包括从基础设施层、应用层、服务能力层、内部处理能力层、资源访问等维度。

指标评估模型应能够对模型参数进行调优,并能够根据实际情况选择相应的评估模型。指数评估能够对总体业务域监控度进行打分,也能够对各个应用、各个层次、各个指标进行打分。健康评估指标见表10-1。

表10-1 业务健康评估指标

序号	指标分类	子类	指标	指标维度	负载贡献度	是否计算
1	主机指标	CPU	CPU 利用平均率	资源负载	高	是
2		CPU	CPU 利用率峰值	资源负载	中	否
3			CPU 利用增长预估	资源负载	中	否
4		内存	内存使用率	资源负载	高	是
5			内存利用率峰值	资源负载	中	否
6			内存使用增长预估	资源负载	中	否
7		磁盘	磁盘使用率	资源负载	高	是
8			剩余磁盘空间	资源负载	中	否
9			磁盘增长率	资源负载	中	否
10			磁盘读 IOPS	资源负载	高	是
11			磁盘写 IOPS	资源负载	高	是
12			吞吐量	资源负载	中	否
13		网络	发送速率	资源负载	高	是
14			接收速率	资源负载	高	是
15	应用进程	进程 CPU	CPU 利用平均率	进程负载	高	是
16			CPU 利用率峰值	进程负载	高	否
17		进程内存	内存使用率	进程负载	高	是
18			内存利用率峰值	进程负载	高	否
19		线程数量	线程峰值数量	进程负载	高	是
20		JVM 进程	FULL GC 次数	进程负载	中	是
21			FULL GC 平均时间	进程负载	中	是
22			FULL GC CPU 利用率	进程负载	中	是
23			堆区内存使用率	进程负载	高	是
24			非堆区内存使用率	进程负载	中	否

续上表

序号	指标分类	子类	指标	指标维度	负载贡献度	是否计算
25	数据库服务指标	通用指标	QPS（每秒查询次数）	服务能力	高	是
26			TPS（每秒事务次数）	服务能力	高	是
27			95th 查询响应时间	服务能力	高	是
28			75th 查询响应时间	服务能力	高	是
29			数据库连接数	服务能力	高	是
30			活跃连接数	服务能力	高	是
31			每天数据增量（预估容量）	服务能力	中	否
32			慢查询语句耗时	服务能力	高	否
33		Oracle 专有指标	缓冲区未等待率	内部负载	中	否
34			Redo 缓冲区未等待率	内部负载	中	否
35			缓冲区命中率	内部负载	中	否
36			内存排序率	内部负载	中	否
37			共享区命中率	内部负载	中	否
38			软解析百分比	内部负载	中	否
39			SQL 执行与解析比率	内部负载	中	否
40			共享池内存使用率	内部负载	中	否
41			全表扫描次数（每秒）	内部负载	中	否
42			缓冲区高速缓存命中率	内部负载	中	否
43		SQL Server 专有指标	读的页/秒	内部负载	中	否
44			写的页/秒	内部负载	中	否
45			高速缓存命中率	内部负载	中	否
46			死锁的数量（每秒）	内部负载	中	否
47			平均等待时间	内部负载	中	否
48			锁请求/秒	内部负载	中	否

续上表

序号	指标分类	子类	指标	指标维度	负载贡献度	是否计算
49	缓存服务指标	通用缓存指标	每秒读峰值	服务能力	高	是
50			每秒写峰值	服务能力	高	是
51			缓存命中率	服务能力	高	是
52			读取平均响应时间	服务能力	高	是
53			95th 读取时间	服务能力	高	是
54			75th 读取时间	服务能力	高	是
55			冷热数据比例	内部负载	中	否
56			内存使用率	内部负载	中	否
57			缓存内容的大小	内部负载	中	否
58		Redis专有指标	命令处理数	内部负载	中	否
59			连接客户端数量	服务能力	中	否
60	消息队列服务指标	通用指标	每秒读峰值	服务能力	高	是
61			每秒写峰值	服务能力	高	是
62			平均延迟	服务能力	高	否
63			最大延迟	服务能力	高	否
64			95th 延迟	服务能力	高	否
65			75th 延迟	服务能力	高	否
66			每天平均数据增量	服务能力	高	否
70	Web服务器	通用服务指标	TPS（每秒请求数）	服务能力	高	是
71			服务访问峰值	服务能力	高	是
72			平均请求响应时间	服务能力	高	是
73			最大请求响应时间	服务能力	高	是
74			95th 响应时间	服务能力	高	是
75			75th 响应时间	服务能力	高	是
76			在线用户量	服务能力	中	否
77			请求大小（平均）	服务能力	中	否

5）健康评估功能。

（1）提供基于图形化、拖曳连线方式定义分布式系统的各个应用逻辑关系，以及定义各个应用的评估指标模型等。

（2）评估需要建立多层次的指标体系，包括从基础设施层、应用层次、服务能力层、内部处理能力层、资源访问等维度。

（3）指标评估模型，可以对模型参数进行调优，并且能够根据实际情况进行选择相应的评估模型。

(4) 指数评估，能够对总体业务域监控度进行打分，也能够对各个应用、各个层次、各个指标进行打分。

10.2.4.7 容量管理与评估

系统应具有 IT 资源容量管理与评估能力。容量管理是对容量进行评估、规划、分析、调整、优化的过程，它结合了业务、服务和资源容量的需求，以保证对资源的最优利用，满足与用户之间所约定的性能等级要求。

1) 容量评估。对各个应用进行容量评估，不同的 IT 技术架构可采用不同的评估方法和手段，主要过程分为以下步骤：

(1) 定义服务的等级。收集各个应用系统的日常运行数据，归类业务需求划分优先级，作为定义服务等级的关键因素。

(2) 分析评估当前 IT 容量。主要工作：一是考虑各应用系统的特点，通过吞吐量和并发测试，采集应用系统的吞吐量、响应时间、并发用户数等关键性能指标，比较当前系统定义的服务等级包括的各项指标；二是收集当前系统的资源利用率，包括 CPU、内存、磁盘 IO 等指标数据，评估当前系统 IT 容量是否满足业务需求和未来增长量；三是分析当前系统在不同工作负载情况下的资源利用情况，建立系统在不同工作负载下的性能指标的服务等级，规划 IT 容量规模。

2) 容量规划。容量规划是指将应用运行日志数据、业务目标、业务操作和过程关联起来，并以量化的方式展现云平台资源和应用系统之间的关系。最理想的情况是业务指标无缝匹配应用运行性能数据。

(1) 基本过程。实现业务指标无缝匹配业务性能数据，量化云平台资源消耗与业务量之间的关系目标，总体过程分为三个步骤：一是建立反映业务服务水平对应的工作负载；二是收集准确的历史数据（日志数据）；三是将工作负载与性能数据做匹配。

(2) 建立模型。基于时间维度建立多个负载模型以更好地反映真实情况，如选择峰值段建立负载模型或者选取一般业务量时间段建立负载模型，模型的数量取决于用户的关注点。

(3) 规划方法。系统性能容量规划是基于收集历史性能数据来规划系统将来的负载，这些数据包括 CPU 负载、IO 负载、内存负载等。

3) 容量管理优化调整。通过对容量的评估并在评估后建立容量规划方案，对容量进行调整优化，并建立持续的闭环评估体系，对各个应用所用容量进行综合评估、优化调整。

10.2.4.8 常用专题分析

系统应能够通过建立常用模板，对常用的应用服务进行专题分析，主要包括：

(1) 数据库专题分析。支持对 MySQL、Oracle、PostgreSQL 等数据库进行专项分析，包括慢查询分析、安全审计分析、数据库资源使用分析、数据量趋势分析等。

(2) 应用专题分析。采集各类型的应用系统日志，对应用系统的运行状况、异常状况、资源占用情况、访问情况进行综合分析。

10.3 基于大数据的安全态势分析系统

10.3.1 概述

大数据安全态势分析系统是一个基于大数据技术的网络安全态势感知与分析平台。平台能够全面感知网络安全威胁态势、洞悉网络及应用运行健康状态、通过全流量分析技术实现完整的网络攻击溯源取证，帮助安全技术人员采取针对性响应处置措施。该系统可强化威胁发现和预警能力，实现全天候全方位的威胁态势感知；能够提升对安全事件的研判能力，构建发现、取证、研判、处置的闭环体系；帮助形成网络安全多维知识体系；丰富的网络数据可视化从多个维度将总体安全态势直观地展示给用户，有效辅助应急处置决策。

10.3.2 系统技术要求

10.3.2.1 解决防护对象"碎片化"和"孤岛效应"问题
传统的网络安全防护越来越暴露出防护对象碎片化和孤岛效应问题，传统的安全防护手段面对这些对象时基本上是各自为政、无法联动响应，只能到处补漏。

10.3.2.2 能提前检测和消除安全威胁
大量运行数据表明，在没有态势感知防护手段的情况下，攻击从发生到治理完成平均需要32天。如果不能感知威胁并且采取有效手段及时预防，极易对业务系统产生破坏。

10.3.2.3 需要建立安全威胁数据处理能力
系统应能完成对安全威胁数据的输入，实现从各种不同的系统或设备中收集需要的数据，将需要进行分析的数据集中汇入到大数据存储中。能完成数据分析之前的数据预处理，实现在数据输入过程中、数据输入后、数据分析前对数据格式的规范化处理，应能对数据内容进行补充或修改、数据过滤、数据归并等操作。

10.3.2.4 提升对安全威胁数据的分析能力
在进行安全威胁数据分析时，需要对这些数据构建有效的分析模型。随着安全威胁数据的日益增长，且由于移动互联网、工业互联网、物联网等各种新兴技术的应用场景带来的业务模式和数据特征不断变化，需要超越原来基于关系型数据库的安全管理平台的数据处理、分析能力。在对安全威胁数据进行分析时，急需一种多源异构的数据采集和管理技术对数据进行智能聚合和资源管理。

10.3.2.5 能支撑快速变化的数据分析需求
实现以分析引擎和规则为基础，对安全威胁大数据进行实时或历史分析，对医疗机构不断变化的安全威胁大数据分析需求提供快速支撑的工具和手段。

10.3.2.6 能完成分析结果的多样化输出

对分析结果进行丰富多样化的展示,并能将分析结果按接口类型进行输出。

10.3.3 系统架构设计

图 10-6 给出的是基于大数据技术的安全态势分析系统架构。系统包括 5 层:数据来源、数据汇入、存储计算、数据分析和数据展示。在数据展示层提供人机交互界面,实现各种数据分析结果可视化展示和人工数据查询接口。

整个系统(平台)主要由威胁感知子系统、交互式分析子系统、智能建模子系统、威胁情报子系统、态势分析子系统、数据治理子系统、数据中心子系统等子系统构成。

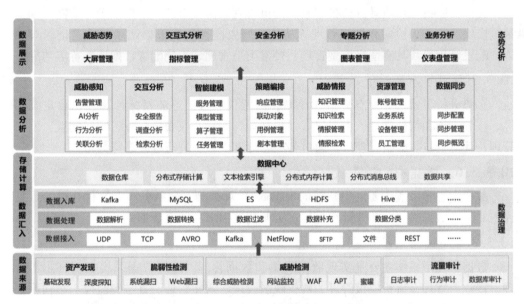

图 10-6 基于大数据的安全态势分析系统

10.3.3.1 威胁感知子系统

为了应对复杂的攻击事件,针对安全事件进行深度挖掘分析,针对安全事件进行持续监测,通过机器学习和人工智能算法,采用可视化关联分析、行为分析、AI 分析等分析引擎,利用内置的各种场景和分析规则,能够快速、准确地取证调查和安全威胁追溯,实现对威胁事件的监测和发现,提升安全运营效率。

10.3.3.2 交互式分析子系统

为提高对安全威胁数据的检索能力,可以选择检索产生的结果做进一步的数据检索。支持检索过程的可视化展示,可查看数据。交互式分析提供 3 种检索模式:快捷模式、高级模式、专家模式。交互式分析内置丰富的应用场景和各种检索实例,支持数百种复杂安全事件模型。应用场景包括全文检索、结构化检索、安全业务分析等。

10.3.3.3 智能建模子系统

在提供可视化关联分析、行为分析、AI分析引擎的同时,提供分析模型可扩展的智能建模子系统,包括模型管理、任务管理、服务管理、程序管理、算子管理等。模型管理支持针对业务分析需要进行模型的构建,所有模型构建都是利用系统提供的丰富的算子库,根据业务特点利用算子的快速组合构建的分析模型,所有模型构建都支持可视化的方式通过鼠标拖曳完成,形成挖掘模型。同时,平台支持机器学习的框架,可以利用机器学习算法、人工智能算法构建挖掘模型。智能分析子系统提供算子开发的框架,可根据业务分析要求定制相应的算子满足分析之需要,实现算子的可扩展。

10.3.3.4 威胁情报子系统

威胁情报子系统主要包括威胁情报、知识情报、历史监控、配置管理等功能模块,其中威胁情报模块具有情报检索、情报管理、情报审核、情报报送等功能;知识情报模块具有知识检索和知识管理等功能;历史监控具有采集记录和推送记录等功能;配置管理模块具有情报模型管理、要素类型管理、采集配置、推送配置等功能。

10.3.3.5 态势分析子系统

态势分析子系统分为态势指标计算和内置仪表板。态势指标计算包括自定义指标、任务管理和指标管理,内置仪表板包括视频配置、仪表板配置、图标配置、发布管理、环境变量、分组管理等,通过各项指标和仪表板进行各种态势分析。

10.3.3.6 数据中心子系统

数据中心子系统主要采用开源的Hadoop计算框架,包括分布式文件存储、数据库、非关系数据库、分布式计算框架、资源调度引擎和关系数据库。

10.3.3.7 数据治理子系统

数据治理子系统主要是实现数据采集和数据管理。通过数据采集实现日志源管理、接收器管理、解析模板管理、解析映射管理、入库管理、日志源监控、结构服务器监控,而数据管理则实现数据资源管理、数据库管理、文件系统管理等。

10.3.4 系统应具备的功能

以下仅对安全态势分析系统应具有的基本/核心子系统功能做一些描述,读者可以参考更多厂商的同类系统所提供的子系统功能介绍。

10.3.4.1 威胁感知子系统

应能对网络上暴露的漏洞信息、正在发生的网络攻击及漏洞利用行为进行监测分析和告警,及时生成网络安全告警信息,提高网络漏洞监测、事件监控及预警响应能力。

告警管理是对告警信息的统一管理、查询和处置告警的操作入口,安全设备的告警信息应实时地发送给平台,平台自身的告警规则被安全事件命中后也能产生告警信息。通过多维度告警关联规则,系统能将海量告警日志进行关联归集并生成安全事件。安全人员通过对事件进行分析研判,通报给前端设备进行拦截操作。

(1) 平台应提供行为分析规则和灵活的自定义配置,在海量网络安全事件中识别出对医院网络安全有威胁的行为。

(2) 平台应提供 AI 分析方法,对威胁行为进行深度和智能挖掘分析。智能挖掘分析支持机器学习,通过内置的机器学习模型进行深度分析。通过智能分析管理可实现 AI 分析模型的启用、停止、查询、标签筛选等功能。系统平台应能提供流程化的 AI 分析规则的创建,包括数据模型、数据训练、检查配置等。

(3) 平台应针对常见的网络攻击行为提供 AI 分析方法,可以设定 AI 分析方法的启动和停止,筛选参与分析的数据,还可以查看命中分析规则的安全事件和告警事件。

(4) 平台应能通过高效的数据挖掘能力,实现对网络信息的快速查询和数据关联分析,对感知到的异常网络行为进行网络流量回放,通过数据包解码分析技术,对网络攻击进行完整分析和数字取证。

10.3.4.2 交互式分析子系统

(1) 系统应具有检索引擎并提供丰富的应用场景:一是可做全文检索,提供即时搜索功能,支持关键字搜索,从海量事件中获取与关键字匹配或部分匹配的所有事件;二是可进行结构化检索,可针对范式化后的结构化事件进行基于特定字段及其组合的事件搜索;三是可提供策略化检索,可自定义事件搜索条件并可保存为检索策略,方便随时使用;四是可进行字段统计,对海量事件下的字段进行全面的统计分析,具备多种描述性统计的可视化呈现;五是可提供安全业务分析,支持对各类事件进行交互式检索,并对检索结果进行下钻和多种业务场景的可视化分析;六是提供数据微服务功能,提供丰富的数据检索接口,其他系统也可以直接嵌入搜索中台的各种可视化仪表板。

(2) 系统应支持通过统一的查询语言对所管理的数据进行检索的功能,可以显示查询条件、查看检索结果和数据描述信息,能选择在所产生的数据集上通过查询语句进行二次检索。

(3) 系统应能提供安全报告管理功能,包括安全报告模板的自定义、导入、导出、删除、即时执行、定时执行等功能,能提供关于网站攻击、漏洞利用、僵尸主机、业务弱点等各类报告模板,可定时生成相应的日报、周报、月报等周期性安全报告。

10.3.4.3 智能建模子系统

(1) 系统应能基于机器学习算子算法,允许用户进行自定义拖曳方式训练异常行为样本,进而通过算子串接修正原有算法分析结果,最终算法可更贴合业务场景,能有效提升算法的准确率。

(2) 系统应提供可视化建模界面,支持用户基于算子库定义数据分析模型。分析模型支持变量管理、片段管理、分组管理,可建立各种用途的数据分析模型,如数据汇入、统计分析、基线学习、特征匹配等。

（3）系统应能对数据分析模型定义执行任务并调度任务执行，提供即时任务、定时任务和服务任务的定制功能，可查看任务运行日志、输出结果。任务定制可通过选择模型、选择任务类型、配置时间周期、配置变量来创建各种类型任务。系统构建的机器学习框架内置机器算法，支持对数据进行机器学习建模，支持监督学习与无监督学习方法，支持统计、回归、分类、聚类等多类算法，包括但不限于线性回归、逻辑回归、决策树、SVM、朴素贝叶斯、K最近邻算法、K均值算法、随机森林算法、降维算法、Gradient Boost、AdaBoost算法；对外提供多种类型编程接口，包括但不限于Java、Python、Scala等，能运行于CPU/GPU等处理器资源和并行计算框架中，兼容Mahout、MLlib等机器学习框架应用。

（4）系统应提供算子库用于可视化建模，可对算子进行分类管理，支持算子库扩展和对第三方算子融合利用。在可视化建模过程中，用户可拖曳式选择可用及合适的算子，对算子配置参数形成分析模型。默认算子库预置多种类型算子，包括输入类、输出类、展示类、流程控制类、脚本类、字段处理类、记录处理类、数据集处理类、聚类、分类、子过程、深度学习类等。机器学习类算子支持各种算法库，如数据聚类算法、数据分类算法等。输出类算子支持多种展示图表，如柱状图、饼状图、视网膜技术、星空等。

10.3.4.4 威胁情报子系统

（1）系统应具有先进的情报挖掘能力，拥有尽可能多的全球数据源整合情报库，支持与国家应急响应中心Labs及其他第三方外部情报机构的互联。应提供基于出站流量的木马检测、内部溯源分析、威胁分析、原始日志检索等功能，以提高全网威胁情报检测和防护能力。

（2）系统应提供威胁情报管理功能，包括情报检索、情报管理、情报审核、情报推送等。系统提供的知识情报管理则应包括知识检索、知识管理等。

（3）系统应能按照情报内容进行分类情报管理，包括威胁情报、漏洞情报、安全事件情报。其中，威胁情报包括恶意域名威胁情报、HASH威胁情报、IP威胁情报、mail威胁情报、URL威胁情报，漏洞情报应提供最新漏洞报告，安全事件情报应提供当前安全事件报告。

（4）系统应能通过威胁情报数据关联分析技术发现各类已知网络威胁，通过元数据分析模型实现对未知高级网络攻击的预警，通过流行为分析技术对可疑IP/主机进行画像分析，以实现对网络安全态势的灵敏感知及时发现。

10.3.4.5 态势分析子系统

（1）系统应支持自定义配置态势分析界面，包括但不限于视屏配置、仪表盘配置、图表配置、发布管理、环境变量、分组管理等。可提供直观、生动、可交互、可高度个性化定制的数据可视化图表，包括常规的折线图、柱状图、气泡图、饼图，用于地理数据可视化的地图、热力图，用于关系数据可视化的关系图以及漏斗图、仪表盘等。

（2）系统应能通过收集各类网络安全数据，从漏洞态势、DDoS攻击态势、网络攻击态势、可用性态势、主机态势、Web攻击态势等维度，全面评估医院的网络安全态势等级,快速感知总体安全状况。

(3) 系统应能提供丰富的安全态势感知展示界面,包括总体态势、攻击源分布、重点资产态势、攻击关联图等。

(4) 系统应提供第三方系统接入的接口,能够将第三方系统产生的数据作为数据源实时展示,也可以将数据库及本地上传文件作为数据源。可以添加多个仪表盘,每个仪表盘可以包含多个视频,每个视频又可以添加多个图表,最终实现对数据的综合展示。

10.3.4.6 数据中心子系统

(1) 系统应能提供多元化数据的存储和检索,采用分布式存储、分布式全文检索技术以支持海量数据的高效存储调用,同时支持结构化和非结构化数据存储。在分析层能根据计算任务、功能任务建立多个分析代理引擎节点,每个分析节点可执行一个或多个任务,支持过程分析引擎、流式分析引擎,实现数据分析计算。

(2) 系统应能提供分布式消息总线,能够实现高吞吐、可扩展、高可用目标,具有部署简单快速、开发接口丰富的特点。分布式文件存储系统主要用于音视频等文件类型数据的存储管理,应提供文件流式操作接口支持数据的读写操作。系统应具备高容错性、扩展性和可用性,能提供高吞吐量的数据访问。

(3) 系统应支持数据仓库的建立,提供海量数据的快速装载和快速查询统计,支持各类 SQL 查询语句,支持数据实时性装载及装载后即时查询,支持数据分布式存储及本地化查询,支持查询任务的并行执行,支持数据仓库节点横向扩展增加存储容量和查询性能。

(4) 系统应可支持分布式 NoSQL 数据库,对半结构化数据和非结构化数据进行存储管理。

(5) 系统应具有分布式文本检索引擎,用于对结构化、半结构化数据进行索引,支持海量数据高性能的精确检索、模糊检索、范围检索和多条件组合检索。

(6) 系统应支持关系数据库对结构化数据的存储管理,支持配置数据、结果数据等数据的存储,支持事务性操作,为用户提供快速查询服务。

10.3.4.7 数据治理子系统

(1) 系统应提供数据采集、数据管理功能,数据采集模块包括日志源管理、日志源监控、接收器管理、接收服务器监控、解析模板管理、解析映射管理和入库管理等功能,数据管理模块则包括数据资源管理、数据库管理和文件系统管理等功能。

系统的数据源主要包括网络安全设备、网络设备、服务器、业务系统、中间件、流量数据、威胁情报、其他日志等数据。能够实现对网络原始数据包、网络流量日志、网络元数据、主机和系统日志、SOC/SIEM 日志等的全流量采集,兼容防火墙、IDS、IPS、APT 沙箱告警信息,实现各类数据的采集和入库。

数据采集应实现从日志源 IP 的灵活定义、设备类型自主匹配、接收器设置策略清晰可控等功能,提供基于 Hadoop 和 ES 两种入库方式的日志源采集、数据映射、接收解析、入库存储的全过程模块化耦合。

数据管理应提供针对数据资源、数据库、文件系统的管理功能。其中,数据资源管理功能应具有数据类别管理、数据类别生命周期信息管理、数据类别存储策略管理、数据血缘分析等功能。

（2）系统提供的数据分类功能应包括针对错误日志、安全事件、流量协议、HTTP 协议、邮件协议、DNS 协议、Telnet 协议、TUP/UDP 协议、平台日志、操作系统日志、SSL/TLS VPN 日志、ICMP 协议、数据库日志、网络文件日志、性能日志、告警日志的数据提前分类；针对网络攻击数据、DDoS 数据、病毒感染数据、恶意邮件数据、垃圾邮件数据、假冒网站/App 数据、防病毒产品安装数据等的数据上报分类；针对网络设备、系统日志、流量设备、终端日志等的数据模版分类。

（3）系统应能提供将采集到的数据按照不同厂商、不同类型分别进行数据解析的能力，还需提供数据转换功能，能在数据入库的缓冲存储区中对数据进行转换、清洗、拆分、汇总等操作，保证来自不同系统、不同格式数据的一致性和完整性，完成物理数据存储区中各数据表数据的生成与更新。

10.3.4.8 策略编排

系统应提供针对目标网络安全设备安全策略的自动化编排能力，主要通过脚本管理、用例管理、联动对象管理和响应管理等功能，完成对目标网络的安全策略编排，实现针对目标网络安全设备的联动控制。

10.4 基于知识的统一运维管理平台

10.4.1 概述

基于知识的统一运维管理平台立足于提升运维团队的 IT 运维服务质量，融合 ITIL 的事件管理、问题管理、变更与发布管理及知识库管理等核心 IT 服务管理流程，并集成管理数据和展现页面而形成的面向运维服务、统一展现和多租户模式的综合 IT 服务管理平台。

平台（亦可称为"系统"）以业务服务管理为中心，将配置表单、工作流定义、配置信息同步、项目组合管理等功能立体化地呈现给使用者，以期达到提高使用单位日常 IT 运维的规范化、标准化及流程化水平，量化 IT 系统运行质量和服务水平，提高 IT 系统运行效率，保障业务系统运行无忧的目标。

建立以服务流程为驱动的运维管理一体化平台，实现人员、流程、工具三方面的完美结合，帮助使用单位建立遵循先进流程管理思想的 ITIL 理论，实现以服务流程驱动为导向的实用的"人管流程"，带来"IT 管理理念 + 系统工具 + 过程方法"的全新 IT 服务管理组合，提供包括管理流程与规范、业务及实施方法在内的全方位 IT 服务管理体系建设。

10.4.2 系统技术要求

10.4.2.1 建立精准运维服务的基础数据

按照统一编码标准，构建 IT 资源和配置信息数据库（CMDB），建立精准的资源信息基础数据用于支撑各项运维服务管理工作，实现精益化的运维管理。在云平台资源发生配置变动时，基础配置数据应当通过变更管理做相应配置变更。

10.4.2.2 建立规范运维服务的管理流程

依据《信息技术服务管理体系 ISO/IEC 20000》，借鉴并融合 ITIL 的先进管理规范和最佳实践指南，结合运维管理部门的实际情况，编制《运维服务工作流程》，并将业务流程转化为系统的工作流模型，用工作流来驱动各项运维服务工作的开展，每项工作都形成详细的工作记录。规范业务管理工作，实现工作有状态、任务有提醒、超期有警告，实现业务流程化，管理规范化。

将工作流的各个任务节点落实到具体的工作岗位，在服务流程的执行过程中，由工作流引擎负责将工作任务推送到相关人员的待办事宜列表中。主要的业务流程包括事件管理、问题管理、变更管理、发布管理、服务级别管理等。

10.4.2.3 构建运维服务的质量管理体系

通过建立运维服务分析评估系统，实现对其运行质量、服务水平、运维服务工作绩效的综合评估、考核、审计管理功能，可向各相关部门用户提供各类运维服务资源统计分析、趋势分析报告以及运维服务质量水平分析等报告，采用报表和统计图等多种形式进行数据展现，以准确了解运维服务能力与服务质量现状，为管理者提供辅助决策支持。

同时，可以根据评估结果，修正运维服务管理文件，体现循环改进的管理思想，实现信息安全管理体系的持续改进。

10.4.2.4 建立丰富的运维服务知识库

建立统一的运维服务知识库，可以随时将事件处理过程、处理结果整理成经验，纳入运维服务知识库，通过不断积累和丰富知识库，为用户提供知识经验的数据支撑，同时提供知识采集、知识查询的接口，实现知识的积累和集中存放、统一查询。有利于提高解决问题的效率，减少故障处理转交率，降低运维成本，以实现快速响应 IT 服务的需求。

除了本地知识库，整理更多厂商针对不同用户问题的解决方案，作为知识导入统一运维管理平台中，不断丰富运维服务知识库的积累。把运维服务过程中产生的丰富经验进行积累和总结，形成有效的知识库，建立知识的共享机制，提供信息共享和交流的平台，提高运维人员的工作效率。

10.4.2.5 实现持续化改进的管理体系

基于运维服务分析评估系统的结果，通过检视和评价质量水平的高低、计划执行的效果，从而不断改进运维服务质量，提升运维服务水平。基于评价考核结果，还可以逐步建立服务供应商准入和淘汰机制，建立良性的市场竞争机制。

10.4.3 系统架构设计

参见"10.1.3 系统架构设计"。

10.4.4 系统应具备的功能

10.4.4.1 服务台

作为运维管理部门,服务台就是"客服",是"过滤器"和"扩音器",它可以处理很多用户的询问和请求,从而节约资源,并及时向用户传递有关请求服务的处理情况。对用户而言,服务台是"寻呼机"和"导航器",在碰到任何问题和疑问时,只需通知和联系服务台,由服务台协调各技术支持部门做下一步的工作。服务台的建立,有助于实现单点联系,对事件处理的生命周期进行监控,提高事件的处理效率和客户的满意度。

服务台应能完成以下功能:基础信息维护,包括组织结构、用户管理、事件和问题的分类等基础数据;接受客户请求(来源电话、电子邮件、运维平台)的告警报告、服务请求;记录并跟踪事件和客户意见;及时向客户通报请求处理的当前状况和最新进展;对事件从建立到处理和终止的整个过程进行管理;协调各线人员处理各类事件;终止事件并与客户一道确认事件的解决情况。

10.4.4.2 事件管理

事件管理的目的就是在出现事件的时候,能够尽可能快地恢复服务的正常运行,避免业务中断,以确保最佳的服务可用性级别。事件管理就是对接收到的各类监控管理平台产生的告警事件请求,以及由业务用户发起的故障处理请求进行管理,目的是在成本允许的范围内尽快恢复服务。事件管理流程是一个被动的处理流程,受事件触发和驱动,负责快速恢复服务,以解决事件的表征现象。

事件管理应能收集来源于服务请求、告警、人工报障的事件信息,通过规范的登录、处理、关闭过程,形成事件分类及趋势统计、转换知识的能力,为提高事件处理效率提供数据支撑和分析依据。事件管理记录、归类引起服务中断或服务质量下降的事件,并安排支持人员处理事件,直至恢复其服务或服务质量。事件管理流程见图10-7。

事件管理根据来源的不同可以分为三类:一是根据云监控或第三方监控工具发送来的故障信息;二是业务用户通过服务台提交的事件请求;三是用户提出的服务请求。

事件管理的功能一般应包括:接受和记录事件、分类和确定优先级、调查诊断分析、事件处理、事件升级和事件结束。

(1) 接受和记录事件。发现并报告事件,支持人工发起的故障请求,同时生成一张事件工单记录。

(2) 分类和确定优先级。事件的分类按照事件的级别层次和内容有管理员预先

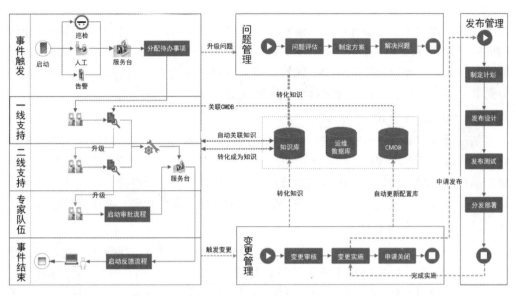

图 10-7 事件管理流程

定义,可以灵活调整,根据影响、紧急度、SLA 等来确定事件处理的优先级别。

(3) 调查诊断分析。与配置管理、已知错误、知识库等模块进行关联,能够查询知识库或已知错误中是否有此种事件处理的标准步骤,能够和相关的配置项关联,自动获取配置项信息及其关联配置项的信息,通过这些信息找出事件的解决方案,尽快恢复服务。

(4) 事件处理。通过人工指派和自动指派方式(可重新指派),能够向受理人员发出提示信息,相关处理人员可以根据自己的权限看到自己应处理的工单。

(5) 事件升级。可以定义事件自动升级处理的阈值,能够基于事件信息升级处理,当事件处理超过预期时间限制,根据预定义的升级条件,能够将该事件自动/手动升级到指定的人员。

(6) 事件结束。事件处理成功后,要关闭事件单,也支持非正常的终止事件的功能。事件管理的主要目标是尽可能快地恢复服务至服务级别协议规定的水准,尽量减少故障对业务运营的不利影响,以确保最好的服务质量和可用性级别。

10.4.4.3 问题管理

事件管理处理故障并恢复有关服务,在其不能解决的时候将故障转交给问题管理,或者是多次发生的重复性的故障,也可以提交为问题管理,通过问题管理为其找到根本原因和解决方案,彻底解决该类故障。

问题管理的任务应能够将一个或多个事件变为一个已知的问题,避免此类事件再次发生,问题管理可分为被动问题管理和主动问题管理。主动问题管理重在预防,在事件发生前通过事件历史数据的统计分析找出问题。问题管理的功能包括问题记录、分类和确定优先级、调查分析、已知错误管理、问题关闭和问题评审。

10.4.4.4 变更管理

变更管理用于消除事件产生的根本原因,消除已知错误,通过变更管理可防止事件的重复发生或减少事件的影响。变更管理的首要任务是降低与变更相关的风险,从而降低由于变更导致服务故障的可能性。变更管理的功能至少应包括记录变更请求、分类和确定优先级、授权、变更计划、实施变更、评价和终止变更。

10.4.4.5 值班管理

值班计划应能管理所有的值班信息,包括值班任务的创建,编辑以及删除,值班日志的查看以及班次管理。所有的值班任务以日历形式展示,能够方便的查看每天的值班信息。同时提供日历展示形式的管理功能,使日历的显示更符合用户的习惯。值班管理应具有日历设置、交接班管理、值班日志管理、班次管理、换班管理功能。

10.4.4.6 作业计划管理

作业计划是一个自动运行的按计划设定的规律去创建任务、执行任务的程序。作业计划应能够为用户提供一个高效的任务管理平台,能帮助用户合理地安排各种任务。用户可以根据自己的需求,灵活创建作业计划、自动分派和管理任务,生成工单以及任务提醒。通过按天、按周、按月以及一次性等周期规律来设定任务的执行时间。

10.4.4.7 配置管理

配置管理是一个描述、跟踪和汇报所有 IT 基础架构中的每一个设备或系统的管理流程。这些设备和系统被称为配置元素(CI)。每一个 CI 必须被有效管理、跟踪和控制以支持 IT 服务和基础设施正常运行。配置管理流程所管理的配置元素包括硬件、软件和网络设备、文档等业务系统基础架构中所有必须控制的组成部分。所有数据存在配置管理数据库(CMDB)中,配置管理对 CMDB 进行定期审核以确认和维护数据的完整性和一致性。

配置管理理应成为服务管理的一个核心流程,能确保 IT 环境中所有 IT 设备/系统及其配置信息得到有效完整地记录和维护,包括各 IT 设备/系统之间的物理和逻辑关系,从而为实现有效服务管理奠定基础。通过了解系统当前的配置信息,与其他配置元素的关系和历史状况等,帮助台员工可迅速正确判断故障,找出有效解决方案,从而确保系统的可用性。

10.4.4.8 备品备件管理

备品备件是指位于库房中处于储存状态的物品或商品。备品备件管理是对在库存物品的种类、存量及物品的采购、入库、出库等活动的进行跟踪与管理。备品备件管理主要包含采购管理、入库管理、出库管理、库房管理以及库存统计与库存保有量设置等功能。

备品备件管理应在整个运维管理系统中起到衔接资产管理与配置管理的作用,在资产管理方面,备品备件管理帮助用户记录与维护各种物品的相关资产信息,并通过入库管理、出库管理功能,使备品备件管理与配置管理无缝的连接起来,共同维护资产在其生命周期内的各种信息。

10.4.4.9 知识库管理

知识库（knowledge base）是使知识结构化、易操作、易利用、全面有组织的知识集合，知识库按照一定的方法将知识进行分类保存，并能方便地修改和编辑，同时提供相应的全文检索手段，有利于知识共享与交流。

知识库的功能包括：记录——提供知识评论，收藏夹，点击排行等功能；检索——提供关键字检索、知识点检索、分类检索等，支持全文索引；运用——支持知识相关性匹配，支持专栏设置和展示；统计——提供知识分类统计和来源统计。

运维知识经验的总结、维护和共享是提高员工的运维技能水平的重要手段，也是把宝贵的经验教训从技术支持人员的头脑中逐步沉淀、固化在系统中的重要方式。

在运行维护管理系统中，事件管理、问题管理的记录和积累本身就是一种经验和财富，通过对以往事件、问题处理过程和结果的检索，可以为解决新发事件提供参考。为了帮助技术支持人员更好地利用这些经验，需要萃取经验的精华，形成独立于事件管理的知识经验库，并对其进行审核、优化和维护，保证知识经验的有效性和时效性。

通过知识库管理模块，可以建立"内容目录"，医院信息管理部门的人员可以通过知识库寻找解决相关问题的答案。知识库管理模块允许维护人员持续不断的更新资料，图10-8给出了知识管理过程。

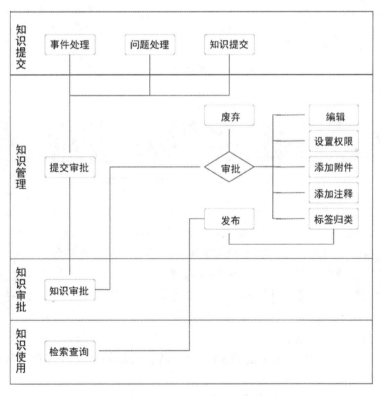

图10-8 知识管理过程

10.4.4.10 服务级别管理

统一运维管理平台的"服务级别管理"应包含一系列的管理流程，涵盖服务级别协议（SLA）规划、起草、谈判、签订、监控和汇报的全过程，并且对服务绩效展开持续的管理监督，保持并不断改进IT服务的质量。通过"达成协议——服务监控——绩效检查——持续改进"的管理循环，促使运维服务机构采取行动，改进服务。

建立IT服务级别管理的PDCA循环。通过设计服务级别管理流程，实施服务级别管理流程，监控服务级别协议的执行和定期回顾报告，改进计划的制订和实施，来维护并不断改进IT服务质量。

服务水平管理通过对服务水平协议进行准确的定义，并通过自动化流程和实时监控服务情况，确保不断改善服务质量和完善服务协议。

图10-9给出的是服务级别管理流程。

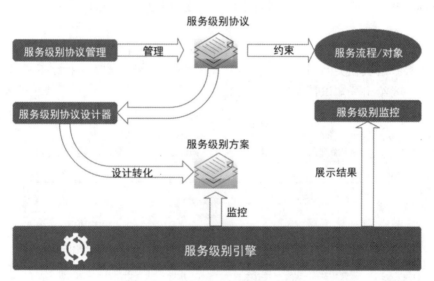

图10-9 服务级别协议管理流程

（1）制定服务水平协议。根据服务级别协议内容，制定一套具有不同服务级别、里程碑以及自响应操作的协议。其中，里程碑包括两方面，一是时间类型，如某服务执行时间超过多少时间；二是特殊情况如领导对该服务的加急催促。自响应操作分为两类，一是发送通知，制定通知的内容、接受者、发送方式（邮件、桌面提醒、短信）、发送次数；二是服务升级操作，包括提高服务等级水平、为服务提供更多权限、增派更多人处理服务、转派服务处理人等。

（2）服务水平协议解析。对已定义生效的服务水平协议进行后台解析，将由用户通过工具定制的协议内容按照系统内部协议转化为机器语言并保存在数据库当中，为服务监控提供依据。

（3）服务监控。服务监控包括两方面，一是根据服务水平协议评定每项服务的级别；二是根据系统解析后的服务水平协议对系统支持的服务的执行情况进行监督，并根据执行情况触发协议预定义的自响应操作。

（4）自响应操作。执行服务水平协议中指定的通知操作或者升级内容，保证服务的正常进行，提高客户满意度。

（5）报告。提供服务级别协议执行情况报告，为服务级别协议的优化及服务水平的提高提供依据，报告支持柱状图、饼图、线条、表格等多种形式。

10.4.4.11 消息公告

消息公告模块提供发送消息和查看消息的功能，可以向多人发送消息。消息有短信、邮件和桌面提醒三种方式通知接收人，保证消息传递的及时性。

消息公告管理应可向系统的所有相关人员发送消息，用来发布 IT 系统运维相关的通知信息，发送的消息在系统的服务台页面有专用的展示端口，而且系统会定期自动提取公告的内容，及时更新公告列表。

10.4.4.12 报表管理

统一运维管理平台的报表管理对象就是系统的各类统计报表，报表系统的数据来源基于基础数据－CMDB 中的信息，包括配置信息、事件流程设计的各种配置信息、管理流程处理过程中的历史记录等。报表系统可以帮助各级管理人员了解 IT 系统运行维护的情况以及运维技术支持人员的工作能力、工作量和维护水平。

统计分析功能应能够对以往服务数量、服务水平以及用户满意度等进行数字化、图形化总结，可定期生成或者选择性生成不同展现形式、不同内容、不同周期的运维服务报告，通过报告分发机制发送给不同级别的用户。

报表管理应具有运维动态报表、运维服务报告及报表设置功能。

10.4.4.13 系统管理

（1）用户权限配置。采用集中式授权方式，管理用户、角色、用户组的权限。

（2）告警方式管理。提供多样化的故障告警通知方式，满足不同级别管理人员的运维管理需求，包括 Windows 消息发送、邮件、GSM 短消息等。

10.4.4.14 移动 App

统一运维管理平台应集合多种接入展现层（PC 端、移动端、LCD 拼接屏等），基于移动智能终端的 App，监控和管理用户 IT 资源和业务系统，保证运维人员能够随时随地、便捷及时、安全地查看业务系统及 IT 资源运行情况。

通过移动 App，运维服务人员应可使用服务工单指派调度、工单查询、工单执行记录、GIS 地图展示、资产信息、查询具体设备信息和历史维修记录等功能。信息管理部门人员则可以获得 IT 运维分析报告、预警提示等功能。医院的医护人员和业务人员，则可以通过移动 App 实现自主报障、工单进度查询及督办、用户满意度调查、知识库查询以及公告通知查阅等功能。

10.4.4.15 第三方应用整合

统一运维管理平台应提供基于国家 ITSS（信息技术服务标准）的 Webservice 方式的应用程序接口，可有效整合第三方系统，允许经授权的数据使用者/提供者，通过标准的数据接口访问/接入统一运维管理平台。统一运维管理平台通过与第三方系

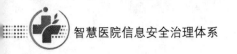

统或"安全管理中心"进行有效集成，可实现以下功能：

（1）告警统一展现。能有效整合第三方监控系统及其他来自第三方平台的告警事件，为运维人员提供一个统一的告警监控管理界面。

（2）统一登录集成。能将网管平台纳入展现层的统一登录界面，实现基于统一运维管理平台的单点登录。

（3）短信网关集成。支持与短信网关系统集成，实现基于短信网关的所有告警通知统一发送到相应的IT运维人员。

（4）机房系统集成。支持与机房监控系统的联动，支持资产数据、告警信息、性能数据等信息的数据同步。

第 11 章 信息安全治理理念及方法

管理和治理的一字之差，体现的是理念的差异，由于管理与治理工作的理念不同，导致在工作思路和方法上亦有差异，最后表现在网络与信息安全保障工作的成效上，就是产生的效果不同。

在智慧医院网络与信息安全系统建设过程中，必须建立起"安全治理"思维，才能构筑起智慧医院的网络与信息安全治理体系。

11.1 管理与治理的"一字之差"

为了更深入全面地了解管理与治理之间的差异，深刻领会建立智慧医院信息安全治理体系的内涵以及建设思路，我们可以从下面关于社会管理和社会治理的区别（参见网文：https：//www.sogou.com/link? url = hedJjaC291Ok-E9WTygIKrVvNc_sKic_46lkoKpEth9FtrpfxDyxsEOPGXQX – iw6），来帮助医疗机构领导层加深理解信息安全治理体系。

（1）社会管理侧重于政府对社会进行管理，政府是社会管理合法权利的主要来源；而社会治理则强调合法权利来源的多样性，社会组织、企事业单位、社区组织等也是合法权利的来源。社会治理的主体是多元的，任何一个单一主体都不能垄断规范和管理的实践过程。

（2）社会管理易表现为政府凌驾于社会之上，习惯包揽一切社会事务，进行命令和控制；而社会治理更多的是在多元行为主体之间形成密切、平等的网络关系，把有效的管理看作主体之间的合作过程，各种社会组织、私人部门和公民团体开始承担越来越多的责任。

（3）社会管理更多的是表现为从自身主观意愿出发管控社会，想当然地自上而下为民做主；而社会治理是当代民主的一种新的实现形式，它更多地强调发挥多主体的作用，更多地鼓励参与者自主表达、协商对话，并达成共识，从而形成符合整体利益的公共政策。

（4）社会管理的实践主要依靠政府的权力发号施令；而社会治理在运用权力之外，形成了市场、法律、文化、习俗等多种管理方法和技术。社会治理行为者有责任使用这些新的方法和技术更好地对公共事务进行控制和引导，发挥市场力量在社会治理创新工作中的重要作用。

从上文对管理与治理的分析出发，我们可以推断出以下观点，在一个政府部门或机构建立某个治理体系的行为主体是多元的，而不是一个部门说了算，也不是一个部门单打独斗；治理体系中的多元行为主体是平等的合作关系，订立合同的外包服务也是"在一条船上"的合作关系；治理体系中的多元行为主体应能够自主地对关联事务发表意见，而不用看"甲方的脸色"，形成共识后才好做事情；治理体系的行为主体可以通过研究讨论，拿出更多的方法和技术去解决问题，这远较管理方的发号施令、呵斥责骂更容易处理矛盾纠纷。

11.2 信息安全治理理念

根据上面对管理与治理之间区别的分析，再来理解智慧医院的信息安全治理体系，就可以提出相对应的治理理念。

11.2.1 治理体系的行为主体多元化

一个医院的信息安全保障体系建设及运行，不是医院一把手或者分管副院长的个人责任与义务，也不是医院信息管理部门领导或安全负责人的个人责任与义务。保护医院的信息安全责任，几乎与每一个使用智慧医院信息化系统的人密切相关，也与承包信息安全体系建设和运维服务的公司直接关联，与这些公司派出驻场服务人员密切相关。只是这个责任要区分领导责任、直接责任和关联责任的不同。

因为，任何一个使用信息系统的人员都可能因为用弱口令登录系统造成漏洞，任何一次异常使用U盘、接受可疑邮件、点击不明链接的操作行为都可能带来病毒的侵入或被植入僵木蠕病毒，任何一次忽略的系统软件补丁信息，任何一个无意留下来的软硬件调试接口，任何一个第三方运维人员的疏忽放过可疑的告警信息，等等，都可能对智慧医院的信息安全造成不可弥补的损失。

从这个意义上看，说"人人都是信息安全员"一点都不过。因此，信息安全治理理念的第一条，就是要通过反复地宣传教育、不断地培训考核，让医院内部的每个关联人员、每个参与体系建设和运维的人员，在享受智慧医院给自己带来便利的同时，都成为智慧医院信息安全治理体系的行为主体，承担相应的责任和义务。

11.2.2 治理体系强调平等合作关系

信息安全治理体系是保障智慧医院在智慧医疗、智慧服务、智慧管理、智慧运营的各项业务能够安全、稳定、可靠运行的基础条件，是确保医院的正常秩序和所有业务有条不紊开展的安全屏障。

如前所述，信息安全治理体系的各行为主体是平等合作关系，而不是所谓"甲方"面对"乙方"的那种"颐指气使"的关系，更不是靠"勾肩搭背"损害院方利益的庸俗关系，甲乙双方的技术管理人员都不能有"店大欺客"的思想作怪。

（1）这种平等合作关系体现在承担信息安全项目建设实施、第三方安全服务外包以及承担安全运营服务的公司身上，这三类公司及其派出驻场服务人员的"主人翁"精神、专业水平及合作态度，是信息安全治理体系得以"平滑"管理运行的基本条件。医院信息管理部门对外包服务提供方在项目建设实施、运维服务和运营管理方面暴露出的管理不善、行为失当问题以及具有风险隐患的网上行为，应当实施严格管理。

（2）那些帮助建立智慧医院所有信息系统或智能化系统的软件开发、系统集成、产品厂商等公司，这些公司所开发的、集成的软硬件产品（系统）如果不是开发/实施周期太短是不应该有任何"瑕疵"的，这也是要靠甲乙双方不断磨合产生信任关系才能完成的任务，是需要核心业务部门把需求描述得百分之百清晰才能完成的任务。当然，对于系统集成项目，那就需要医院信息管理部门的项目负责人能够把招标技术需求与合同要求非常清晰地落实到产品测试、系统联调环节之中。

（3）从事信息系统软件测评、信息安全等保测评以及信息工程监理公司等机构，这些机构通常被称为"第三方机构"。甲乙双方都不能要求这些机构的测评工程师、监理工程师站在自己一边替自己说话，他们必须站在公正、公平的立场开展产品/软件/系统的质量与性能评测，保证自己的工作质量实际上就是保障医院信息化建设的核心利益。

（4）智慧医院的建设者与使用者（包括院内医护人员、就医患者及家属）之间的关系。信息管理部门必须以技术支撑与服务者身份而不是以管理者身份自居，对使用者提出的意见要认真研究提出解决办法，对使用者含有风险的操作习惯要及时纠正，对内部人员的网络行为要一视同仁地进行监管。

11.2.3 治理体系依赖坚实保障能力

（1）尽管我们要建立的是智慧医院信息安全治理体系（不是管理体系），但根据中国特色的社会管理制度与运行规则，仍然需要发挥我们的体制优势，建立强有力的"组织保障能力"，就是由院领导负总责、分管院领导挂帅的网络安全和信息化领导小组，领导小组成员由各处（科）室主任组成，包括医院财务处（科）负责人。领导小组下设办公室，常设在医院院长办公室或信息处（科），负责日常管理和治理工作，办公室成员由各科室负责信息化和信息安全工作的人员组成。

（2）要提供强有力的"技术保障能力"。在运行、运营和应急体系（团队）中建立起全方位的情报共享、态势感知、风险发现、隐患洞悉、问题分析、故障定位、故障排除、应急处置、影响消除的能力。这个技术保障能力来自医院自身的信息技术团队，也包括第三方安全运维、运营团队，还有医院组织的信息安全应急专家团队。表11-1给出了IT资产面对各种信息安全风险威胁的分析矩阵，可供技术保障团队在分析风险威胁时对照使用，还可以从"纵横"两个方向进行扩展。

表 11-1 IT 资产面对安全风险威胁的分析矩阵

IT资产 安全威胁	路由器		交换机		应用服务器		数据库服务器		Web服务器		存储服务器		各类终端		应用软件		移动App	
	有漏洞	无漏洞	有漏洞	无漏洞	有漏洞	无漏洞	有漏洞	无漏洞	有漏洞	无漏洞	有漏洞	无漏洞	有漏洞	无漏洞	有漏洞	无漏洞	有漏洞	无漏洞
APT攻击	×		×		×		×		×		×		×		×		×	
重传	×		×		×		×		×		×		×		×		×	
传播病毒	×	×	×	×	×		×	×	×	×	×	×	×	×	×	×	×	×
篡改	×		×		×		×		×		×		×		×		×	
地址欺骗	×	×	×	×	×		×	×	×		×	×	×	×	×	×	×	×
电子欺骗	×		×		×		×		×		×		×		×		×	
恶意代码	×		×		×		×		×		×		×		×		×	
非授权访问	×	×	×	×	×		×	×	×	×	×	×	×	×	×	×	×	×
僵尸网络	×		×						×				×				×	
拒绝服务攻击	×		×		×		×		×		×		×		×		×	
垃圾邮件	×		×						×				×				×	
密码攻击	×		×		×		×		×		×		×		×		×	
窃听	×		×		×		×		×		×		×		×		×	
完整性破坏	×		×		×		×		×		×		×		×		×	
网络报文嗅探	×		×		×		×		×		×		×		×		×	
网络滥用	×		×		×		×		×		×		×		×		×	
信息泄露	×		×				×		×		×				×		×	
行为否认	×		×		×		×		×		×		×		×		×	
应用层攻击	×		×		×		×		×		×		×		×		×	
远控/后门	×		×		×		×		×		×		×		×		×	
中间人攻击	×		×		×		×		×		×		×		×		×	
……																		

（3）要有相配套的"资金保障能力"。智慧医院在各类信息系统的建设前期肯定一直是"成本中心"，只有当医院进入互联网＋、数据要素以及其他高新技术的"红利期"时，信息化建设才会成为医院的"利润中心"项目。医院的信息安全治理体系也一样，看起来是花钱买的"平安"，但这个"平安"所减少的经济损失以及带来的经济效益，可能是无法直接用安全体系建设运维费来评价的。也许，只有当医院业务受到网络安全事件的冲击导致业务中断、医院停摆，或者遭受勒索软件攻击而自身又无法快速恢复系统运行的时候，才能体现出网络与信息安全保障体系的重要性。

（4）要有金字塔式的"人才保障能力"。这里所提智慧医院信息安全治理体系的人才，不是特指计算机和网络安全专业技术人才，而是包括这些专业技术人才在内的、所有使用医院信息化系统的医护人员和各工种人员，只有所有用户都能正确、合规地使用计算机应用系统及其外围设备，医院的网络与信息安全才能得到保障。因此，对各层次用户需要进行持续的、有针对性的培训教育和宣传引导。

11.3 信息安全治理方法

11.3.1 建立制度化的运行机制

建立智慧医院的信息安全治理体系，需要有良好的制度化运行机制，把行之有效的管理办法融入治理体系中。

（1）建立会议制度。要围绕信息安全治理体系的各项工作建立会议制度，与智慧医院信息化建设工作相配套的会议制度基本一致。主要的会议形式有三种：一是工作周例会，由信息管理部门负责人主持，关联各方参会，开展一周工作总结、分析存在问题、提出本周工作目标任务；二是院务会议，由分管院领导主持，就医院信息安全治理体系范围的项目（工作）方案进行讨论，提出解决问题的办法，广泛征求各业务部门的意见并达成共识，形成统一意见上报决策；三是院长办公会议，利用医院健全的科学决策机制，对信息安全治理体系范围的项目（工作）方案进行审议，形成决议（决策）意见。同时，对信息安全治理体系相关的其他重大事项（如规划、制度、标准等）进行研究、讨论。

（2）建立务虚与务实相互促进机制。不断跟踪新一代信息技术和智慧医院的发展趋势，需要通过不断学习、研究和探讨信息安全技术发展对保障智慧医院安全的途径和方法，可采用务虚＋务实的会议形式。例如，每个季度或者半年举行一次务虚会，由分管副院长组织，信息管理部门为主，邀请相关业务部门领导参加，不谈具体业务，只面向智慧医院、融合创新、信息安全以及新一代信息技术等专业话题，互动交流认识、思维和方法，开阔视野，营造学习氛围。

（3）形成咨询研究外包服务模式。针对最新网络与信息安全技术发展趋势和医院信息安全治理体系的实际情况，不定期地组织咨询服务外包课题和项目，借助外脑开展信息安全领域的深度研究，科学合理地促进医院网络与信息安全保障体系的规划、设计和部署，持续开展堵漏洞、补短板、勤演练、强肌体的信息安全治理行动。

(4)建立威胁情报共享机制。在国家网信、公安、工信、卫健等部门政策、文件的指导下，与有关机构开展网络安全领域的深度合作，加强对网络与信息安全威胁情报的共享分析，为智慧医院的网络安全态势感知及安全大数据分析提供第一手情报，及时发现、遏制和阻断安全威胁。

(5)推进督办监理协同管理机制。把行政管理决策督办与安全项目监理制度有机地结合起来，把安全运营服务与安全项目建设实施、安全运维管理等工作结合起来，形成对医院各层级、各业务领域信息安全治理工作的全方位监督管理，推动建立安全治理协同管理机制，压实各方责任义务，把发现风险威胁、排查漏洞隐患、避免违规操作等一系列安全治理措施落到实处。

11.3.2 营造法治化市场化环境

(1)贯彻落实网络安全法规。在医院大力开展全员网络安全法、等级保护制度、关键信息基础设施保护条例、密码法、个人信息保护法、数据安全法的宣传贯彻与教育引导活动，结合信息安全治理体系建设要求，建立维护医院信息安全的个人行为准则。

(2)遵守契约精神按合同办事。一方面，要从医院信息安全治理的根本需求出发，订立严谨的安全服务、安全运维、安全运营的合同条款，确保安全服务范围、边界、任务清晰，责任、义务明确；另一方面，也要充分注意到，在确保智慧医院信息安全的主体任务面前，订立了安全服务外包合同的双方是"坐在一条船上"的合作关系，是需要齐心协力而不是相互牵制的关系，双方的合法权益必须得到保障。

(3)市场机制解决各方利益诉求。随着社会经济发展水平的不断提升，人力资源尤其是高素质技术人才的使用成本也越来越高。在编制医疗机构信息安全服务项目预算的时候，应该重点考虑人力成本因素的影响，确保安全服务或安全运营企业有合理的利润空间，确保医院客户采购得到高品质的设备（系统）和优良的安全服务。

11.3.3 提高信息安全驾驭能力

(1)提高安全技术人才能力。要采取积极措施，鼓励医院信息管理部门的技术管理人员通过技能考试、技术培训或进修的方式，不断提高自身的业务技能，提高智慧医院信息安全治理工作的理论水平和实践技能，提升网络安全攻防演练和网络对抗的能力，尤其要提高应对网络和信息安全重大事件的处置能力。

(2)积极参加技术研讨交流。对医院信息管理部门的业务、管理和技术人员，应该创造机会给他们尽可能多地参加各种技术研讨、高峰论坛和技术交流会，在会议交流中不断提高自己对总体国家安全观的认识，扩大网络安全的全球视野，了解网络空间安全形势及风险威胁，了解网络与信息安全技术发展水平和趋势，提高把握智慧医院信息安全的全局的能力。

(3)提升主动安全防御能力。要积极参加本地区有关部门组织的网络安全攻防演练计划，参加"HW 行动"可以不断发现医院信息系统存在的系统漏洞和安全风险隐患，提高医院信息管理部门应对网络攻击的能力。参加当地卫健部门组织的联合网络安全应急演练活动，可以推动院际协同、上下联动的应急管理机制的建立，也可以不断提高医院医护人员使用计算机网络信息系统的安全保护意识，不断完善网络与信息安全应急预案，有利于促进信息安全治理体系的建设。

第12章 信息安全项目实施保障

通常，智慧医院的网络与信息安全项目与集成类、开发类信息系统项目的建设实施流程基本相同，包括项目立项与审核、落实项目建设资金、项目招标及合同签署、详细需求调研与用户确认、项目实施与控制、工程进度款支付、系统测试联调、项目试运行、第三方测试（评）、项目验收等程序。但网络与信息安全项目受相关法律法规的约束，其自身的安全更需要通过信息安全测评、等保测评、密码测评等流程。

在第七章的信息安全管理体系的图7-2中，列出了智慧医院安全建设管理体系的四个组成部分。本章要讲的是在信息安全项目建设实施过程中，为了确保项目的成功实施应采取的保障措施，这是围绕安全项目实施开展的相关管理工作，有别于建设实施过程的技术性工作，与第七章的安全建设管理中的等保测评、安全测评、安全基线建设、源代码审计等技术性业务不同，也不是在项目建设过程中具体的项目管理工作。图12-1给出的是信息安全项目实施保障工作要点。

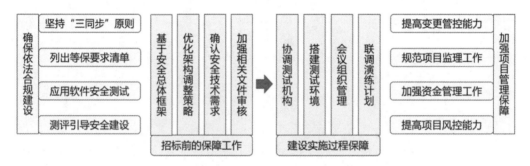

图12-1 信息安全项目实施保障工作要点

12.1 项目招标前的保障工作

在安全项目招标之前有不少前期工作要做，医院信息管理部门要根据医院的相关管理规定，如信息化建设项目管理办法、资金计划管理办法、招标采购管理办法、合同管理办法等，做好各项前期工作，作为推进项目建设与管理的保障性任务。

12.1.1 基于安全总体框架

按照"总体设计，分步实施"的建设原则，一般的安全建设项目都是根据安全风险威胁的变化，同时根据医院投入信息化建设资金的盘子做计划建设的。因此，每一次新的安全产品/系统采购或安全项目建设之前，应当对照智慧医院信息安全技术体系总体框架（图 6-1）和安全域划分示意图（图 5-1），检查这些产品/系统/项目在技术层面上的合理性，评估与现有安全产品/系统/项目之间是否存在冲突，能否在新的体系中实现安全管控功能上的互补，在不同产品/系统之间能否实现安全策略的协同？对网络通信系统和业务应用系统的整体性能是否有影响，等等。只有把所有可能出现的新问题都考虑到了，都进行了技术逻辑上的推演，才能够保证新建安全项目在产品/系统的选择上不出现大的失误。

医院信息管理部门的领导和项目负责人，要在项目的组织管理工作中，善于调动各方技术力量，对安全项目及其相关产品/系统的功能和性能进行详细的分析，确保采购到最优的安全解决方案及其产品。

12.1.2 优化架构调整策略

每一期的网络与信息安全建设项目，都必须坚持"需求导向"及"堵漏补短强长"的建设思路。"堵漏"就是既要堵住网络平台、服务器、数据库系统、系统软件的漏洞，也要通过各种人工/自动的日志分析/审计手段，不断发现网络与信息安全保障体系的缺漏项；"补短"就是按照"木桶"原理找出安全体系的"短板"，不断进行安全体系的架构调整及优化，强健安全基础；"强长"是指针对一些新发安全威胁，对现有安全体系中的"长板"部分做进一步的加固，使"长板"在抵御特种风险威胁方面具有更强的能力。

通过每一次的"堵漏补短强长"，都要对安全体系的整体安全策略进行优化调整，要组织各方技术人员精心研究，反复研讨，确保安全策略的调整达到优化的目的，实现更高层面的安全可控。

需要注意的是，为了确保智慧医院信息安全治理体系的安全治理理念和知识的传承，在每一次架构和策略的优化调整之后，必须及时对智慧医院安全技术体系总体框架、安全域划分示意图及其他相关的安全系统架构图进行统一的、确保一致的更新。

12.1.3 确认安全技术需求

安全建设项目及其安全产品/系统的技术需求，既是项目招标所需的基本内容，也是项目实施过程中需要时刻对照检查评估的内容，更是项目验收的依据。

医院信息管理部门是提出安全技术需求的主体，技术需求首先来自安全技术产品/系统厂商提供的技术白皮书，但各种产品/系统构成一个安全项目后的技术需求则不是——堆砌起来的，正如我们之前提到的，新项目必须与现有安全技术体系融为一体，才能确保安全技术体系的"补短强长"。因此，安全技术需求要体现出系统性、协同性，要在厂商技术白皮书的基础之上，增加一些具有本医院信息安全体系特点的需求。

安全技术需求经过充分的研究讨论，形成了内部审核稿之后，需要通过内部办文流程好审批程序，报医院信息管理部门领导和分管院领导审批通过（签字），再提交给招标代理机构与招标文件的其他部分合编成招标文件。

到了这个环节，就意味着安全项目的技术需求已得到了用户的确认，可作为今后项目验收的依据之一。这个环节很重要，因为没有用户的最终确认，安全项目的实施与验收将可能受到很大的影响。

12.1.4 加强相关文件审核

通常，按照医院信息化建设管理办法，在项目立项、招标流程、合同条款等环节，需要通过医院有关部门甚至上级主管部门的审核。

在项目立项阶段，要对安全项目建设方案进行内部专家评审，通过后将建设方案和专家评审意见提交医院的院长办公会议审议通过。有的地方对医院信息化建设的管理规范明确超过一定资金额度的项目，需要经过市级信息化主管部门组织专家评审，才能予以立项。

为了确保项目通过公开、公正、公平的招标程序，有必要在形成招标文件的过程中对综合评标法的评分规则进行审定，其中，设定合理的商务门槛及商务评分规则是关键要素，可以邀请医院纪检监察组派员参加评分规则的讨论。

在起草合同条款的过程中，可以在医院信息化建设项目合同范本的基础上，邀请医院法务部门提前介入合同条款的制定、修改过程，主要是根据安全项目的特点提出对甲乙双方责任义务和权益条款的修正意见，这样可以大大缩短合同条款审核的时间。

尤其是在单独采购某种安全产品/系统或服务的时候，要注意与现有体系的对接，把乙方应当完成的技术工作量尽可能覆盖关联产品/系统，确保产品/系统接入安全保障体系后的功能表现正常、性能符合预期目标。

12.2 建设实施过程保障

在项目完成招标并签署合同后，由医院信息管理部门组织举行项目启动会，并由项目监理公司发布"开工令"，项目即转入实施阶段，这期间除了做好技术工作之外，还要做好配套的组织保障工作。

12.2.1 协调测试机构

从一些网络与安全建设集成项目经验看，曾经发生过集成商"以次充好"提供产品/系统的情况，也有厂商提供的产品/系统技术指标与技术白皮书不相符的情况，影响了项目的实施质量和进度。

为了避免医院的安全建设项目发生类似的质量问题，除了在招标文件及合同条款中要有规避这些问题的约束条件之外，最好的一个办法就是做到将质量把关的"关口前移"，委托具有检测实力和公信力的测试机构对安全产品/系统进行"符合性测试"，可以是随机抽检，做好产品/系统的质量检测和功能、性能评测，而不是把对质量、功能和性能的把关希望寄托在验收前的第三方测评工作上。

协调测试机构，要提前准备好项目的基本资料、技术需求、产品/指标等材料，协商讨论测试计划，探讨测试环境要求，签署委托测试协议，等等。

12.2.2 搭建测试环境

对一个具有相当规模的网络安全建设项目来说，确保所采购的产品/系统以及集成后的安全保障体系达到预期的建设目标，是十分重要的保障工作。

如果没有委托第三方测试机构对安全产品/系统进行测试，也可以在医院内部搭建一个临时的测试环境。这就需要协调已经中标的集成商、选定的产品/系统厂商，由他们提供产品/系统和可靠的测试软件、仪器设备等，基于医院的网络拓扑搭建测试平台，部署安全产品/系统并配套必要的关联安全设备，对各种产品/系统进行参数配置，模拟出一个基本符合智慧医院网络与信息安全体系的测试环境。

在有条件的场合下，可以临时配备用于展示安全体系运行态势的大屏，通过统一网络与信息安全监控平台、网络安全态势感知平台或其他先进的测试仪器，对新采购的所有产品/系统以及集成后的安全保障体系进行测试、评测。

测试过程应邀请所有新购产品/系统的相关厂商、集成商，必要时还可邀请关联安全产品/系统的厂商派员配合。监理服务商应全程参与测试过程并做好记录。

12.2.3 会议组织管理

在项目实施过程中，医院信息管理部门有大量的组织协调工作要做，主要是对集成商、产品厂商、第三方安全运维服务商、业务系统开发商、安全运营服务商等各方的合作事务进行协调，协调的主要方式是举行不同类型的会议，包括技术交底会、项目例会、技术难点分析会以及网络会商等。

和集成商、产品厂商之间的会议，要特别注意加强对不同产品功能是否存在"对冲"的问题，安全产品/系统之间是否存在联动控制策略的问题，性能上是否会产生"互增"还是"抵消"的效应？对存在问题的产品/系统，要加强技术协调工作直至通过合同条款约束来确保各厂商愿意协调合作。

和第三方安全运维服务商、安全运营服务商之间的会议，主要解决双方的工作界面、任务接口、责任分工与连带责任以及相应的技术交底问题。

和业务系统开发商之间的会议，要注意解决系统漏洞、应用软件后门、应用账户权限管理、弱口令规避等相关的责任归属问题，避免因为相互之间的扯皮导致的安全隐患。

各类会议都有明确的与会者，包括项目监理方。在项目实施过程中，集成商和业主一道是会议的主导者，所有需要解决的问题应由他们提前准备好议题，提前做好会议通知，确保每一位参会者是说话算数、能解决问题的人员。

每次会议要形成会议纪要，由参会者签署。这既是督促各方完成会议议定事项的重要举措，又是项目验收和考核审计的依据。

12.2.4 联调演练计划

安全项目的集成工作完成后，各类安全产品/系统分别部署在医院的网络架构及数据中心（含云数据中心）的安全域上，虽然通过了模拟测试环境的检验，但在医院生产环境中的运行状况和实际效能，还无法得到可信的验证。

检验一个安全项目是否达到设计目标、是否满足技术需求、是否能够正确发挥出各产品/系统的功能和性能，一般可以有两个途径，一是通过系统联调，二是通过攻防演练。

一个新的安全项目参与系统联调，是将该项目与原有安全保障体系整合在一起之后进行有计划、有步骤的系统联调。系统联调的目的就是提高新安全保障体系的主动防御能力、预警联动能力。这种安全系统联调与业务应用系统的联调有一些差别，是需要通过一些设备发送大量的、特定作用的数据包，来检验相关产品/系统的响应是否和预期的结果一致，这就需要提前做好系统联调计划，明确输入信息和输出结果，确保系统联调过程顺畅。

用于检验一个安全项目成效的攻防演练，可以参照"HW 行动"和有关部门组织的网络攻防演练方案去实施。一般情况下，要做好一个不以破坏目标系统运行的、可操作的攻防演练方案，必须明确禁止使用和谨慎使用的攻击手段，必须指定确定的网络 IP 地址或域名，必须规范攻防的技术手法。同时，要根据新安全项目所用产品/系统的特性，预先设计好可观测的结果，通过攻防演练平台展现出来，达到检验成效的目的。有条件的医院，可以配置一套攻防演练管理平台用于经常性攻防演练，并将演练结果信息存储起来。

为了防止医院生产系统受到影响，不论是系统联调还是攻防演练手段，都应选择在周末或者凌晨业务量最小的时候举行。这需要医院领导层协调各业务部门保持步调一致性，以获得各业务部门的理解和支持。

12.3 确保依法合规建设

12.3.1 坚持"三同步"原则

根据网络安全法和等保 2.0 要求，网络运营者在网络建设过程中，应当同步规划、同步建设、同步运行网络安全保护、保密和密码保护措施，即"三同步"原则。"三同步"原则不仅仅要求在网络建设过程，在信息基础设施、物联网及工控系统、统一信息平台、数据管理及共享交换平台、业务应用系统、信息门户等项目的建设过程中也同样适用。事实上，在任何一个信息化建设项目的规划设计阶段，都必须同步考虑网络与信息安全保障体系、保密和密码保护措施、个人信息保护与数据安全的相关设计。

医院信息管理部门应在信息化建设项目管理办法中，强调网络与信息安全建设的"三同步"原则，提出在各类信息化建设项目的规划设计方案中，增加与该项目系统、应用、数据相适应的安全保护手段，尽量使用原有安全保障体系并同步调整安全策略，新增的安全措施也必须纳入总体安全框架中，实现统一的安全策略管理。

12.3.2 列出等保要求清单

按照公安部发布的《贯彻落实网络安全等级保护制度和关键信息基础设施安全保护制度的指导意见》（公网安〔2020〕1960号）的要求，各单位、各部门要在公安机关指导监督下，认真组织、深入开展网络安全等级保护工作，建立良好的网络安全保护生态，切实履行主体责任，全面提升网络安全保护能力。主要工作大项包括：

（1）深化网络定级备案工作，据实定级，备案管理。
（2）定期开展网络安全等级测评，没有一劳永逸的测评结果。
（3）科学开展安全建设整改，确保全面整改，不留遗漏。
（4）强化安全责任落实，压实机构领导和安全负责人的责任。
（5）加强供应链安全管理，指信息系统建设参与者的全链条安全。
（6）落实密码安全防护要求，安全定级为三级及以上系统要通过密码使用测评。
（7）落实关键信息基础设施重点防护措施和实战措施。
（8）加强重要数据和个人信息保护。
（9）强化核心岗位人员和产品服务的安全管理。

因此，医院信息管理部门应基于上述工作要求，进一步细化工作任务，可以采用编制检查清单（Check List）的做法，为完成医院信息安全治理体系建设或一个具体安全项目建设任务，建立检查所有子任务的清单。这个清单是项目管理者组织协调各相关方面人员详细梳理和列出的，其目的是避免工作人员在实际工作中遗漏任务细节，通过指引相关工作人员检查每一项子任务，确保总任务得以顺利完成。

12.3.3 应用软件安全测试

不论是机构的管理信息系统，还是互联网应用软件产品，都面临着一个不可逾越的安全性测试问题。这种安全性测试与等级保护安全测评的性质和目的基本一致，但测试内容则有较大的不同，是由国家信息化主管部门推动实施了10多年的信息安全测评业务。

对承担智慧医院及其信息安全治理体系建设职责的医院信息管理部门来说，认识应用软件的安全测试对整个信息安全治理体系建设的重要作用，从PC端和移动端两个方向深入了解开展安全测试的内容和用例，是开展应用软件安全测试的前提条件。

通常，对Web应用进行安全测试的用例包括弱口令检查、输入逻辑合理性验证检查、SQL注入测试、跨站脚本测试、应用层溢出检查、账户锁定检查、上传文件控制检查、信息加密传输检查、敏感信息存储检查、应用错误消息检查等。

对移动 App 进行的安全测试内容包括安装包安全性检查（反编译、签名校验、完整性校验）、数据安全性检查（数据库及配置文件是否有敏感数据）、第三方软键盘劫持检查、账户安全性检查（密码是否明文存储、密码传输是否加密、防暴力破解、同时会话检查、注销机制等）、通信安全性检查（是否安全通信、数字证书验证）、检查应用是否允许备份数据等。

对于重要的应用软件系统还应进行源代码审计。对于应用软件的安全测试，需要邀请专业的第三方测评机构完成。

12.3.4　测评引导安全建设

安全测评/评估是信息系统和信息安全保障体系建设的重要环节。目前，国内的安全测评主要有信息安全测评、密码测评、等级保护测评，其中不少地方的信息安全测评与密码测评合在一起。

很多地方的信息化主管部门/数字政府主管部门对新上线的信息化建设项目的安全测评工作都有明确要求，规定在信息系统建设方案中必须含占总预算一定比例的相关类别安全测评费用。若需进行源代码审计，则视软件开发规模（行数）增加一定比例的安全测试费用。

医院信息管理部门，应该善于通过相关的安全测评项目及用例，来指引和规范应用软件的安全开发工作，确保减少甚至杜绝应用软件的固有漏洞和安全隐患，为信息安全治理体系建设尤其是数据安全保障奠定坚实的基础。

12.4　加强项目管理保障

在项目管理过程中，加强变更管控、规范监理工作、加强资金管理、提高风控能力四项工作是非常重要的。

12.4.1　提高变更管控能力

项目变更管理的主要任务是管控产品型号规格的变更、减少或防止费用的不合理增加或因为变更导致项目实施进度延缓。

信息管理部门要针对建设内容及范围的变更、采购设备型号规格的变更、甲方新增需求的变更、乙方服务不能满足需求导致的变更、项目实施进度延误导致合同支付条款变更等情况，分别做好项目变更预案，区别合理与不合理的变更条件，对因项目变更产生的费用调整要有合规的处理办法。

一般情况下，前述第三类变更通常导致费用增加，甚至是大幅增加超过原项目采购预算；而第二类、第五类项目（除非是罚款）通常不会产生费用变更；第一类、第四类变更会导致费用增加/减少。

要做好变更管控，必须充分发挥监理服务商的作用，对项目变更进行合理可控的管理，确保经得起项目审计与监察。在乙方提出项目变更及其影响后，监理服务商必须及时提供变更审核意见，作为费用变更的主要依据。

12.4.2 规范项目监理工作

引入项目监理服务，是加强网络安全项目管理、规范项目建设程序的重要措施，也是国家有关部门规范政府采购行为、促进IT行业健康发展的要求，更是项目接受绩效考核、监督审计的关键环节。

规范项目监理工作，要根据一些监理公司同时具备咨询资质的实际情况，发挥咨询设计与项目监理的互补作用，通过咨询设计了解技术需求和产品技术指标，支持对项目实施质量、系统总体性能达标等方面的监管。

在具体的项目监理过程中，要发挥出监理服务的"四控三管一协调"作用，通过建立监理工作规范，确保在进度、质量、成本、变更控制上符合政府和医院的管理规定，在合同、安全、文档（信息）管理上符合格式要求。例如，要对项目过程文档、验收文档等提出规范的文档大纲及格式要求，对相关方在各种文件上的签字署名和签发时间做出明确规定。

通过强化监理服务的责任、提升监理公司的权威性，把项目集成商、产品/系统厂商、第三方运维服务商、安全运营服务商的相关工作，统一纳入项目监理工作范畴。同时，对等保安全测评或信息安全测评服务的工作质量，也要纳入项目监理范围。

最后，医院信息管理部门也要对监理工程师的工作质量、范围以及文档质量等提出严格要求，避免出现文字和语法上的低级错误。

12.4.3 加强资金管理工作

资金管理包括预算资金计划、首期款支付、进度款支付、资金结转等环节。

信息管理部门负责做好每年度的预算资金计划，若年末资金支付截止日前未能完成预定项目进度，则需要将结余资金结转到次年。

在项目资金管理工作中，信息管理部门的主要职责是和医院有关部门一道，对支付项目首期款、进度款和终验款所需提交的凭证材料做出规定，制定好管理规程。

例如，项目首期款支付需提交的材料包括合同订立呈批表、立项呈批表及请示、首期款支付申请呈批表、合同相关页、中标通知书、发票、银行账号等；项目进度款支付需提交的材料包括付款申请呈批表、收款单位支付申请、进度验收报告、监理意见、用户意见、项目阶段交付成果、物资验收单及附件、发票、合同相关页等；项目终验款支付需提交的材料包括付款申请呈批表、收款单位支付申请、终验报告、专家评审意见、监理报告、用户意见、物资清单相关资料、项目交付成果、终验审批表、其他相关证明材料、发票、合同相关页等。

实际操作中，要根据项目的具体情况，提交上述全部或部分资料。之所以需要准备这么多资料用于办理项目工程款支付，也是为了满足今后对项目进行监察审计的要求。

项目监理方在工程款支付过程中具有重要作用。例如，根据项目合同约定，在合同商提交项目进度款付款申请后，由项目监理方对项目实施进度进行审核把关，出具审核意见后由信息管理部门具体负责人完成医院内部相关的付款流程。

12.4.4 提高项目风控能力

加强信息安全项目风险管控的目的，就是尽可能地减少影响项目建设进度、质量和成本的因素，及时辨识影响进度和质量的风险，采取对应措施防范风险，当风险不可避免或已经来临时要有补救措施。

通常，影响一个信息安全项目建设进度、质量和成本的因素主要有：

（1）部门领导重视不够，关心过问不足。

（2）管理层与信息安全负责人对安全项目的目标、任务、技术路线等未取得共识。

（3）项目管理者对项目管理方法不熟悉，缺乏对关键路径的识别能力。

（4）缺乏对不利因素的预判，合同条款缺乏对技术关联性的控制措施。

（5）安全风险威胁及漏洞隐患分析不充分，技术需求不断发生变化。

（6）需求调研或项目监理工作不够细致，导致对工程及服务工作量计算缺乏共识。

（7）对安全项目的边界接口、关联影响认识不清，导致不断变更。

（8）项目方案的预算子项过于粗放，或项目变更控制不力，导致成本控制不好。

（9）审核审批流程过长，相关部门未能兼顾考虑对项目进度管控的需要。

所有这些影响因素，都可能是导致信息安全项目建设效果不尽人意甚至失败的风险。尽早地识别这些风险及其产生的环境和条件，采取有针对性的管理措施与绩效考核办法进行管控，才有可能规避这些风险或减轻风险带来的影响，保证项目的成功实施和运行效果。

缩 略 语

0day		破解的意思,表示在软件发行后的 24 小时内就出现破解版本。
4K		分辨率指标,用来描述媒体的一个参数,代表横向像素数接近 4000。
5G		5th generation mobile communication technology / 第五代移动通信技术
AA		active-active / 双活模式
AI		artificial intelligence / 人工智能
AIX		advanced interactive eXecutive / IBM 开发的一套类 UNIX 操作系统
AMQP		advanced message queuing protocol / 高级消息队列协议
AP		wireless access point / 无线访问接入点
AP		active-passive / 主从模式的双活数据中心
API		application programming interface / 应用编程接口
APK		android application package / Android 应用程序包
App		application store / 应用商店,特指手机应用软件
APT		advanced persistent threat / 高级持续性威胁
AR		augmented reality / 增强现实技术
ASP		active server pages / 动态服务器页面
AV		antivirus / 防病毒
AVRO		一种大数据文件格式,以基于行的格式存储数据
BAS		building automation system / 楼宇自动化系统或建筑设备自动化系统
BCM		business continuity management / 业务连续性管理
B/S		browser/server / 浏览器/服务器模式
CA		certificate authority / 证书授权中心,特指数字证书认证机构
CC		common criteria / 通用标准认证,是一种信息技术产品和系统安全性的评估标准
CFW		cloud firewall / 云防火墙服务
CGI		common gateway interface / 是外部应用程序与 Web 服务器之间的接口标准
CI		configuration items / 配置项、配置元素
CIS		clinical information system / 临床信息系统
CMDB		configuration management database / 配置管理数据库
CPU		central processing unit / 中央处理器
CRM		customer relationship management / 客户管理系统
CSRF Web		cross-site request forgery / 跨站请求伪造,是一种挟持用户在当前已登录的应用程序上执行非本意的操作的攻击方法
CSV		comma-separated values / 逗号分隔值文件格式

· 299 ·

CVE	common vulnerabilities & exposures / 通用漏洞披露	
DaaS	data as a services / 数据即服务，指将云平台中的数据作为一种服务	
DBA	database administrator / 数据库管理员	
DCS	distributed control system / 分布式控制系统	
DEW	data encryption workshop / 数据加密服务，是一种云上数据加密服务	
DevOps	development and operations / 过程、方法与系统的统称，是一种敏捷开发模式	
DLP	data leakage prevention / 数据泄露防护	
DNS	domain name system / 域名系统	
DOS	denial of service / 拒绝服务	
DDoS	distributed denial of service / 分布式拒绝服务	
DMZ	demilitarized zone / 非军事区或隔离区	
DR	disaster recovery / 灾难恢复，也称灾备	
DSA	digital signature algorithm / 数字签名算法	
EAL	evaluation assurance level / 评估保证级	
EDR	终端检测响应平台，或称终端安全管理系统	
EMM	移动终端安全管理系统	
EMR	electronic medical record / 电子病历（记录），是医疗专用软件	
ES	elastic search / 开源的搜索引擎	
FPE	format preserving encryption / 格式保留加密	
FTP	file transfer protocol / 文件传输协议	
Full GC	指的是对 JVM 进行一次整体的（全体内存空间）的垃圾回收	
GPU	graphics processing Unit / 图形处理器	
H5	HTML5 / 第五代超文本标记语言	
HASH	直译为哈希，是把任意长度的输入，通过散列算法变换成固定长度的散列值输出	
HBASE	hadoop database / 开源的非关系型分布式数据库	
HDFS	distributed file system / 分布式文件系统	
HIS	hospital information system / 医院信息系统	
HIVE	是一种可以存储、查询和分析存储在 Hadoop 中的大规模数据的机制	
HMAC	hash-based message authentication code / 是密钥相关的哈希运算消息认证码	
HMI	human machine interface / 人机接口	
HMIS	hospital management information system / 医院管理信息系统	
HRP	hospital resource planning / 医院资源规划	
HSS	host security service / 主机安全服务（云上）	
HTTP	hyper text transfer protocol / 超文本传输协议	
HTTPS	hyper text transfer protocol over secure socket layer / 超文本传输安全协议	
I/O	input/output / 输入/输出	

IaaS	infrastructure as a services / 基础设施即服务，指云计算的基础设施作为一种服务	
ICMP	internet control message protocol / 互联网控制消息协议	
ICT	information and communications technology / 信息与通信技术	
ICU	intensive care unit / 重症加强护理病房，也称加强监护病房综合治疗室	
IDP	intrusion detection & prevention system / 入侵侦测防御系统	
IDS	intrusion detection systems / 入侵检测系统	
IIS	internet information services / 互联网信息服务，也特指微软浏览器	
IoT	internet of things / 物联网	
IPS	intrusion prevention system / 入侵防御系统	
IPsec	internet protocol security / Internet 协议安全性	
ISO	international standard organization / 国际标准化组织	
IT	information technology / 信息技术	
ITIL	information technology infrastructure library / 信息技术基础架构库	
ITSS	information technology service standards / 信息技术服务标准	
JDBC	java database connectivity / Java 数据库连接	
JMS	java message service / Java 消息服务，一种应用程序接口	
JSP	java server pages / JAVA 服务器页面	
JVM	java virtual machine / Java 虚拟机	
Kafka	一种高吞吐量的分布式发布订阅消息系统，可处理消费者在网站的所有动作流数据	
KM	key management / 特指密钥管理中心	
KMS	key management service / 密钥管理服务	
KVM	kernel-based virtual machine / 一个开源的系统虚拟化模块（技术）	
LIS	laboratory information management system / 实验室信息管理系统	
Lora	一种有发展前景的低功耗广域通信技术	
LUN	logical unit number / 逻辑单元号	
MAC	media access control / 媒体存取控制位址，用来确认网络设备位置的位址	
MES	manufacturing execution system / 制造执行系统	
MQ	message queue / 消息队列，是基础数据结构中"先进先出"的一种数据结构	
NAS	network attached Storage / 网络附属存储	
NAT	network address translation / 网络地址转换	
NB-IoT	narrow band internet of things / 基于蜂窝网络的窄带物联网	
Nday	Nday 漏洞是指厂商已经发布补丁的漏洞	
NetFlow	是一种网络监测功能	
NFS	network file system / 网络文件系统	
NGFW	next generation firewall / 下一代防火墙	

NIPS	neural information processing systems / 神经信息处理系统	
NTLM	NT LAN manager / 是 Windows NT 早期版本的标准安全协议	
OBS	open broadcaster software / 开源的视频录制和视频实时流软件	
ODBC	open database connectivity / 开放数据库连接	
OID	object Identifier / 对象标识	
OLAP	online analytical processing / 联机分析处理	
OLTP	online transaction processing / 联机事务处理过程	
OWASP	open web application security project / 开源 Web 应用安全项目研究组	
PaaS	platform as a services / 平台即服务，指将云计算的平台能力作为一种服务	
PACS	picture archiving and communication systems / 医学影像存储和传输系统	
PHP	hypertext preprocessor / 超文本预处理器，是一种通用编程语言	
PKI	public key infrastructure / 公钥基础设施	
PLC	programmable logic controller / 可编程逻辑控制器	
POST	HTTP 定义的与服务器交互的方法之一，与 GET 相对应	
PPP	public-private partnership / 公共设施领域政府和社会资本合作的一种项目运作模式	
QPS	query per second / 是一台服务器每秒能够响应的查询次数	
RA	registration authority / 数字证书注册、审核中心	
RDP	remote RDP enterprise / RDP 远程桌面连接	
REST	representational state transfer / 表述性状态传递，针对网络应用的设计开发方式	
RFID	radio frequency identification / 射频识别	
RHEL	red hat enterprise linux / Red Hat 公司的 Linux 系统	
RIS	radiology information system / 放射信息管理系统	
RPO	recovery point object / 系统在灾难发生后的数据丢失率	
RSA	以发明者的名字命名，是一种非对称加密算法，可同时用于加密和数字签名	
RTO	recovery time object / 灾难发生后从宕机到业务恢复的时延	
SaaS	software as a services / 软件即服务，指将云平台部署的应用软件作为一种服务	
SAN	storage area network / 存储区域网络	
SCO UNIX	功能齐全的多任务网络操作系统	
SCP	simple control protocol / 简单控制协议	
SD	secure digital memory card / 基于半导体快闪记忆器的存储卡	
SDK	software development kit / 软件开发工具包	
SDN	software defined network / 软件定义网络	
SDP	software defined perimeter / 软件定义边界，基于零信任理念的网络安全技术架构	

SFTP	SSH file transfer protocol / 安全文件传送协议
SHA	secure hash algorithm / 安全散列算法
SIEM	security information and event management / 安全信息和事件管理
SM1	SM1 cryptographic algorithm / 国密 SM1 算法，一种商用密码分组标准对称算法
SM2	国密 SM2 算法，椭圆曲线公钥密码算法
SM3	SM3 密码杂凑算法，密码散列函数标准
SM4	SM4 对称加密算法，一种分组密码算法
SMTP	simple mail transfer protocol / 简单邮件传输协议
SNMP	simple network management protocol / 简单网络管理协议
SNMP Trap	SNMP 陷阱 / 某种入口，到达该入口会使 SNMP 被管设备主动通知 SNMP 管理器，而不是等待 SNMP 管理器的再次轮询。
SOC	security operations center / 安全运行（运营）中心
SOAP	simple object access protocol / 简单对象访问协议
SQL	structured query language / 结构化查询语言
SSH	secure shell / 安全外壳协议
SSL	secure sockets layer / 安全套接字协议
SVM	支持向量机，是使用分类与回归分析来分析数据的监督学习模型及相关算法
SYN Flood	拒绝服务攻击，是 DDoS（分布式拒绝服务攻击）的方式之一
TCP/IP	transmission control protocol/internet protocol / 传输控制协议/网际协议
Telnet	远程终端协议，是 Internet 远程登录服务的标准协议和主要方式
Thrift	是 Facebook 开发的一个软件框架，用来进行可扩展且跨语言的服务的开发
TLS	transport layer security / 安全传输层协议
Token	计算机身份认证中的令牌（临时），代表执行某些操作的权利的对象
TPS	transaction per second / 每秒事务处理量
TRAP	管理设备（代理）上报的陷阱报文，是设备发生故障或变更的主动通知
TUP	telephone user part / 电话用户部分协议
UDP	user datagram protocol / 用户数据报协议
URI	uniform resource identifier / 通用资源标志符，可通过 HTTP 协议访问的资源
URL	uniform resource locator / 统一资源定位符，是互联网上标准的资源的地址
USB	universal serial bus / 通用串行总线，输入输出接口的技术规范
USG	unified security gateway / 统一安全网关
UTM	unified threat management / 统一威胁管理系统
VDC	virtual data center / 虚拟数据中心
vFW	virtual firewall / 虚拟防火墙
VLAN	virtual local area network / 虚拟局域网

VM	virtual machine / 虚拟机	
VPC	virtual private cloud / 虚拟私有云	
VNC	virtual network computer / 虚拟网络计算机	
VPN	virtual private network / 虚拟专用网络	
VR	virtual reality / 虚拟现实技术	
VSS	vulnerability scan service / 网站漏洞扫描服务	
WAF	web application firewall / Web应用防护系统（网站应用级入侵防御系统）	
WIFI	wireless fidelity / 无线局域网技术	
WMI	windows management instrumentation / Windows 2000/XP 管理系统的核心	
WTP	webpage tamper proofing / 网页防篡改	
XML	extensible markup language / 可扩展标记语言	
XP	Windows XP / 微软公司研发的操作系统	
XSS	也作 CSS（Cross-Site Scripting）/ 跨站脚本攻击	

后　　记

在组织、管理、协调大型三甲医院信息化和智慧医院建设项目工程中，我们深刻体会到网络与信息安全保障体系对维护医院正常运行的重要性，也充分认识到安全保障体系建设的复杂性。在与兄弟医院同行们的交流研讨活动中，我们又感到统一思想认识、统一行动步骤去推进网络安全等级保护和关键信息基础设施安全保护工作是多么的重要，因为每家医院都运行在同一个城域网上，同时连接城市医保网，还通过医联体平台实现了互联互通，从某种意义上看，网络与信息安全对于每家医院来说，有时可能是"一荣俱荣，一损俱损"的关系。

为此，当我决定要编写《智慧医院信息安全治理体系》的时候，我们编写团队翻阅了大量医院信息化建设和网络安全项目的历史技术资料和会议记录，也查阅了网络上的一些参考文章，积累了不少有价值的文字材料和参考资料。

在广州市工信局原总工程师饶坚顾问的指导下，我们明确了整本书的框架结构，对每个章节的内容做了一些具有创新思维的设计，编写组成员依据分工开始了文字编写和相关图表的设计，在此衷心感谢饶坚顾问和各位撰稿人的辛勤工作。

在本书的场景设计与编写工作中，得到了北京天融信网络安全技术有限公司、北京启明星辰信息安全技术有限公司、杭州安恒信息技术股份有限公司、北京网域星云信息技术有限公司、中云网安科技有限公司、北京圣博润高新技术股份有限公司、广州中电一线科技有限公司、广州智臣信息科技有限公司、广州力麒智能科技有限公司等企业的支持，他们按照编写团队确定的主题和编写规范提供了安全应用场景的文稿，与本书的主体内容浑然一体、相得益彰。在此，对这些企业和编写人员一并表示感谢！虽然可能各场景内容的有些观点或技术路线存在差异，但不影响我们了解这些技术的特点及作用。

本书设计和描述的信息安全治理体系的大部分内容，已经在实践中付诸实施，但仍有不少思路和方法有待我们在今后的工作中去实施并接受实践的检验。或许，我们在今后的实践中可以进一步修改和完善本书，给自己留下更好的网络与信息安全保护工作痕迹，为更多的医院在建设智慧医院及其安全治理体系过程中提供更完善的思路和解决办法。

2022 年 4 月于广州